生存分析中基于惩罚似然的若干变量选择问题研究

■ 曹永秀　著

WUHAN UNIVERSITY PRESS
武汉大学出版社

图书在版编目(CIP)数据

生存分析中基于惩罚似然的若干变量选择问题研究/曹永秀著.
—武汉：武汉大学出版社,2020.7
ISBN 978-7-307-21317-3

Ⅰ.生…　Ⅱ.曹…　Ⅲ.生存率—统计分析—研究　Ⅳ.R195.4

中国版本图书馆 CIP 数据核字(2019)第 269649 号

责任编辑:杨晓露　　责任校对:汪欣怡　　整体设计:韩闻锦

出版发行：**武汉大学出版社**　(430072　武昌　珞珈山)
(电子邮箱：cbs22@whu.edu.cn　网址：www.wdp.whu.edu.cn)
印刷：广东虎彩云印刷有限公司
开本:720×1000　1/16　印张:16.75　字数:298 千字　插页:1
版次:2020 年 7 月第 1 版　2020 年 7 月第 1 次印刷
ISBN 978-7-307-21317-3　定价:48.00 元

前　　言

随着科学技术的发展，特别是进入 21 世纪以来，海量数据纷繁涌现. 海量数据的出现一方面为我们深入认知、理解客观现象提供了更多信息；另一方面也给我们收集、存储、整理以及分析数据增加了难度. 此外“维数灾难”现象的存在也对传统的数据分析处理方法提出了新的挑战. 在这些海量数据中有一类数据是和研究个体的寿命有关的生存数据，这类生存数据不仅具有维数很高的特点，由于研究时间等的限制该类数据往往还存在一定程度的删失. 这类数据的统计分析处理方法不仅能丰富和完善高维数据变量选择的相关理论，而且在流行病学、保险学等相关领域的研究中有广阔的应用前景，具有重要的理论价值和实际意义.

在线性模型的框架下，针对高维数据主要采用基于惩罚函数的惩罚最小二乘方法进行统计推断. 所谓惩罚最小二乘方法，是在原最小二乘目标函数的基础上加上了对回归系数的惩罚项，进而对所得的带有惩罚项的目标函数求极小从而得到回归参数的估计值的方法. 目前常用的惩罚函数包括 LASSO、SCAD、MCP、SELO 等. 此外，统计学家还基于组惩罚函数考虑了高维数据的组选择问题. 而对于带有删失的生存数据，最常用的处理方式是在生存分析的几种半参数模型(如 Cox 比例风险模型、加速失效模型、加法风险模型等)的框架下进行统计分析. 针对高维数据，目前已经有大量的工作考虑研究了线性模型框架下的变量选择方法，关于惩罚最小二乘解的求解问题也有相对成熟的计算方法. 但是针对高维生存数据的相关研究成果目前还不是很多. 为此，本书将着重考虑基于高维生存数据的变量选择问题，主要工作内容包括：

(1)在线性模型的框架下，基于 group Bridge 惩罚优化问题的 KKT 条件推导出 group Bridge 惩罚最小二乘问题的非零解的下界. 该惩罚非零解的下界可以用来确定组选择问题中哪些组对响应变量是真实不起作用的，因此可以起到降维的目的，进而提出了利用光滑化拟牛顿算法求得 group Bridge 惩罚解. 与常用算法相比，该计算方法去掉了组与组正交的条件，且在计算时间和精度上都有明显的优势.

（2）在 Cox 比例风险模型的框架下，基于 SELO 惩罚函数运用惩罚偏似然的方法考虑变量选择问题. 首先，允许变量的维数 d_n 可以随着样本量 n 的增大而增大. 在 $d_n = O(n^{1/4})$ 的假设下，证明了惩罚估计的理论性质；SELO 惩罚函数比我们熟知的一些惩罚函数，如 LASSO、SCAD、MCP 等更接近于 L_0 惩罚函数，因此相应的估计应该有好的表现，我们通过模拟计算验证了这一结论. 其次，在算法上进行了改进. 由于 SELO 惩罚函数在原点不光滑，这给统计计算带来了困难. 我们提出了用一个适当的光滑函数去逼近 SELO 惩罚函数，进一步为了避免由惩罚目标函数二阶 Hessian 阵的逆矩阵的计算导致的计算量大的问题，我们采用拟牛顿（Quasi-Newton）算法对上述光滑化后的目标函数进行求解，在拟牛顿算法中，我们利用 DFP 公式近似光滑化后的目标函数的二阶 Hessian 阵的逆矩阵；在每次迭代时采用向后线性搜索技术（backtracking line search approach）寻找最优步长，从而保证了算法的收敛性，加快了计算速度. 最后，通过模拟计算与经典的坐标下降（coordinate descent）法进行比较. 模拟计算结果表明：我们提出的带有向后线性搜索技术的拟牛顿算法不但可以大大节省运算时间，而且在计算结果的精度上也有提高.

（3）研究 Cox 模型的结构识别问题. 目前关于 Cox 模型的研究均假设变量对于对数风险函数的影响是否为线性是事先确定的，但实际问题中，协变量的影响是否为线性是不确定的，识别模型结构是十分有意义的问题. 为此我们将每一个协变量的影响分解成一个线性和一个非线性的和，通过 B 样条逼近非线性部分，从而将模型结构的识别问题转化为组（group）变量选择问题，并利用惩罚似然方法选择成组变量，从而完成模型结构的识别. 我们证明了相关估计和选择方法的理论性质，并且在算法上对 Zou and Yang（2012）最新提出的 BMD 算法进行改进，提高计算速度.

本书得到国家自然科学基金青年项目（项目编号：11701571）以及 2019 年中央高校基本科研业务费团队项目（项目号：31511911201）的支持，由于作者水平有限，书中难免存在不足之处，欢迎读者和专家批评指正.

曹永秀

2019 年 10 月

目　录

第一章 Cox 模型和变量选择问题简介

生存分析是近几十年发展起来的数理统计学的新分支，是从医学、生命科学、可靠性研究、保险学等科学研究中的大量实际问题中提炼出来的新兴统计学科. 它可以被广泛地认为是对生存时间数据进行统计分析的一类技术，主要研究删失数据的统计分析. 随着科学技术的发展，特别是进入 21 世纪以来，人们越来越容易收集到一些维数很高的生存数据. 在生物医学领域，高维数据的问题尤其突出. 海量数据的出现一方面为我们深入认知、理解客观研究现象提供了更多的信息；另一方面也给我们收集、整理以及分析数据增加了难度；此外，“维数灾难”现象的存在也对传统的生存分析的统计方法提出了新的挑战.

高维数据的统计分析方法主要是降维和变量选择. 基于惩罚函数的惩罚似然方法可以同时实现参数估计和变量选择的双重目的，因此被广泛应用到高维生存数据的统计分析中. 所谓惩罚似然方法是在似然函数的基础上引入对回归系数的惩罚函数项，从而得到惩罚似然函数，然后对惩罚似然函数求极值点，得到惩罚似然估计，进而实现变量选择的目的.

理论上最理想的惩罚函数为 L_0，但是由于 L_0 惩罚函数的不连续性，使得用 L_0 惩罚函数进行变量选择的方法难以实现：若协变量维数为 d，要进行 2^d 次回归才能找到最优解，当协变量维数较高时利用 L_0 惩罚函数进行变量选择势必会加大计算量. 因此，一些统计学家提出利用一些特殊的连续函数来近似 L_0 惩罚函数. 比如，在线性回归模型的框架下，常用的惩罚函数有 Bridge（Frank, Frediman, 1993）、LASSO（Tibshirani, 1996）、SCAD（Fan, Li, 2001）、MCP（Zhang, 2010）. 上述方法也被推广到高维生存分析数据的变量选择问题中，如 LASSO（Tibshirani, 1997）、SCAD（Fan, Li, 2002）等. Dicker, Huang 和 Lin（2012）在线性回归模型的框架下提出了 SELO 惩罚函数，SELO 惩罚函数比 LASSO、SCAD、MCP 等惩罚函数更接近于 L_0 惩罚函数，因此变量选择的精确度得到了进一步的提高. 在本书中，我们将其推广到高维生存数据的统计分析中.

在最初的 Cox 模型的研究中，一般假设变量对于对数危险率函数的影响是线性的. 这样的假设在实际应用中不一定合理，因此一些统计学家提出了非参数 Cox 模型(Osullivan，1993；Fan，Gijbels，King，1997)，并对相应的统计推断方法进行了研究，比如 Osullivan (1993)，Fan，Gijbels 和 King (1997) 利用 Taylor 展开基于局部似然的办法得到了非参数函数的估计，并且证明了估计的相合性和渐近正态性. 非参数 Cox 模型对危险率函数的形式没有限制，因此该模型具有很强的灵活性，但是其解释性不强，此外由于“维数灾难”的存在，该非参数模型对协变量维数有很高的限制. 关于部分线性 Cox 模型的研究可以参考 Jiang 和 Doksum (2003)，Du，Ma 和 Liang (2010)，Jiang 和 Jiang (2011) 等. 相较于非参数 Cox 模型，部分线性 Cox 模型可以在一定程度上缓和“维数灾难”对协变量维数的限制，但是部分线性 Cox 模型同样受制于“维数灾难”，要求非参数部分对应的协变量维数不能太高. 为了克服上述困难，Huang (1999) 提出了部分线性可加 Cox 模型. 该模型在部分线性 Cox 模型的基础上假设非参数的未知函数为对应的各个协变量的非参数未知函数的和. 该模型不仅具有部分线性模型可以同时兼顾模型的可解释性以及灵活性的优点，还避免了“维数灾难”现象对非参数部分对应的协变量维数的限制.

在上述关于 Cox 模型的研究中，均假设已知哪些协变量对 log 风险函数的影响是线性的，哪些是非线性的，然而在实际问题中这种关于协变量对 log 风险函数的影响形式是很难预知的. 如果原本对 log 风险函数具有线性影响的变量在模型估计时被当作是具有非线性影响的协变量，则会增加模型估计的难度；反之，若原本对 log 风险函数具有非线性影响的变量被认为是线性的，则会增大模型估计的误差. 因此，在 Cox 模型的框架下识别模型结构是一个十分重要的问题，目前关于这方面的研究尚属空白. 为此，我们提出了基于惩罚偏似然的办法来识别 Cox 模型中协变量对 log 风险函数的线性与非线性影响.

我们首先在下面的小节中详细论述有关 Cox 模型研究的一些已有结果.

1.1　生存数据简介

生存数据和传统数据的不同之处在于生存时间存在一定删失. 生存时间可以广泛地被定义为我们所关心的事件的发生时间. 这里我们所关心的事件可以是疾病的发生、个体的死亡、药物或者治疗的反应，等等. 所以，生存时间可以是疾病的发生时间、个体的死亡时间、从一种治疗到有反应的时间，等等. 由于失联或者其他原因导致的事件失效，或者到研究结束时间我们所感兴趣的事件仍然没有发生，导致了从数据中我们无法获得完整的失效时间，进而导致了生存时间具有某种形式的删失. 这种带有删失的生存时间加上和生存时间可能相关的协变量构成了生存数据.

设 T_1^u, T_2^u, …, T_n^u 为独立同分布的非负随机变量序列, 用来代表事件的发生时间, 其分布函数记为 F ; T_1^c, T_2^c, …, T_n^c 为独立同分布的非负随机变量, 用来代表删失时间, 假设其分布函数为 C. 在随机右删失模型中, 记观测时间为 T_i, 则

$$T_i = \min(T_i^u,\ T_i^c),\ i = 1,\ 2,\ \cdots,\ n.$$

令 $\delta_i = I(T_i^u \leqslant T_i^c)(i = 1,\ \cdots,\ n)$ 代表删失指标, 其中 $I(\cdot)$ 为示性函数. 由 δ_i 的表达式可知 δ_1, …, δ_n 中包含了删失信息.

图 1.1.1 给出了随机删失的例子. 研究开始时间为 $t = 0$, 结束时间为 $t = 8$. 病人 1 在研究开始时刻进入研究, 在研究结束之前某时刻死亡; 病人 2 和病人 3 都是在研究开始之后的某时刻进入研究, 但是病人 2 在研究结束时刻还活着, 因此发生删失, 病人 3 在研究结束之前某个时刻退出试验, 因此也产生删失. 而且在这个例子中删失类型都是右型删失. 本书中我们仅考虑生存时间右删失的情形.

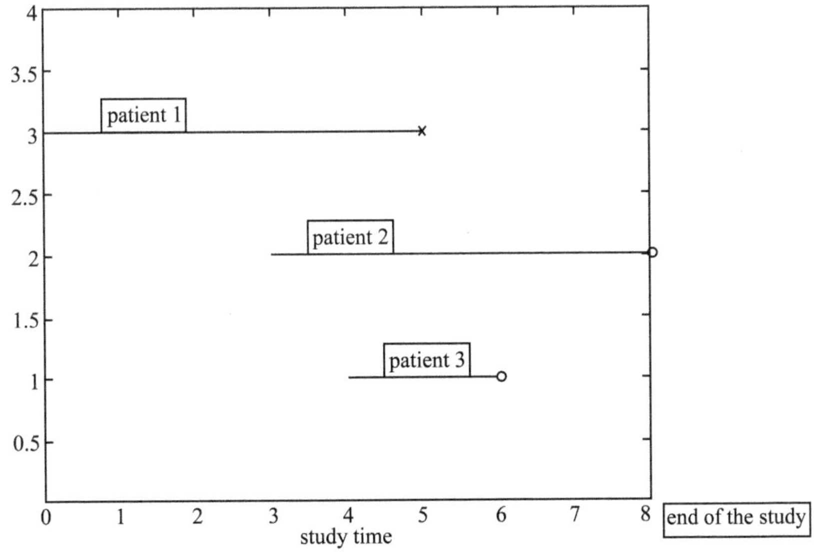

图 1.1.1　随机删失生存时间举例

这种右型删失的例子通常发生在医学研究以及临床试验中. 在大部分的临

床试验研究中，研究的起始和结束时间是固定的，病人可在研究时间内的不同时刻进入研究．一部分病人在研究结束之前死亡，这部分病人的死亡时间可以精确地得到；一部分病人可能在研究结束之前退出试验或者与研究人员失去联系，或者在研究结束时仍然活着，对于这部分病人的生存时间产生删失，而且可知这部分病人的死亡时间应是在我们得到的观测时间之后的，即产生了右型删失．

生存时间的特征通常可以用生存函数 $S(t)$ 、概率密度函数 $f(t)$ 以及危险率函数 $\lambda(t)$ 来刻画，且三者之间具有如下转化关系：

$$\lambda(t)=\frac{f(t)}{S(t)},$$

$$S(t)=1-F(t)=\int_{u\geqslant t}f(u)\mathrm{d}u.$$

因此利用这三个函数中任何一个来研究解决问题都是等价的．

1.2　Cox 模型

生存分析主要是以失效时间 T^u 为研究对象，分布函数 $F(t)(F(t)=\Pr(T^u\leqslant t))$、生存函数 $S(t)(S(t)=\Pr(T^u>t)=1-F(t))$ 以及危险率函数是刻画失效时间特征的一些常用手段，其中危险率函数的定义为：

$$\lambda(t)=\lim_{h\to 0}\Pr(t\leqslant T^u\leqslant t+h\mid T^u\geqslant t),$$

当 T^u 的分布密度函数 $f(t)$ 存在且右连续时，生存函数与危险率函数存在如下关系：

$$\lambda(t)=\frac{f(t)}{S(t)}=\frac{-S'(t)}{S(t)},$$

其中，$S'(t)$ 为 $S(t)$ 的一阶导数，从而

$$S(t)=\exp\left(-\int_0^t\lambda(u)\mathrm{d}u\right).$$

根据危险率函数 $\lambda(t)$ 的不同形式，常见的 Cox 模型包括 Cox 比例风险模型、非参数 Cox 模型、部分线性 Cox 模型以及部分线性可加 Cox 模型等．

1.2.1　Cox 比例风险模型

Cox 比例风险模型（Cox's proportional hazards model）是生存分析中最常被用来刻画失效时间数据与协变量关系的半参数回归模型，给定协变量 $\boldsymbol{X}_1\neq\boldsymbol{X}_2$，

该模型假定危险率之比 $\lambda(t|\boldsymbol{X}_1)/\lambda(t|\boldsymbol{X}_2)$ 与时间 t 无关，失效时间 T^u 的危险率函数具有如下形式：

$$\lambda(t|\boldsymbol{X})=\lambda_0(t)\boldsymbol{g}(\boldsymbol{X}),$$

其中，$\lambda_0(t)$ 是未知的基准危险率函数，$\boldsymbol{X}$ 为 d 维协变量，$\boldsymbol{g}(\boldsymbol{X})$ 为未知的非参数函数，且 $\boldsymbol{g}(\boldsymbol{X})$ 非负. 从而生存函数为：

$$S(t|\boldsymbol{X})=[S_0(t)]^{g(X)},$$

其中，$S_0(t)=\exp\left(-\int_0^t\lambda_0(u)\,\mathrm{d}u\right)$. 显然，不同的 $\boldsymbol{g}(\boldsymbol{X})$ 对应的危险率函数是不同的，当 $\boldsymbol{g}(\boldsymbol{X})=\exp(\boldsymbol{\beta}^{\mathrm{T}}\boldsymbol{X})$ 时（$\boldsymbol{\beta}^{\mathrm{T}}$ 代表 d 维列向量 $\boldsymbol{\beta}$ 的转置向量），上述危险率函数为 Cox 比例风险模型(Cox，1972)，其对应的危险率函数：

$$\lambda(t|\boldsymbol{X})=\lambda_0(t)\exp(\boldsymbol{\beta}^{\mathrm{T}}\boldsymbol{X}),$$

其中 $\lambda_0(t)$ 为未知的基准危险率函数，$\boldsymbol{\beta}$ 是未知的 d 维回归系数.

在生存分析中受到种种条件的制约，并非所有参加实验的个体的失效时间都可以观测到，这就导致了失效时间数据具有某种形式的删失，常见的删失类型有左删失、区间删失、右删失. 由于实验的终止或者实验个体退出实验，造成了右删失型的失效时间数据. 记 T^u 和 T^c 分别代表个体的失效时间和删失时间，则我们可以观测到的时间为 $T=\min(T^u, T^c)$，令 $\delta=I(T^u\leqslant T^c)$ 为删失指标，其中 $I(\cdot)$ 为示性函数，则观测数据为 $(T,\delta,\boldsymbol{X})$. 设 $(T_i,\delta_i,\boldsymbol{X}_i)(i=1,\cdots,n)$ 为从总体 $(T,\delta,\boldsymbol{X})$ 中抽取的 n 个独立同分布的样本. 令 $N_i(t)=I(T_i\leqslant t,\delta_i=1)$ 表示计数过程，$Y_i(t)=I(T_i\geqslant t)$ 表示风险过程，即 $Y_i(t)=1$ 代表第 i 个个体在时刻 t 没有失效，$Y_i(t)=0$ 表示第 i 个个体在时刻 t 已经死亡或者发生删失. 用 τ 来表示研究结束的时刻. Cox (1975)将全似然函数分解成两部分，认为如下的偏似然函数部分包含有 $\boldsymbol{\beta}$ 的大部分信息：

$$\ell_n(\boldsymbol{\beta})=\sum_{i=1}^n\delta_i\left\{\boldsymbol{X}_i^{\mathrm{T}}\boldsymbol{\beta}-\log\left[\sum_{j=1}^nY_j(T_i)\exp(\boldsymbol{X}_j^{\mathrm{T}}\boldsymbol{\beta})\right]\right\},\qquad(1.2.1)$$

并通过对上述偏似然函数 $\ell_n(\boldsymbol{\beta})$ 求极大值的方法来得到 $\boldsymbol{\beta}$ 的估计量 $\hat{\boldsymbol{\beta}}_n$：

$$\hat{\boldsymbol{\beta}}_n=\arg\min_{\boldsymbol{\beta}}\ell_n(\boldsymbol{\beta}).$$

此外，Johansen (1983)基于轮廓似然的方法推导出了相同的偏似然函数 $\ell_n(\boldsymbol{\beta})$. Andersen 等(1983)的工作与式(1.2.1)一致.

记

$$\overline{N}(\cdot)=\frac{1}{n}\sum_{i=1}^nN_i(\cdot),$$

以及

$$S_n^{(m)}(t;\boldsymbol{\beta})=\sum_{i=1}^{n}Y_i(t)\boldsymbol{X}_i^{\otimes m}(t)\exp\{\boldsymbol{\beta}^{\mathrm{T}}\boldsymbol{X}_i\},\quad m=0,1,2,$$

其中，对于任意的向量$\boldsymbol{a}$，$\boldsymbol{a}^{\otimes 2}=\boldsymbol{a}\boldsymbol{a}^{\mathrm{T}}$，$\boldsymbol{a}^{\otimes 1}=\boldsymbol{a}$，$\boldsymbol{a}^{\otimes 0}=1$. 在一定的正则条件下，Andersen 和 Gill (1982)证明了估计量$\hat{\boldsymbol{\beta}}_n$的相合性和渐近正态性，同时证明了累积基准危险率函数$\Lambda_0(t)=\int_0^t\lambda_0(u)\mathrm{d}u$的 Breslow 估计

$$\hat{\Lambda}_0(t)=\int_0^t\frac{\mathrm{d}\bar{N}(s)}{S_n^{(0)}(s;\hat{\boldsymbol{\beta}}_n)}\mathrm{d}s$$

的弱收敛性.

1.2.2 非参数 Cox 模型

一般说来，在一些实际问题中协变量对 log 风险函数的影响是线性的假设是不成立的. 为此一些统计学家考虑非参数 Cox 模型(Sleeper, Harrington, 1990; Osullivan, 1993; Fan, Gijbels, King, 1997)，与之相对应的危险率函数具有如下形式：

$$\lambda(t\mid\boldsymbol{X})=\lambda_0(t)\exp(\boldsymbol{g}(\boldsymbol{X})),$$

其中，$\lambda_0(t)$ 为未知的基准危险率函数，$\boldsymbol{g}(\boldsymbol{X})$ 为未知的非参数函数. 特别地，Fan, Gijbels 和 King (1997)考虑了一维协变量情况下基于 Taylor 展开利用局部偏似然的方法得到了 $\boldsymbol{g}(\boldsymbol{X})$ 的估计. 并在一定条件下得到了 $\boldsymbol{g}(\boldsymbol{X})$ 的估计的渐近正态性质. 当协变量维数 $d>1$ 时，参考 Fan, Gijbels 和 King (1997)的方法，可以用局部多项式逼近的方法来估计非参数函数 $\boldsymbol{g}(\boldsymbol{X})$. 非参数 Cox 模型避免了不同个体间风险函数对应成比例的假设的不合理性，具有很强的灵活性；但另一方面，由于“维数灾难”现象的存在对协变量维数有很高的限制，因此该模型不适用于协变量维数较高的情形.

1.2.3 部分线性 Cox 模型

为了保持非参数 Cox 模型的灵活性，同时放宽模型对非参数部分协变量维数的限制，一些统计学家考虑半参数的部分线性 Cox 模型(Sasieni, 1992; Cai et al., 2007; Du, Ma, Liang, 2010). 部分线性 Cox 模型假设失效时间 T^u 的危险函数满足

$$\lambda(t\mid\boldsymbol{X})=\lambda_0(t)\exp(\boldsymbol{X}_1^{\mathrm{T}}\boldsymbol{\beta}_1+\phi(\boldsymbol{X}_2)),$$

其中 $\boldsymbol{X}_1$ 为对应的参数部分，$\phi(\boldsymbol{X}_2)$ 为未知的非参数函数. 当样本数据中存在某些连续协变量时，该模型允许这些连续协变量对对数风险函数的影响是非

线性的. 特别地，当上述风险函数不含有非参数部分时，该模型退化为我们熟知的 Cox 比例风险模型. 关于部分线性 Cox 模型目前已经有了很多相关的研究工作，如 Grambsch，Therneau 和 Fleming（1990），Fleming 和 Harrington（1991）利用鞅差图的办法判断协变量对对数风险函数的影响形式；Sasieni（1992）建议对非参数未知函数，采用样条逼近进而基于极大偏似然的办法得到 $\boldsymbol{\beta}_1$ 的估计，Sasieni（1992）还得到了 $\boldsymbol{\beta}_1$ 的信息界. Heller（2001）利用核函数逼近非参数未知函数，并基于轮廓似然的办法得到了相关参数的估计. Cai 等(2007)将此模型应用于多元右删失失效时间数据的情形. 进一步地，Du，Ma 和 Liang（2010）基于 Hilbert 空间再生核考虑部分线性 Cox 模型中的变量选择问题.

部分线性 Cox 模型同时兼顾了 Cox 比例风险模型很强的解释性以及非参数 Cox 模型很强的灵活性的优点，且在一定程度上克服了非参数 Cox 模型对协变量维数的限制. 当 $\boldsymbol{X}_2$ 的维数较高时，同样由于“维数灾难”的限制，运用非参数的办法直接估计 $\phi(\boldsymbol{X}_2)$ 具有一定的难度，因此部分线性 Cox 模型对协变量维数仍然有所限制.

1.2.4 部分线性可加 Cox 模型

Huang（1999）提出了运用部分线性可加 Cox 模型来克服“维数灾难”对非参数部分协变量维数的限制. 该模型假定在给定协变量 $\boldsymbol{X}=(\boldsymbol{U}, \boldsymbol{W})$ 的条件下失效时间 T^u 服从如下危险函数：

$$\lambda(t \mid \boldsymbol{X})=\lambda_0(t)\exp(\boldsymbol{U}^{\mathrm{T}}\boldsymbol{\beta}+\phi(\boldsymbol{W})),$$

其中，$\phi(\boldsymbol{W})=\psi_1(w_1)+\cdots+\psi_J(w_J)$，$\psi_j(w_j)(j=1, \cdots, J)$ 为未知函数. 该模型一方面在允许部分协变量对 log 风险函数具有非线性的影响形式的情况下回避了“维数灾难”问题，具有很强的灵活性，另一方面也继承了参数模型的易解释性的优点.

在参数估计方面，Huang（1999）首先运用 B 样条对每一个未知函数 $\psi_j(w_j)$ 进行近似，然后采用极大化偏似然估计的办法得到回归参数的估计，并且在一定条件下，证明了参数部分以及非参数部分估计的相合性，进一步地证明了参数部分估计量的渐近正态性. 且在所有的正则估计中，该估计量达到了半参数有效界. 在 Huang（1999）工作的基础上，Jiang and Jiang（2011）基于 Bootstrap 方法得到了参数部分渐近方差的相合估计，进而考虑了参数部分的统计推断问题.

1.3　Cox 模型框架下的变量选择方法

随着科学技术的发展，尤其是在生存分析领域，人们越来越容易获得一些高维数据. 高维数据的出现一方面给我们提供了深入了解客观事物的机遇，另一方面也对传统的统计方法提出了挑战.

首先在渐近状态(即 $n\to\infty$)下，根据 Fan, Lv 和 Qi (2011)的描述，基于协变量 d_n 和样本量 n 之间的相关关系，给出刻画协变量高维程度的一些专业术语：

(1)相对高维：$d_n = o(n)$；

(2)适度高维：$d_n = O(n)$；

(3)高维：$d_n = O(n^{\alpha})$，其中常数 $\alpha > 1$；

(4)超高维：存在 $\alpha > 0$ 使得 $\log(d_n) = O(n^{\alpha})$.

目前处理高维数据的方法一般有降维和变量选择两种方法. 降维技术一般是运用某种准则寻求若干个协变量的线性组合并将这些线性组合后的变量当作是新变量，然后再进行回归分析(Ma，Zhu，2013)；而变量选择方法则是首先利用某种准则寻找出一些对研究个体有显著影响的变量，然后再利用这些挑选出来的显著变量做回归分析. 基于惩罚函数的变量选择方法可以在选择显著协变量的同时实现参数估计，因此成为目前比较常用的变量选择的方法.

1.3.1　Cox 模型框架下的惩罚似然方法

基于惩罚函数的方法最早被用来解决线性回归模型中的变量选择问题，在线性回归模型原始的二次损失函数的基础上加上对回归系数的惩罚项，从而得到带有惩罚函数的目标函数，进而对惩罚目标函数求得极小值，从而得到相应的惩罚最小二乘估计. 针对非线性回归问题中的变量选择问题，Tibshirani (1997)首次将 LASSO 惩罚函数用于 Cox 比例风险模型中来实现变量选择的目的. Fan，Li (2001)在非线性回归模型中提出基于惩罚似然方法的变量选择方法，该方法对应的目标函数为：

$$Q_n(\boldsymbol{\beta}) = \ell_n(\boldsymbol{\beta}) - \sum_{j=1}^{d} P(\beta_j;\ \lambda), \tag{1.3.1}$$

其中，$\ell_n(\boldsymbol{\beta})$ 为 log 偏似然函数，$P(\beta_j;\ \lambda)$ 为关于回归参数 β_j 的惩罚项，λ 为调节(tuning)参数. λ 越大，对回归参数的惩罚力度越大，也就意味着越多的回归参数会被压缩成零. 对应于调节参数 λ 的 $\boldsymbol{\beta}$ 惩罚似然估计 $\hat{\boldsymbol{\beta}}_n$ 为使得上述

目标函数达到极大的极大值点.

$$\hat{\boldsymbol{\beta}}_n = \arg\max_{\boldsymbol{\beta}} Q_n(\boldsymbol{\beta}).$$

Fan，Li（2002）首次将基于惩罚函数的惩罚似然方法推广到 Cox 比例风险模型.

与 Cox 比例风险模型相对应的 log 偏似然函数为：

$$\ell_n(\boldsymbol{\beta}) = \sum_{i=1}^{n} \delta_i \left\{ \boldsymbol{X}_i^{\mathrm{T}}\boldsymbol{\beta} - \log\left[\sum_{j=1}^{n} Y_j(\boldsymbol{T}_i)\exp(\boldsymbol{X}_j^{\mathrm{T}}\boldsymbol{\beta}) \right] \right\},$$

从而 Cox 比例风险模型框架下的变量选择问题的目标函数为：

$$Q_n(\boldsymbol{\beta}) = \sum_{i=1}^{n} \delta_i \left\{ \boldsymbol{X}_i^{\mathrm{T}}\boldsymbol{\beta} - \log\left[\sum_{j=1}^{n} Y_j(T_i)\exp(\boldsymbol{X}_j^{\mathrm{T}}\boldsymbol{\beta}) \right] \right\} - \sum_{j=1}^{d} P(\beta_j;\ \lambda).$$

相应的惩罚估计为使得上述惩罚目标函数达到极大的极大值点. 显然不同的惩罚函数得到的惩罚估计是不一样的，这就使得惩罚函数的选择尤为重要. 下面简单介绍一下几种常用的惩罚函数.

1.3.2 常用的惩罚函数介绍

由于惩罚函数最早被用来处理线性模型中的变量选择问题，因此本小节我们在线性模型的框架下介绍几种常用的惩罚函数.

假设（$\boldsymbol{X}_i$，y_i）为第 i 组观测 $i=1$，…，n，其中 y_i 为因变量，$\boldsymbol{X}_i$ 为与因变量可能有关的 d 维协变量. 在线性模型的假设下，有

$$y_i = \sum_{j=1}^{d} \boldsymbol{\beta}_j X_{ij} + \epsilon_i,\ i = 1,\ \cdots,\ n,$$

其中，ϵ_1，…，ϵ_n 为独立同分布的随机变量. 上述线性模型的矩阵表示为：

$$\boldsymbol{y} = \boldsymbol{X\beta} + \boldsymbol{\epsilon}.$$

其中，$\boldsymbol{y}$ 为 $n\times 1$ 的向量，$\boldsymbol{X}$ 为 $n\times d$ 的观测矩阵，$\boldsymbol{\epsilon}$ 为 $n\times 1$ 的误差向量，$\boldsymbol{\beta}$ 为 d 维未知回归参数.

众所周知，关于未知回归参数 $\boldsymbol{\beta}$ 的最常用的估计方法是最小二乘法. 即对残差平方和 $\mathrm{RSS}(\boldsymbol{\beta}) = (\boldsymbol{y} - \boldsymbol{X\beta})^{\mathrm{T}}(\boldsymbol{y} - \boldsymbol{X\beta}) = \|\boldsymbol{y} - \boldsymbol{X\beta}\|_2^2$ 关于 $\boldsymbol{\beta}$ 求极小，所得的极小值点即为回归参数 $\boldsymbol{\beta}$ 的最小二乘估计，即

$$\hat{\boldsymbol{\beta}}_{n\mathrm{OLS}} = \arg\min_{\boldsymbol{\beta}} \mathrm{RSS}(\boldsymbol{\beta}).$$

对上述残差平方和关于 $\boldsymbol{\beta}$ 求偏导，

$$\frac{\partial \mathrm{RSS}(\boldsymbol{\beta})}{\partial \boldsymbol{\beta}} = -2\boldsymbol{X}^{\mathrm{T}}(\boldsymbol{y} - \boldsymbol{X\beta}),$$

$$\frac{\partial^2 \mathrm{RSS}(\boldsymbol{\beta})}{\partial \boldsymbol{\beta} \partial \boldsymbol{\beta}^{\mathrm{T}}} = 2\boldsymbol{X}^{\mathrm{T}}\boldsymbol{X}.$$

假设观测矩阵 $\boldsymbol{X}$ 为列满秩矩阵，则 $\boldsymbol{X}^{\mathrm{T}}\boldsymbol{X}$ 为正定矩阵，从而可知 $\mathrm{RSS}(\boldsymbol{\beta})$ 有唯一的最小值点：

$$\hat{\boldsymbol{\beta}}_{n\mathrm{OLS}} = (\boldsymbol{X}^{\mathrm{T}}\boldsymbol{X})^{-1}\boldsymbol{X}^{\mathrm{T}}\boldsymbol{y}.$$

在一定的条件下，$\boldsymbol{\beta}$ 的最小二乘估计 $\hat{\boldsymbol{\beta}}_{n\mathrm{OLS}}$ 是一致最小方差线性无偏估计.

针对线性回归模型，我们引入偏差来刻画模型拟合结果的期望与真实值之间的差异，

$$\mathrm{Bias}(\hat{y}) = E[\boldsymbol{X}^{\mathrm{T}}\hat{\boldsymbol{\beta}}_{n\mathrm{OLS}}] - \boldsymbol{X}^{\mathrm{T}}\boldsymbol{\beta}.$$

模型方差则用来刻画模型的稳定性，定义为模型的拟合结果与模型拟合结果的期望之间差异的平方：

$$\mathrm{Var}(\hat{y}) = E[\boldsymbol{X}\hat{\boldsymbol{\beta}}_{n\mathrm{OLS}} - \boldsymbol{X}E(\hat{\boldsymbol{\beta}}_{n\mathrm{OLS}})]^2.$$

从而线性回归模型在任一点 $\boldsymbol{X} = \boldsymbol{x}_0$ 处的均方误差为：

$$\begin{aligned}\mathrm{Err}(\boldsymbol{x}_0) &= E[(\boldsymbol{y} - \hat{\boldsymbol{y}})^2 \mid \boldsymbol{X} = \boldsymbol{x}_0] \\ &= E[(\boldsymbol{x}_0\boldsymbol{\beta} + \epsilon - \boldsymbol{x}_0\hat{\boldsymbol{\beta}}_{n\mathrm{OLS}})^2] \\ &= \mathrm{Bias}^2(\boldsymbol{x}_0\hat{\boldsymbol{\beta}}_{n\mathrm{OLS}}) + \mathrm{Var}[\boldsymbol{x}_0\hat{\boldsymbol{\beta}}_{n\mathrm{OLS}}] + \sigma_{\epsilon}^2.\end{aligned}$$

由于随机误差是不可避免的，所以我们只能设法减小模型偏差和方差来减小均方误差. 一般来说最小二乘的拟合结果往往具有较小的偏差较大的方差. 有时可以通过将一部分小的回归系数压缩成零的方式来提高模型的预测精度. 这种做法会在一定程度上增加模型偏差，但是却会使得模型方差有很大的改善. 此外，将一部分小的回归系数压缩成零，也可以使得模型的可解释性增强. 这也是我们考虑变量选择的初衷.

传统的变量选择方法包括最优子集选择法，向前或向后逐步选择法等. 传统的子集选择方法思想简单，但是由于这些选择方法是一个离散且不稳定的过程，因此数据集的微小变动都有可能会导致模型选择结果产生很大的不同；此外在传统的模型选择方法中，模型选择和参数估计是分两步进行的，后续的参数估计没有考虑模型选择产生的偏差，从而可能会低估实际方差；而且传统方法的计算量是非常大的，如最优子集选择法，若协变量为 d 维，则最优子集选择需要拟合 2^d 个模型，然后再利用某种准则从中选择出最优模型. 当协变量维数 d 较大时，计算量是相当惊人的.

基于惩罚函数的变量选择方法可以同时实现变量选择和参数估计，且模型

估计是一个连续过程，具有很高的稳健性，因此成为实现变量选择的主流方法.

一般说来 L_0 惩罚函数是惩罚函数类中一个最理想的选择，其表达式为

$$P_{L_0}(\beta_j;\ \lambda) = \lambda I\{|\beta_j| \neq 0\}.$$

由 L_0 惩罚函数表达式可知，该函数只对不为零的回归参数 β_j 进行惩罚，而且惩罚力度相同. 此外该惩罚函数在原点不连续，这将导致求解与之相对应的 L_0 惩罚估计的计算量很大. 一般说来当协变量维数为 d 时，需要计算 2^d 个回归问题，然后再从中利用某种准则选择一个最优的作为最终的回归模型的估计，尤其当协变量维数 d 较高时，基于 L_0 惩罚函数的变量选择方法的计算量难以想象. 因此一些统计学家考虑利用一些特殊的连续函数去近似 L_0 惩罚函数的形状，并将这些特殊的近似函数作为新的惩罚函数.

基于这种想法，Tibshirani（1996）提出了 LASSO（least absolute shrinkage and selection operator）惩罚函数：

$$P_{\text{LASSO}}(\beta_j;\ \lambda) = \sum_{j=1}^{d} \lambda |\beta_j|.$$

对于 LASSO 惩罚问题，带有 LASSO 惩罚函数的惩罚似然估计等价于如下的带约束的优化问题：

$$\hat{\boldsymbol{\beta}}_n = \arg\min_{\boldsymbol{\beta}} \text{RSS}(\boldsymbol{\beta}),$$

$$\text{s. t.} \quad \sum_{j=1}^{d} \lambda |\beta_j| \leqslant t,$$

上式中，参数 λ 和 t 存在一一对应的关系.

为了便于理解 LASSO 方法的原理，我们首先介绍一下岭回归（Ridge regression），其所对应的 Ridge 惩罚函数为：

$$P_{\text{Ridge}}(|\beta_j|,\ \lambda) = \lambda\beta_j^2.$$

类似地，带有 Ridge 惩罚函数的惩罚似然估计等价于：

$$\hat{\boldsymbol{\beta}}_n = \arg\min_{\boldsymbol{\beta}} \text{RSS}(\boldsymbol{\beta}),$$

$$\text{s. t.} \quad \sum_{j=1}^{d} \lambda\beta_j^2 \leqslant t.$$

LASSO 惩罚函数虽然形式上和 Ridge 类似，但是在性质上有着显著的差别. 下面我们以多元线性回归模型为例来说明这种差别.

一般地，我们可以利用最小二乘方法来求得多元线性回归问题的回归参数的估计值，此时损失函数为 $\|\boldsymbol{y} - \boldsymbol{X\beta}\|_2^2 = (\boldsymbol{y} - \boldsymbol{X\beta})^{\mathrm{T}}(\boldsymbol{y} - \boldsymbol{X\beta})$，相应地，回

归参数 $\boldsymbol{\beta}$ 的最小二乘估计为 $\hat{\boldsymbol{\beta}}_{n\mathrm{OLS}} = (\boldsymbol{X}^{\mathrm{T}}\boldsymbol{X})^{-1}\boldsymbol{X}^{\mathrm{T}}\boldsymbol{y}$. Ridge 回归的目标函数为：

$$Q_{\mathrm{Ridge}}(\boldsymbol{\beta}) = \|\boldsymbol{y} - \boldsymbol{X}\boldsymbol{\beta}\|_2^2 + \lambda\,\boldsymbol{\beta}^{\mathrm{T}}\boldsymbol{\beta}.$$

上述岭回归的估计为

$$\hat{\boldsymbol{\beta}}_{n\mathrm{Ridge}} = \arg\min_{\boldsymbol{\beta}} Q_{\mathrm{Ridge}}(\boldsymbol{\beta}).$$

由于目标函数关于 $\boldsymbol{\beta}$ 连续且导数存在，所以可以利用 $Q_{\mathrm{Ridge}}(\boldsymbol{\beta})$ 关于 $\boldsymbol{\beta}$ 的偏导数在 $\hat{\boldsymbol{\beta}}_{n\mathrm{Ridge}}$ 处的值为零来求得 $\boldsymbol{\beta}$ 的估计值，即

$$\frac{\partial Q_{\mathrm{Ridge}}(\boldsymbol{\beta})}{\partial\boldsymbol{\beta}} = 2(-\boldsymbol{X}^{\mathrm{T}}\boldsymbol{y} + \boldsymbol{X}^{\mathrm{T}}\boldsymbol{X}\boldsymbol{\beta} + \boldsymbol{\beta}) = \mathbf{0}.$$

且

$$\frac{\partial^2 Q_{\mathrm{Ridge}}(\boldsymbol{\beta})}{\partial\boldsymbol{\beta}\,\partial\boldsymbol{\beta}^{\mathrm{T}}} = 2(\boldsymbol{X}^{\mathrm{T}}\boldsymbol{X} + \lambda\boldsymbol{I}_d).$$

经计算可知

$$\hat{\boldsymbol{\beta}}_{n\mathrm{Ridge}} = (\boldsymbol{X}^{\mathrm{T}}\boldsymbol{X} + \lambda\boldsymbol{I}_d)^{-1}\boldsymbol{X}^{\mathrm{T}}\boldsymbol{y},$$

其中 $\boldsymbol{I}_d$ 为 d 维单位矩阵. 注意到 Ridge 惩罚估计的表达式中出现了矩阵 $\boldsymbol{X}^{\mathrm{T}}\boldsymbol{X} + \lambda\boldsymbol{I}_d$，因此即使当设计矩阵 $\boldsymbol{X}$ 的列存在很强的相关性时，仍能保证 Ridge 惩罚估计存在且唯一. 当协变量矩阵 $\boldsymbol{X}$ 的各列相互正交时，即 $\boldsymbol{X}^{\mathrm{T}}\boldsymbol{X} = \boldsymbol{I}_d$ 时，回归参数 $\boldsymbol{\beta}$ 的最小二乘估计为 $\hat{\boldsymbol{\beta}}_{n\mathrm{OLS}} = \boldsymbol{X}^{\mathrm{T}}\boldsymbol{y}$，由 Ridge 惩罚估计的表达式可知

$$\hat{\boldsymbol{\beta}}_{n\mathrm{Ridge}} = \hat{\boldsymbol{\beta}}_{n\mathrm{OLS}}/(1+\lambda).$$

即惩罚 Ridge 估计 $\hat{\boldsymbol{\beta}}_{n\mathrm{Ridge}}$ 只是将最小二乘估计 $\hat{\boldsymbol{\beta}}_{n\mathrm{OLS}}$ 缩小了常数倍，若原始的最小二乘估计非零，则相对应的惩罚 Ridge 估计也不为零，从而 Ridge 回归不能实现变量选择的功效.

下面我们以二元线性回归为例，从图形上区别 LASSO 和 Ridge 惩罚估计.

在图 1.3.1 中，菱形区域 $|\beta_1| + |\beta_2| \leqslant 1$ 和圆形区域 $\beta_1^2 + \beta_2^2 \leqslant 1$ 分别代表 LASSO 和 Ridge 对两个回归系数 (β_1, β_2) 的可行域. 椭圆簇是最小二乘的二次损失函数 $\|\boldsymbol{y} - \boldsymbol{X}\boldsymbol{\beta}\|_2^2$ 关于 (β_1, β_2) 的等高线，其中心为最小二乘估计 $\hat{\boldsymbol{\beta}}_{n\mathrm{OLS}}$，椭圆越大，表示最小二乘的二次损失函数的值越大. 由于 LASSO 是在菱形区域内找到二次损失函数的最小值，即找到与菱形相交且最小的椭圆. 当菱形与最小椭圆相交的点刚好是菱形的顶点时，就会使得某一回归系数为零，从而在估计参数的同时实现了变量选择的功效. 而 Ridge 的可行域是圆形的，当椭圆中心点 $\hat{\boldsymbol{\beta}}_{n\mathrm{OLS}}$ 没有零元素时，椭圆簇都不会与坐标轴平行，因此圆形区

域与椭圆的交点不可能落在坐标轴上，所以 Ridge 惩罚函数无法实现变量选择的目的.

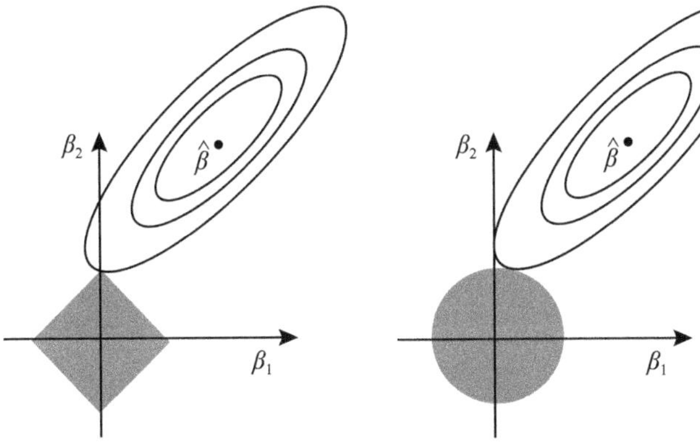

图 1.3.1 LASSO 和 Ridge 回归对比图

由于 LASSO 惩罚函数为下凸函数，所以基于 LASSO 惩罚函数的惩罚似然的目标函数是上凸的，因此惩罚偏似然函数有全局最优解. 由于 LASSO 惩罚函数确实可以将一部分回归系数压缩成零，因此基于 LASSO 惩罚函数的惩罚似然方法确实可以实现变量选择的目的，但是 LASSO 惩罚函数在较大的 β_j 点处导数

$$P'_{\text{LASSO}}(\beta_j;\ \lambda)=\lambda\,\text{sgn}(\beta_j)$$

不等于零($\text{sgn}(\beta_j)$ 为 β_j 的符号函数)，因此 LASSO 惩罚函数对于较大的回归系数仍然做压缩，这就使得 LASSO 惩罚估计不具有无偏性的优良性质，从而使得模型估计的偏差较大.

Fan and Li (2001)提出了一个好的惩罚函数应该使得其所对应的惩罚估计量满足如下三个条件：

(1)无偏性：对应于较大的回归系数，得到的相应的惩罚估计值应该是无偏的(渐近无偏)，从而减小模型偏差；

(2) 稀疏性：惩罚估计应该满足某种门限规则(thresholding rule)，即可以将较小的回归系数压缩成零，从而降低模型复杂性；

(3) 连续性：惩罚估计应该是连续的，从而避免了预测模型的不稳定性.

在 LASSO 惩罚函数中的 tuning 参数 λ 除了平衡参数的压缩程度和损失函数之外，另一个重要作用是对回归系数的压缩权重相同. LASSO 惩罚函数对所有的回归系数的压缩权重都是 λ，即 LASSO 惩罚函数对所有的回归系数一视同仁，这就会导致大的系数会被过分压缩，从而带来较大的估计偏差. 更合理的方式应该是对大系数和小系数进行区别对待，对大的系数不进行压缩，以降低估计误差，对小的系数进行压缩，使之变为零，从而更好地实现变量选择的目的.

针对上述三条性质，Fan 和 Li（2001）提出了 SCAD（smoothly clipped absolute derivation penalty）惩罚函数，其导数形式如下：

$$P'_{\mathrm{SCAD}}(|\beta_j|;\ \lambda,\ a)=\lambda\left\{I(|\beta_j|\leqslant\lambda)+\frac{(a\lambda-|\beta_j|)_+}{(a-1)\lambda}I(|\beta_j|>\lambda)\right\},$$

$$a>2,\quad |\beta_j|>0.$$

其中，$a>2$ 是 SCAD 惩罚函数中的另一个 tuning 参数，从而 SCAD 惩罚函数具有如下形式：

$$P_{\mathrm{SCAD}}(\beta_j;\ \lambda,\ a)=\begin{cases}\lambda|\beta_j|, & |\beta_j|\leqslant\lambda;\\ \dfrac{2a\lambda|\beta_j|-\beta_j^2-\lambda^2}{2(a-1)}, & \lambda<|\beta_j|\leqslant a\lambda;\\ \dfrac{(a+1)\lambda^2}{2}, & |\beta_j|>a\lambda.\end{cases}$$

由 SCAD 惩罚函数的具体形式可知，当惩罚参数较小时，SCAD 等同于 LASSO 惩罚函数，随着参数的增大，惩罚的程度相较于 LASSO 越来越轻，当参数值大于 $a\lambda$ 时，惩罚度为零. 这样就可以减少参数估计的偏差，从而保证较大的回归系数会以更大的概率被选入模型.

SCAD 惩罚函数不仅满足无偏性、稀疏性和连续性的要求，还具有如下的 Oracle 性质（Fan，Li，2002）：

（1）稀疏性：$\lim\limits_{n\to\infty}\Pr\{\hat{\beta}_{j_n\mathscr{A}^c}=0\}=1$；

（2）渐近正态性：$\sqrt{n}(\hat{\beta}_{j_n\mathscr{A}}-\beta_{0\mathscr{A}})\to N(\mathbf{0},\ \boldsymbol{\Sigma})$.

其中，β_0 为 β 的真值，$\mathscr{A}=\{j:\ \beta_{0j}\neq 0\}$ 为真实活跃集. Oracle 性质中的稀疏性表明 SCAD 惩罚函数确实可以以很高的概率将真实活跃集之外的回归系数估计成零，实现变量选择的目的. 此外，关于非零 SCAD 惩罚估计的渐近正态性可以用来做统计推断. Oracle 性质也成为检验一个惩罚函数好坏的最重要的标准. 此外，Fan 和 Li（2002）还将基于 SCAD 惩罚函数的变量选择方法推广到 Cox 比例风险模型中.

Zhang（2010）提出了具有如下形式的 MCP（minimax concave penalty）惩罚函数：

$$P_{\mathrm{MCP}}(\beta_j;\ \lambda,\ \gamma)=\lambda\int_0^{|\beta_j|}(1-x/(\lambda\gamma))_+\,\mathrm{d}x,\quad \gamma>2,$$

其中正数 λ 和 γ 为 tuning 参数. 从而可得:

$$P_{\mathrm{MCP}}(\beta_j;\ \lambda,\ \gamma)=\begin{cases}\lambda|\beta_j|-|\beta_j|^2/(2\gamma), & |\beta_j|\leqslant\lambda\gamma;\\ \lambda^2\gamma/2, & |\beta_j|\geqslant\lambda\gamma.\end{cases}$$

MCP 惩罚函数具有如下形式的导函数:

$$P_{\mathrm{MCP}}^{(1)}(|\beta_j|;\ \lambda,\ \gamma)=\lambda\,(1-|\beta_j|/(\lambda\gamma))_+.$$

MCP 是和 SCAD 类似的惩罚函数, 对于较大的系数惩罚力度较轻, 当系数的绝对值大于 $\lambda\gamma$ 时, MCP 惩罚函数对其不惩罚. 因此 MCP 和 SCAD 类似, 改善了 LASSO 对较大的系数也进行惩罚的缺点. 此外, Zhang (2010) 证明了基于 MCP 惩罚函数的惩罚最小二乘估计满足 Fan 和 Li (2001) 提出的关于一个好的惩罚函数应该满足的三个条件, 并且证明了 MCP 惩罚估计具有 Oracle 性质.

图 1.3.2 给出了当 $\lambda=1$ 时, L_0, LASSO, SCAD ($a=2.7$), MCP ($\gamma=3.7$) 惩罚函数的图像. 由图像可知, LASSO 对所有的非零系数的惩罚力度都是一样的, 而 SCAD 和 MCP 对系数的惩罚力度是分段进行的, 当系数值较大时,

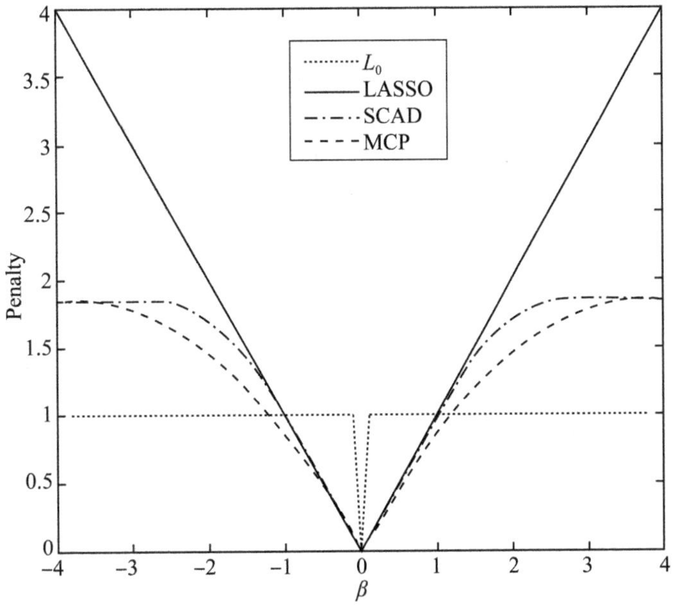

图 1.3.2　LASSO, SCAD, MCP 惩罚函数的对比图

SCAD 和 MCP 的一阶导数是随着系数绝对值的增大而减小的；当系数大到一定程度，惩罚函数的一阶导数值为零，即 SCAD 和 MCP 对大的系数不做惩罚，因此这两种惩罚函数都可以减少参数估计的偏差.

Dicker，Huang 和 Lin（2010）提出了 SELO（seamless L_0）惩罚函数，该惩罚函数的表达式如下：

$$P_{\mathrm{SELO}}(|\beta_j|;\lambda,\tau)=\frac{\lambda}{\log(2)}\log\left(\frac{|\beta_j|}{|\beta_j|+\tau}+1\right),\quad(\lambda>0,\ \tau>0),$$

其中，τ 为该惩罚函数中的另一 tuning 参数. 图 1.3.3 给出了当 $\lambda=1$，τ 分别取值为 0.1（对应于 SELO_1）和 0.01（SELO_2）时，SELO 惩罚函数和 L_0 惩罚函数的对比图，由图像可知，τ 的取值越小，SELO 惩罚函数越逼近 L_0 惩罚函数. 结合图 1.3.2 和图 1.3.3 可知，与以上提到的几种惩罚函数相比，SELO 惩罚函数可以更好地逼近 L_0 惩罚函数，因此 SELO 惩罚估计应该具有和 L_0 惩罚估计类似的性质. 此外，SELO 惩罚函数的连续性决定了计算 SELO 惩罚估计比计算 L_0 惩罚估计容易得多. Dicker，Huang 和 Lin（2010）在线性回归模型框架下证明了 SELO 惩罚最小二乘估计满足无偏性、连续性、稀疏性的要求，且该惩罚估计具有 Oracle 性质.

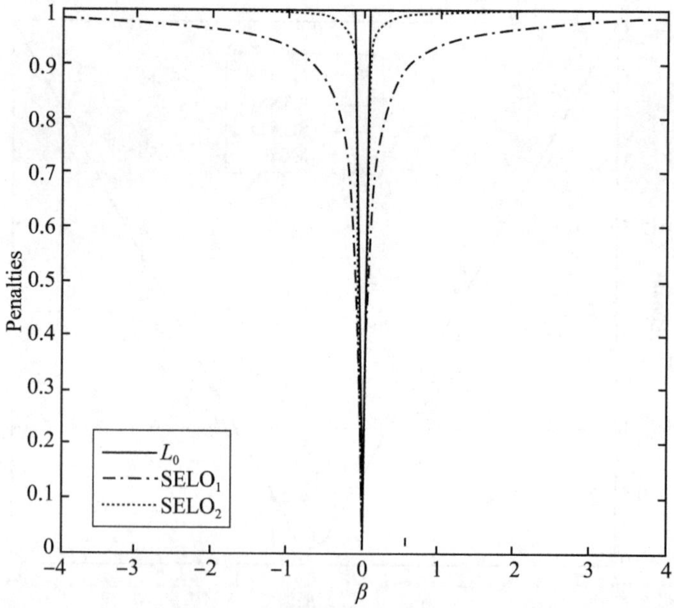

图 1.3.3 SELO 惩罚函数图像

此外，Fan 和 Lv (2011)还通过如下的条件提出了一个 folded concave 惩罚函数类，称满足如下条件的惩罚函数为 folded concave 惩罚函数：

条件：令 $\rho(v;\lambda)=\lambda^{-1}P(v;\lambda)$，$\rho(v;\lambda)$ 关于 $\nu\in[0,\infty)$ 单调增且上凸，且有连续导数 $\rho'(v;\lambda)$，$\rho'(0_+,\lambda)$，$\lambda>0$，进一步地，$\rho'(v;\lambda)$ 关于 $\lambda\in(0,\infty)$ 单调增，且 $\rho'(0_+,\lambda)$ 与 λ 无关.

前文所描述的 SCAD，MCP，SELO 作为上凸惩罚函数满足条件一的要求，LASSO 惩罚函数作为下凸函数落在 folded concave 惩罚函数类的边界上. 简单起见，当我们提到 folded concave 惩罚函数时，也认为 LASSO 惩罚函数包含其中.

除了上述常用的惩罚函数外，Frank 和 Frediman(1993)提出了 Bridge 惩罚函数：

$$P_{\text{Bridge}}(\beta_j)=\lambda\mid\beta_j\mid^{\gamma},$$

其中，$\gamma(0<\gamma<1)$ 为除了 λ 之外的另一个 tuning 参数，参数 γ 被用来控制 Bridge 惩罚函数的凸性.

下面我们在线性模型的框架下，在设计矩阵的列正交的情况下推导出上述常见惩罚函数的惩罚最小二乘估计的表达式. 由于设计矩阵的列正交，所以 $\boldsymbol{X}^{\mathrm{T}}\boldsymbol{X}=\boldsymbol{I}_d$. 回归参数 $\boldsymbol{\beta}$ 的最小二乘估计可以通过最小化如下的二次损失函数得到：

$$\begin{aligned}
\mathrm{RSS}(\boldsymbol{\beta}) &= \|\boldsymbol{y}-\boldsymbol{X\beta}\|_2^2\\
&=(\boldsymbol{y}-\boldsymbol{X\beta}))^{\mathrm{T}}(\boldsymbol{y}-\boldsymbol{X\beta})\\
&=(\boldsymbol{y}-\boldsymbol{X}\boldsymbol{X}^{\mathrm{T}}\boldsymbol{y}+\boldsymbol{X}\boldsymbol{X}^{\mathrm{T}}\boldsymbol{y}-\boldsymbol{X\beta})^{\mathrm{T}}(\boldsymbol{y}-\boldsymbol{X}\boldsymbol{X}^{\mathrm{T}}\boldsymbol{y}+\boldsymbol{X}\boldsymbol{X}^{\mathrm{T}}\boldsymbol{y}-\boldsymbol{X\beta})\\
&=\boldsymbol{y}^{\mathrm{T}}(\boldsymbol{I}_d-\boldsymbol{X}\boldsymbol{X}^{\mathrm{T}})(\boldsymbol{I}_d-\boldsymbol{X}\boldsymbol{X}^{\mathrm{T}})\boldsymbol{y}+\boldsymbol{y}^{\mathrm{T}}(\boldsymbol{I}_d-\boldsymbol{X}\boldsymbol{X}^{\mathrm{T}})\boldsymbol{X}(\boldsymbol{X}^{\mathrm{T}}\boldsymbol{y}-\boldsymbol{\beta})\\
&\quad+(\boldsymbol{X}^{\mathrm{T}}\boldsymbol{y}-\boldsymbol{\beta})^{\mathrm{T}}\boldsymbol{X}^{\mathrm{T}}(\boldsymbol{I}_d-\boldsymbol{X}\boldsymbol{X}^{\mathrm{T}})\boldsymbol{y}+(\boldsymbol{X}^{\mathrm{T}}\boldsymbol{y}-\boldsymbol{\beta})^{\mathrm{T}}\boldsymbol{X}^{\mathrm{T}}\boldsymbol{X}(\boldsymbol{X}^{\mathrm{T}}\boldsymbol{y}-\boldsymbol{\beta}).
\end{aligned}$$

注意到 $(\boldsymbol{I}_d-\boldsymbol{X}\boldsymbol{X}^{\mathrm{T}})\boldsymbol{X}=\boldsymbol{0}$ 以及 $\boldsymbol{X}^{\mathrm{T}}(\boldsymbol{I}_d-\boldsymbol{X}\boldsymbol{X}^{\mathrm{T}})=\boldsymbol{0}$，
所以有 $\boldsymbol{y}^{\mathrm{T}}(\boldsymbol{I}_d-\boldsymbol{X}\boldsymbol{X}^{\mathrm{T}})\boldsymbol{X}(\boldsymbol{X}^{\mathrm{T}}\boldsymbol{y}-\boldsymbol{\beta})=0$ 和 $(\boldsymbol{X}^{\mathrm{T}}\boldsymbol{y}-\boldsymbol{\beta})^{\mathrm{T}}\boldsymbol{X}^{\mathrm{T}}(\boldsymbol{I}_d-\boldsymbol{X}\boldsymbol{X}^{\mathrm{T}})\boldsymbol{y}=0$，
因此

$$\mathrm{RSS}(\boldsymbol{\beta})=\|\boldsymbol{y}-\boldsymbol{X}\boldsymbol{X}^{\mathrm{T}}\boldsymbol{y}\|_2^2+\|\boldsymbol{X}^{\mathrm{T}}\boldsymbol{y}-\boldsymbol{\beta}\|_2^2.$$

从而

$$\begin{aligned}
\hat{\boldsymbol{\beta}}_{n\mathrm{OLS}} &= \arg\min_{\boldsymbol{\beta}}\mathrm{RSS}(\boldsymbol{\beta})\\
&=\arg\min_{\boldsymbol{\beta}}\{\|\boldsymbol{y}-\boldsymbol{X}\boldsymbol{X}^{\mathrm{T}}\boldsymbol{y}\|_2^2+\|\boldsymbol{X}^{\mathrm{T}}\boldsymbol{y}-\boldsymbol{\beta}\|_2^2\}\\
&=\arg\min_{\boldsymbol{\beta}}\|\boldsymbol{X}^{\mathrm{T}}\boldsymbol{y}-\boldsymbol{\beta}\|_2^2.
\end{aligned}$$

又注意到当设计矩阵的列正交时，$(\boldsymbol{X}^{\mathrm{T}}\boldsymbol{X})^{-1}\boldsymbol{X}^{\mathrm{T}}\boldsymbol{y}=\boldsymbol{X}^{\mathrm{T}}\boldsymbol{y}$ 为回归参数 $\boldsymbol{\beta}$ 的最小二乘

估计.

令 $\boldsymbol{z}=\boldsymbol{X}^{\mathrm{T}}\boldsymbol{y}$，$\hat{\boldsymbol{y}}=\boldsymbol{X}\boldsymbol{X}^{\mathrm{T}}\boldsymbol{y}$，则惩罚最小二乘目标函数可以表示为：

$$
\begin{aligned}
&\frac{1}{2}\|\boldsymbol{y}-\boldsymbol{X}\boldsymbol{\beta}\|_2^2+\sum_{j=1}^{d}P(|\beta_j|;\lambda)\\
&=\frac{1}{2}\|\boldsymbol{y}-\hat{\boldsymbol{y}}\|_2^2+\frac{1}{2}\sum_{j=1}^{d}(z_j-\beta_j)^2+\sum_{j=1}^{d}P(|\beta_j|;\lambda)\\
&=\sum_{j=1}^{d}\left\{\frac{1}{2}(y_j-\hat{y}_j)^2+\frac{1}{2}(z_j-\beta_j)^2+P(|\beta_j|;\lambda)\right\}.
\end{aligned}
$$

因此求得 $\boldsymbol{\beta}$ 的惩罚最小二乘估计 $\hat{\boldsymbol{\beta}}_n$ 的问题等价于逐坐标求得惩罚目标函数 $\frac{1}{2}(z_j-\beta_j)^2+P(|\beta_j|;\lambda)$，$j=1,\cdots,d$ 的最小值点的问题.

当惩罚函数取为 LASSO 时，可得

$$\hat{\beta}_j^{\mathrm{LASSO}}=\operatorname{sgn}(z_j)(|z_j|-\lambda)_+.$$

当惩罚函数取为 SCAD 时，可得

$$
\hat{\beta}_j^{\mathrm{SCAD}}=\begin{cases}\operatorname{sgn}(z_j)(|z_j|-\lambda)_+, & |z_j|\leqslant 2\lambda;\\ \{(a-1)z_j-\operatorname{sgn}(z_j)a\lambda\}/(a-2), & 2\lambda<|z_j|\leqslant a\lambda;\\ z_j, & |z_j|>a\lambda.\end{cases}
$$

当惩罚函数取为 MCP 时，可得

$$
\hat{\beta}_j^{\mathrm{MCP}}=\begin{cases}\dfrac{\gamma}{\gamma-1}\operatorname{sgn}(z_j)(|z_j|-\lambda)_+, & |z_j|\leqslant\lambda\gamma;\\ z_j, & |z_j|\geqslant\lambda\gamma.\end{cases}
$$

1.4　Cox 模型中成组数据的组选择方法

组变量选择的含义是，某些具有特殊关系的变量会“绑”在一起作为一个整体来参与变量选择的过程，即“绑”在一起的变量要么全部被选择为重要变量，要么全部被认为是作用不显著的变量. 在实际问题中协变量往往具有某种特定的结构，可以很自然地进行分组. 常见的例子有：①在一些回归问题中，我们希望找到对响应变量有解释作用的因素，而这些解释因素可以由一组派生变量表示. 例如在多元方差分析问题中，每一个因素有不同的水平，因此每个因素可以由一组哑变量(dummy variables)表示；②在可加模型中，关于每一个协变量的未知函数可以用多项式基函数的线性组合近似，此时，选择重要的解释变量等价于选择非零的多项式基函数对应的系数；③在基因表达分析中，属于同一个生物通路(biological pathway)的那些基因可以看作一组. 在有关基因的研究中，来自同一个基因的不同基因标记(genetic marker)可以视作一组. 在这些例子中，我们关心的问题是如何选择重要的组变量而不是单个变量，这就是组选择(group selection)问题. 实际研究的需要使得组选择成为一个不可避免的重要问题.

在线性回归模型的框架下，Yuan 和 Lin (2006)引入了基于 group LASSO 的组选择方法；Meier, van de Geer 和 Bühlmann (2008)将基于 group LASSO 惩罚函数的组选择方法推广到 logistic 回归模型中；此外关于组选择问题的研究还包括 Huang 等(2009)；Zhang, Cheng 和 Liu (2010)；Huang, Horowitz 和 Wei (2010)；Huang, Wei 和 Ma (2012) 等. Ma, Song 和 Huang (2007) 基于 supervised group LASSO 方法考虑了生存数据的组变量选择问题；Kim 等(2012)在 Cox 模型框架下基于 group LASSO 惩罚函数实现组选择目的.

考虑 d 维回归问题，并假设回归系数 $\boldsymbol{\beta}$ 可以自然分组：$\boldsymbol{\beta}=(\boldsymbol{\beta}_1^{\mathrm{T}}, \boldsymbol{\beta}_2^{\mathrm{T}}, \cdots, \boldsymbol{\beta}_J^{\mathrm{T}})^{\mathrm{T}}$，其中 $\boldsymbol{\beta}_j=(\beta_{j1}, \cdots, \beta_{jp_j})^{\mathrm{T}}$，$j=1, 2, \cdots, J$，$\boldsymbol{X}_j$ 表示第 j 组协变量对应的回归系数，与 $\boldsymbol{\beta}_j$ 相对应的协变量组记为 $\boldsymbol{X}_j$. 则 Cox 回归模型的组选择问题可以通过求解如下目标函数实现：

$$Q_n(\boldsymbol{\beta})=\ell_n(\boldsymbol{\beta})-\sum_{j=1}^{J} P(\|\boldsymbol{\beta}_j\|_{\boldsymbol{\kappa}_j}; \lambda), \tag{1.4.1}$$

其中，$\ell_n(\boldsymbol{\beta})$ 为对应于 Cox 模型的 log 偏似然函数，$P(\|\boldsymbol{\beta}_j\|_{\boldsymbol{\kappa}_j}; \lambda)$ 为关于 $\boldsymbol{\beta}_j$ 的惩罚函数，λ 为 tuning 参数，$\boldsymbol{\kappa}_j$ 为某个特定的正定矩阵，$\|\boldsymbol{\beta}_j\|_{\boldsymbol{\kappa}_j}=\sqrt{\boldsymbol{\beta}_j^{\mathrm{T}}\boldsymbol{\kappa}_j\boldsymbol{\beta}_j}$. 相应的惩罚估计 $\hat{\boldsymbol{\beta}}_n$ 为使得目标函数(1.4.1)达到极大的极大值点.

当 $P(\|\boldsymbol{\beta}_j\|_{\boldsymbol{\kappa}_j}; \lambda)=\lambda\|\boldsymbol{\beta}_j\|_{\boldsymbol{\kappa}_j}$ 时，即为 Yuan 和 Lin (2006)提出的 group LASSO 惩罚函数. Huang, Breheny 和 Ma (2010)指出，$\boldsymbol{\kappa}_j$ 可取为 $\boldsymbol{X}_j$ 的 Gram 矩阵 $\boldsymbol{X}_j^{\mathrm{T}}\boldsymbol{X}_j$. 令 $\boldsymbol{U}_j$ 为 $\boldsymbol{\kappa}_j$ 由 Cholesky 分解得到的矩阵，即 $\boldsymbol{U}_j$ 为上三角矩阵，且 $\boldsymbol{U}_j^{\mathrm{T}}\boldsymbol{U}_j=\boldsymbol{\kappa}_j$. 记 $\boldsymbol{b}_j=\boldsymbol{U}_j\boldsymbol{\beta}_j$，则 group LASSO 惩罚函数可改写成如下形式

$$P_{\mathrm{gLASSO}}(\boldsymbol{\beta}_j; \lambda)=\lambda\|\boldsymbol{\beta}_j\|_{\boldsymbol{\kappa}_j}=\lambda\|\boldsymbol{b}_j\|_2.$$

因此 group LASSO 惩罚函数可以看作 L_1 范数与组回归系数的某个特定的范数的复合函数，即 $P_{\mathrm{gLASSO}}(\boldsymbol{\beta}_j; \lambda)=P_{\mathrm{LASSO}}(\|\boldsymbol{\beta}_j\|_{\boldsymbol{\kappa}_j}; \lambda)$. 既然单个的变量选择方法有 LASSO, SCAD, MCP 等惩罚函数，与之相对应的组惩罚函数亦应该有 group LASSO, group SCAD, group MCP 等惩罚函数. 此外，由于 $\|\boldsymbol{\beta}_j\|_{\boldsymbol{\kappa}_j}=(\boldsymbol{\beta}_j^{\mathrm{T}}\boldsymbol{\kappa}_j\boldsymbol{\beta}_j)^{1/2}$，即对同组变量的回归系数施行的是 Ridge 惩罚，而在组与组之间施行的是具有变量选择功效的 $\gamma=1/2$ 的 Bridge 惩罚，因为 Ridge 惩罚不具

有变量选择的功效，因此基于这种思想的组变量选择的惩罚函数只能选择重要的组，而在组内是不具有变量选择作用的.

Zou, Hastie (2005)提出了弹性网(Elastic Net)方法，该方法可以实现变量选择的 LASSO 和可以解决共线性问题的 Ridge 惩罚函数的线性组合：

$$P_{\text{ENet}}(\boldsymbol{\beta};\ \lambda_1,\ \lambda_2) = \lambda_1 \|\boldsymbol{\beta}\|_1 + \lambda_2 \|\boldsymbol{\beta}\|_2^2,$$

其中，λ_1，λ_2 为 tuning 参数，$\lambda_1 \|\boldsymbol{\beta}\|_1 = \lambda_1 \sum_{i=1}^{d} |\beta_i|$ 为 LASSO 惩罚函数，用于选择重要变量；而第二部分的 Ridge 惩罚函数 $\lambda_2 \|\boldsymbol{\beta}\|_2^2$ 可以处理高度相关的数据，消除变量之间的多重共线性. 因此弹性网方法不仅可以进行变量选择，还可以处理变量之间共线性的原因. 由于人为定义变量的分组结构是针对具有高度相关性的变量而言的，因此弹性网可以对变量实现人为分组结构.

弹性网的惩罚函数也可以表示为：

$$P_{\text{ENet}}(\boldsymbol{\beta};\ \lambda,\ \alpha) = \lambda\alpha \|\boldsymbol{\beta}\|_1 + \frac{\lambda(1-\alpha)}{2} \|\boldsymbol{\beta}\|_2^2,$$

其中，λ，α 为待定的 tuning 参数.

1.5　基于惩罚函数的双层变量选择问题

上一节介绍的组变量选择方法的特点是一组变量要么同时全部被选入，要么全部被剔除，无法在组内选择重要的变量. 但有时我们希望不仅要选择重要的组，还希望在选择的显著组中选择出重要的变量. 例如，在基因层面上我们考虑某一种疾病的发病因素，一个基因可以用一组变量来表示，但是理论研究表明，改组变量中并非每个都会对该病的发生有显著的影响，因此在选择重要基因的同时，我们还需要识别基因中的重要变量. 我们将这种选择重要的组的同时在组内选择显著变量的过程称为双层选择(bilevel selection)问题. 根据惩罚函数的形式，双层选择又可以分为复合函数型的双层变量选择和可加惩罚函数型(稀疏组惩罚型)的双层变量选择.

1.5.1　复合函数型的双层变量选择

复合函数型的双层变量选择所对应的惩罚函数可表示为组间惩罚 P_{out} 和组内惩罚 P_{in} 的复合函数，而组间惩罚函数和组内惩罚函数都具有变量选择的功能. 对第 j 组变量，复合惩罚函数可以表示为：

$$P_{out}\left[\sum_{k=1}^{p_j} P_{in}(|\beta_{jk}|)\right].$$

Huang 等(2009)提出的 group Bridge 是最早被提出的具有双层选择功效的惩罚函数. 该惩罚函数的具体形式如下:

$$P_{gBridge}(\boldsymbol{\beta};\ \lambda,\ \gamma) = \sum_{j=1}^{J} \lambda p_j^{\gamma} \|\boldsymbol{\beta}_j\|_1^{\gamma},$$

其中 $0 < \gamma < 1$, p_j 为第 j 组回归系数 $\boldsymbol{\beta}_j$ 的维数, 由 group Bridge 的具体形式可知, $\boldsymbol{\beta}_j$ 越大, 对其压缩的程度也就越大, 那么 $\boldsymbol{\beta}_j$ 被压缩为零的可能性也就越大. 此外 group Bridge 惩罚函数可以看作是组间的 Bridge 惩罚函数和组内的 LASSO 惩罚的复合函数, 而二者都可以达到变量选择的目的, 因此 group Bridge 具有双层变量选择的作用.

Breheny 和 Huang (2009)提出的 Composite MCP 是另一种复合函数型的双层变量选择方法, 该惩罚函数可以看作是组间和组内都是 MCP 惩罚函数的复合函数, 具有如下形式:

$$P_{com-MCP}(\boldsymbol{\beta};\ \lambda_1,\ \gamma_1,\ \lambda_2,\ \gamma_2) = \sum_{j=1}^{J} P_{MCP}\left(\sum_{k=1}^{p_j} P_{MCP}(\beta_{jk},\ \lambda_1,\ \gamma_1);\ \lambda_2,\ \gamma_2\right).$$

类似地, 还可以将上述 MCP 惩罚换成 SCAD 惩罚函数, 这样我们就得到了基于 Composite SCAD 惩罚函数的双层变量选择方法.

1.5.2 可加惩罚函数型的双层变量选择

可加惩罚函数型(additive penalty)双层变量选择亦可以称为稀疏组惩罚(sparse group penalty)型双层变量选择, 其所对应的惩罚函数是实现逐个变量选择的惩罚函数和仅选择组变量的惩罚函数的线性组合, 惩罚函数一般具有如下形式:

$$P(\boldsymbol{\beta};\ \lambda_1) + P_{group}(\boldsymbol{\beta};\ \lambda_2),$$

其中, $P(\boldsymbol{\beta};\ \lambda_1)$ 用来进行逐个的变量选择, 而 $P_{group}(\boldsymbol{\beta};\ \lambda_2)$ 用来选择重要的组变量.

Simon 等(2013)提出了 sparse group LASSO (SGL)方法, 通过将 LASSO 和 group LASSO 惩罚函数线性组合到一起来实现双层选择的目的, 该方法所对应的惩罚函数为:

$$P_{SGL}(\boldsymbol{\beta};\ \lambda,\ \alpha) = \lambda\alpha\|\boldsymbol{\beta}\|_1 + \lambda(1-\alpha)\sum_{j=1}^{J}\|\boldsymbol{\beta}_j\|_2.$$

上述惩罚函数中的第一项 $\|\boldsymbol{\beta}\|_1$ 为可以实现单个变量选择作用的 LASSO, 第

二项 $\sum_{j=1}^{J}\|\boldsymbol{\beta}_j\|_2$ 是仅可以选择显著组的 group LASSO 惩罚函数. 显然第一项中的 LASSO 惩罚函数可以换成任何我们熟悉的可以实现变量选择功效的常用的惩罚函数，第二项中的 group LASSO 惩罚函数可以换成上一节中仅可以实现组选择目的的惩罚函数.

在上述 sparse group LASSO 惩罚函数中，各个变量以及组变量之间惩罚的权重都是一样的. 一般说来不同变量或者不同的组变量的重要程度可能不同，因此 Fang 等(2014)提出了自适应的 SGL 方法(adaptive SGL)：

$$P_{\mathrm{adSGL}}(\boldsymbol{\beta};\ \alpha,\ \lambda)=(1-\alpha)\lambda\sum_{j=1}^{J}w_j\|\boldsymbol{\beta}_j\|_2+\alpha\lambda\sum_{j=1}^{J}\boldsymbol{\xi}_j\|\boldsymbol{\beta}_j\|_1,$$

其中 $w_j>0(j=1,\ \cdots,\ J)$ 为第 j 组系数的权重；$\boldsymbol{\xi}_j=(\xi_{j1},\ \cdots,\ \xi_{jp_j})^{\mathrm{T}}(j=1,\ \cdots,\ J)$ 为第 j 组组内系数 $(\beta_{j1},\ \cdots,\ \beta_{jp_j})^{\mathrm{T}}$ 的权重向量($\xi_{jk}>0,\ k=1,\ \cdots,\ p_j,\ j=1,\ \cdots,\ J$). 该方法对单个系数和组系数分别建立了权重，可以使得不同的组以及组内不同系数之间具有不同的重要性. 此外我们注意到，当所有的权重都为 1 时，该方法退化为 SGL 方法.

1.6　tuning 参数选择

由于惩罚函数与 tuning 参数有关，因此最终得到的惩罚估计 $\hat{\boldsymbol{\beta}}_n$ 可以看作是 tuning 参数的函数，这就使得 tuning 参数的选择问题显得尤为重要. 一般说来，当回归模型中只涉及一个 tuning 参数 λ 时，可以首先确定 λ 的取值范围 $[\lambda_{\min},\ \lambda_{\max}]$，$\lambda_{\max}$ 应该是使得所有的回归系数都被压缩成零的最小的 λ，而 $\lambda_{\min}$ 应选择得足够小. 后面运用打格子的方法选取一系列的 tuning 参数 $\lambda_0=\lambda_{\max}\geqslant\lambda_1\geqslant\cdots\geqslant\lambda_{\min}$，记此集合为 Λ，即 $\Lambda=\{\lambda_{\max},\ \lambda_1,\ \cdots,\ \lambda_{\min}\}$. 进而对应于备选的 tuning 参数序列得到与之相应的惩罚估计，然后运用某种准则如 GCV, BIC 等计算出对应于集合 Λ 中的每个元素的相应的统计量的值，则最优的 tuning 参数的值为上述统计量的最小值所对应的 λ，将这个选定的 tuning 参数对应的参数估计作为最终回归参数的估计值. 对于两个 tuning 参数的选择问题亦可以在二维空间中打格子，再根据某种准则选择最优的 tuning 参数的组合；对于常见的带有两个 tuning 参数的几种惩罚函数，其中的一个 tuning 参数对惩罚估计影响很大，另外一个对惩罚估计影响微乎其微，因此通常将对惩罚估计影响很小的 tuning 参数固定，只对另外一个采用打格子的方法来选择合适的 tuning 参数. 下面介绍几种常用的 tuning 参数的选择准则，包括交叉验证法

(cross-validation, CV)、广义交叉验证法(GCV)、AIC 准则、BIC 准则等.

1.6.1 CV 准则和 GCV 准则

对于给定的样本容量为 n 的观测集，我们首先将观测集随机地分为训练集(training set)和测试集(validation set or test set)两个部分. 在训练集上得到回归参数的估计值，在测试集上计算 CV 统计量的值. 这就是 CV 准则的操作步骤. 一般来说，CV 准则包括 K 折交叉验证(K-fold-cross-validation)以及留一交叉验证(leave-one-out-cross-validation).

首先来看一下 K 折交叉验证(K-fold-cross-validation)，运用 K 折交叉验证选择 tuning 参数的方法通常分为如下三个步骤：

(1)对于给定的观测集，随机地将其 K 等分；

(2)对于每个 $k=1, 2, \cdots, K$，去掉第 k 份数据，用剩下的数据集作为训练集得到回归系数的估计 $\hat{\boldsymbol{\beta}}_n^{(k)}(\lambda)$，并计算如下的 CV 统计量：

$$\mathrm{CV}(\lambda) = \sum_{k=1}^{K} \{\ell_n(\hat{\boldsymbol{\beta}}_n^{(-k)}(\lambda)) - \ell_n^{(-k)}(\hat{\boldsymbol{\beta}}_n^{(-k)}(\lambda))\},$$

其中，$\ell_n(\hat{\boldsymbol{\beta}}_n^{(-k)}(\lambda))$ 为偏似然函数在 $\hat{\boldsymbol{\beta}}_n^{(k)}(\lambda)$ 处的取值，$\ell_n^{(-k)}(\hat{\boldsymbol{\beta}}_n^{(-k)}(\lambda))$ 为去掉第 k 份数据得到的偏似然函数在 $\hat{\boldsymbol{\beta}}_n^{(k)}(\lambda)$ 处的函数值.

(3)在 tuning 参数的选择序列 $\lambda_{\max} \geqslant \cdots \geqslant \lambda_{\min}$ 中关于 $\mathrm{CV}(\lambda)$ 求极小即得到最优的 λ，即：

$$\hat{\lambda}_n = \arg \min_{\lambda \in \lambda_{\max}, \lambda_1, \cdots, \lambda_{\min}} \{\mathrm{CV}(\lambda)\}.$$

当 K 值较小时，用于进行参数估计的数据集中的数据量较少，往往会导致估计的准确性不高；但是，若取较大的 K 值，则会使得步骤(2)中的计算量比较大，花费的时间较长，因此在运用 K 折交叉验证之前，还有一个重要的问题就是需要确定 K 值. 在实际应用中，我们一般选取 $K=5$ 或者 $K=10$.

留一交叉验证的做法和上述 K 折交叉验证类似，也是将观测集分为训练集和测试集两部分，在训练集上得到回归参数的估计值，进而在测试集上计算 CV 统计量的值. 与 K 折交叉验证不同的是，留一交叉验证中的测试集中所含有的样本容量为 1，因此留一交叉验证是可以看作 $K=n$ 的 K 折交叉验证的特殊情况. 当 $K=n$ 时，K 折交叉验证由于只需要可模型 K 次，因此相较于留一交叉验证在计算成本上有较大的优势.

为了减少运算量，避免 K 值的选择可能造成的问题，Fan 和 Li (2001, 2002)采用广义交叉验证(generalized cross validation，简记为 GCV)准则来选择

最优的 tuning 参数. GCV 统计量定义为:

$$\mathrm{GCV}(\lambda)=\frac{\ell_n(\hat{\boldsymbol{\beta}}_n(\lambda))}{(1-\mathrm{DF}(\lambda)/n)^2},$$

其中 $\mathrm{DF}(\lambda)$ 为自由度, 可以用惩罚估计的非零元的个数来近似. 基于线性或非线性模型的最优的 tuning 参数为使得对应的 $\mathrm{GCV}(\lambda)$ 取得极小的极小值点, 即:

$$\hat{\lambda}_n=\arg\min_{\lambda}\{\mathrm{GCV}(\lambda)\}.$$

1.6.2 AIC 准则和 BIC 准则

在非线性回归模型的框架下, tuning 参数选择常用 AIC (akaike information criterion)以及 BIC (bayesian information criterion)准则, 相应的定义为:

$$\mathrm{AIC}(\lambda)=\log\left(\frac{\ell_n(\hat{\boldsymbol{\beta}}_n(\lambda))}{n}\right)+\frac{2}{n}\mathrm{DF}(\lambda),$$

$$\mathrm{BIC}(\lambda)=\log\left(\frac{\ell_n(\hat{\boldsymbol{\beta}}_n(\lambda))}{n}\right)+\frac{\log(n)}{n}\mathrm{DF}(\lambda).$$

所选取的最优的 tuning 参数为使得上述准则函数达到极小的极小值点.

1.7 相关优化理论

基于惩罚似然的变量选择方法将惩罚目标函数的极值点作为最终的惩罚估计, 因此我们有必要了解一些目标函数求极值的相关优化理论如 KKT 条件等.

对于基于 LASSO 惩罚函数的惩罚偏似然, 由于目标函数的凸性, LASSO 惩罚估计可以完全由 KKT 条件推导出; 此外在模拟计算时, 我们也可以运用 KKT 条件确定估计的活跃集(active set) $\hat{\mathscr{A}}$, 进而只在估计的活跃集上考虑参数估计的问题. 一般来说高维的回归模型往往具有很强的稀疏性, 这就使得利用 KKT 条件推导出的估计的活跃集中的变量个数远小于 d, 从而大大节省了运算时间.

1.7.1 无约束问题的最优性条件

在本小节中假定目标函数为 $Q_n(\boldsymbol{\beta})$, 对应于 $Q_n(\boldsymbol{\beta})$ 的最优解 $\hat{\boldsymbol{\beta}}_n$ 为 $Q_n(\boldsymbol{\beta})$

的极小值点. 记 $\nabla Q_n(\boldsymbol{\beta}) = \dfrac{\partial Q_n(\boldsymbol{\beta})}{\partial \boldsymbol{\beta}}$ 为目标函数在 $\boldsymbol{\beta}$ 处的一阶偏导数, $\nabla^2 Q_n(\boldsymbol{\beta}) = \dfrac{\partial^2 Q_n(\boldsymbol{\beta})}{\partial \boldsymbol{\beta} \partial \boldsymbol{\beta}^{\mathrm{T}}}$ 为 $Q_n(\boldsymbol{\beta})$ 的二阶偏导数矩阵. 首先考虑使得惩罚目标函数取得极值的 $\hat{\boldsymbol{\beta}}_n$ 应该满足的一些必要条件.

定理 1.7.1（必要条件） 若目标函数 $Q_n(\boldsymbol{\beta})$ 有二阶连续偏导数, $\hat{\boldsymbol{\beta}}_n$ 为 $Q_n(\boldsymbol{\beta})$ 的局部极小点, 则 $\hat{\boldsymbol{\beta}}_n$ 为 $Q_n(\boldsymbol{\beta})$ 的稳定点, 即 $\nabla Q_n(\boldsymbol{\beta}) = \mathbf{0}$, 且矩阵 $\nabla^2 Q_n(\boldsymbol{\beta})$ 半正定.

定理 1.7.2（充分条件） 如果 $Q_n(\boldsymbol{\beta})$ 有二阶连续偏导数, $\hat{\boldsymbol{\beta}}_n$ 为 $Q_n(\boldsymbol{\beta})$ 的局部极小点的充分条件是: $\nabla Q_n(\boldsymbol{\beta}) = \mathbf{0}$, 且 $\nabla^2 Q_n(\boldsymbol{\beta})$ 为正定矩阵.

1.7.2 约束优化最优性条件

带有约束条件的优化问题的基本形式为

$$\min f(\boldsymbol{\beta})$$
$$\text{s.t.} \begin{cases} c_i(\boldsymbol{\beta}) = 0, & i = 1, \cdots, m_e, \\ c_i(\boldsymbol{\beta}) \geqslant 0, & i = m_{e+1}, \cdots, m. \end{cases} \tag{1.7.1}$$

记 $E = \{1, \cdots, m_e\}$, $I = \{m_{e+1}, \cdots, m\}$, $\mathscr{X} = \{\boldsymbol{\beta} \mid c_i(\boldsymbol{\beta}) = 0,\ i \in E,\ c_k(\boldsymbol{\beta}) \geqslant 0,\ i = I\}$ 称之为可行域. $I(\boldsymbol{\beta}) = \{i \mid c_i(\boldsymbol{\beta}) = 0,\ i \in I\}$, 称 $E \cup I(\boldsymbol{\beta})$ 是在 $\boldsymbol{\beta} \in \mathscr{B}$ 处的积极约束的指标集.

定义 1.7.1 设 $\boldsymbol{\beta}^* \in \mathscr{B}$, $\boldsymbol{\ell} \in \mathbb{R}^d$ 是一非零向量. 如果存在 $\delta > 0$, 使得 $\forall t \in [0, \delta]$ 有 $\boldsymbol{\beta}^* + t\boldsymbol{\ell} \in \mathscr{B}$, 则称 $\boldsymbol{\ell}$ 是 $\boldsymbol{\beta}^*$ 处的可行方向. $\boldsymbol{\beta}$ 在 $\boldsymbol{\beta}^*$ 处的所有可行方向的集合记为 $\mathrm{FD}(\boldsymbol{\beta}^*, \mathscr{B})$.

定义 1.7.2 设 $\boldsymbol{\beta}^* \in \mathscr{B}$, 若 $\boldsymbol{\ell} \in \mathbb{R}^d$ 满足:

$$\begin{cases} \boldsymbol{\ell}^{\mathrm{T}} \nabla c_i(\boldsymbol{\beta}^*) = 0, & i \in E, \\ \boldsymbol{\ell}^{\mathrm{T}} \nabla c_i(\boldsymbol{\beta}^*) \geqslant 0, & i \in I(\boldsymbol{\beta}), \end{cases}$$

则称 ℓ 是 $\boldsymbol{\beta}^*$ 处的线性化可行方向. $\boldsymbol{\beta}$ 在 $\boldsymbol{\beta}^*$ 处的所有线性化可行方向的集合记为 $\mathrm{LFD}(\boldsymbol{\beta}^*, \mathscr{B})$.

定义 1.7.3 设 $\boldsymbol{\beta}^* \in \mathscr{B}$, $\boldsymbol{\ell} \in \mathbb{R}^d$, 若存在序列 $\boldsymbol{l}_k$ 和 $\delta_k > 0$, 使得对一切 k, 有 $\boldsymbol{\beta}^* + \delta_k \boldsymbol{l}_k \in \mathscr{B}$, 且 $\boldsymbol{l}_k \to \boldsymbol{l}$, $\delta_k \to 0$, 则称 $\boldsymbol{\ell}$ 是 $\boldsymbol{\beta}^*$ 处的序列可行方向. $\boldsymbol{\beta}$ 在 $\boldsymbol{\beta}^*$ 处的所有序列可行方向的集合记为 $\mathrm{SFD}(\boldsymbol{\beta}^*, \mathscr{B})$.

引理 1.7.1 设 $\boldsymbol{\beta}^* \in \mathscr{B}$, 且所有约束函数在 $\boldsymbol{\beta}^*$ 处均可微, 则有:

$$\mathrm{FD}(\boldsymbol{\beta}^*, \mathscr{B}) \subseteq \mathrm{SFD}(\boldsymbol{\beta}^*, \mathscr{B}) \subseteq \mathrm{LFD}(\boldsymbol{\beta}^*, \mathscr{B})$$

定理 1.7.3(KKT 条件) 设$\boldsymbol{\beta}^*$是定理 1.7.1 的局部极大点，若 $\mathrm{SFD}(\boldsymbol{\beta}^*, \mathscr{B}) = \mathrm{LFD}(\boldsymbol{\beta}^*, \mathscr{B})$，则必存在 $\lambda_i(i=1, \cdots, m)$ 使得

$$\begin{cases} \nabla f(\boldsymbol{\beta}^*) = \sum_{i=1}^{m} \lambda_i \nabla c_i(\boldsymbol{\beta}^*) \\ \lambda_i \geqslant 0, \quad \lambda_i c_i(\boldsymbol{\beta}^*) = 0, \ i \in I. \end{cases}$$

注：(1)称 $L(\boldsymbol{\beta}, \lambda) = Q_n(\boldsymbol{\beta}) - \sum_{i=1}^{m} \lambda_i c_i(\boldsymbol{\beta})$ 为 Lagrange 函数，λ_i 称为 Lagrange 乘子.

(2) 定理 1.7.3 中的条件通常称为优化问题式 (1.7.1)的 KKT 条件.

下面给出一些使得 $\mathrm{SFD}(\boldsymbol{\beta}^*, \mathscr{B}) = \mathrm{LFD}(\boldsymbol{\beta}^*, \mathscr{B})$ 成立的充分条件.

定理 1.7.4 若所有的 $c_i(\boldsymbol{\beta})$，$i \in E \cup I(\boldsymbol{\beta}^*)$ 都是线性函数，则 $\mathrm{SFD}(\boldsymbol{\beta}^*, \mathscr{B}) = \mathrm{LFD}(\boldsymbol{\beta}^*, \mathscr{B})$.

定理 1.7.5 $\mathrm{SFD}(\boldsymbol{\beta}^*, \mathscr{B}) = \mathrm{LFD}(\boldsymbol{\beta}^*, \mathscr{B})$，若下面两个条件成立：

(1) $\nabla c_i(\boldsymbol{\beta}^*)$，$i \in E$ 线性无关；

(2) 集合 $S = \{\boldsymbol{d} \mid \boldsymbol{d}^{\mathrm{T}} \nabla c_i(\boldsymbol{\beta}^*) = 0, \ i \in E; \ d^{\mathrm{T}} \nabla c_i(\boldsymbol{\beta}^*) > 0, \ i \in I(\boldsymbol{\beta}^*)\}$ 非空.

定理 1.7.6 若在$\boldsymbol{\beta}^*$处，$c_i(\boldsymbol{\beta})$，$i \in E \cup I(\boldsymbol{\beta}^*)$ 线性无关，则 $\mathrm{SFD}(\boldsymbol{\beta}^*, \mathscr{B}) = \mathrm{LFD}(\boldsymbol{\beta}^*, \mathscr{B})$.

1.7.3 与惩罚似然相关的优化理论结果

在优化问题式 (1.7.1)中，若存在某些函数不可导，则在定理 1.7.3 中可以用次微分代替. 下面给出次微分的定义.

定义(次微分) 设f: $\mathscr{B} \to \mathbb{R}$ 是实值凸函数，若存在 $\boldsymbol{c} \in \mathbb{R}^d$ 使得对于任意的$\boldsymbol{\beta} \in \mathscr{B}$，有 $f(\boldsymbol{\beta}) - f(\boldsymbol{\beta}_0) \geqslant c^{\mathrm{T}}(\boldsymbol{\beta}) - f(\boldsymbol{\beta}_0)$，则称 $\boldsymbol{c}$ 为f在$\boldsymbol{\beta}_0$处的次导数，f在$\boldsymbol{\beta}_0$处所有次导数组成的集合称为f在$\boldsymbol{\beta}_0$处的次微分.

下面考虑基于惩罚偏似然函数式(1.3.1)的变量选择问题.

经过简单计算可知，LASSO 惩罚函数在原点的次微分为

$$\nabla P_{\mathrm{LASSO}}(0, \lambda) = t, \quad t \in [-\lambda, \lambda].$$

因此，基于 LASSO 惩罚函数的惩罚似然估计问题可以写成如下形式：

$$\min -\ell_n(\boldsymbol{\beta}),$$

$$\mathrm{s.t.} \ -\sum_{j=1}^{d} |\beta_j| + t \geqslant 0.$$

对比于带有约束的最优化问题式(1.7.1)可知：$E=\varnothing$，且定理1.7.6成立($m=1$)，从而$\mathrm{SFD}(\hat{\boldsymbol{\beta}}_n, \mathscr{B})=\mathrm{LFD}(\hat{\boldsymbol{\beta}}_n, \mathscr{B})$.

下面给出基于LASSO惩罚函数的惩罚似然估计$\hat{\boldsymbol{\beta}}_n$应满足的KKT条件：

$$\begin{cases} \dfrac{\partial \ell_n(\hat{\boldsymbol{\beta}}_n)}{\partial \boldsymbol{\beta}_j} = \mathrm{sgn}(\hat{\boldsymbol{\beta}}_{nj}), \quad \hat{\boldsymbol{\beta}}_{nj} \neq 0; \\ \left| \dfrac{\partial \ell_n(\hat{\boldsymbol{\beta}}_n)}{\partial \boldsymbol{\beta}_j} \right| \leqslant \lambda, \ \hat{\boldsymbol{\beta}}_{nj} = 0. \end{cases}$$

类似地，可以得到基于SCAD、MCP惩罚函数的惩罚似然估计的KKT条件.

考虑基于组惩罚函数的惩罚偏似然函数式(1.4.1)对应的组选择问题. $\|\boldsymbol{\beta}\|_2$在原点处的次导数记为c，则

$$\|\boldsymbol{\beta}\|_2 \geqslant \boldsymbol{c}^{\mathrm{T}}\boldsymbol{\beta},$$

从而$\|\boldsymbol{c}\|_2 \leqslant 1$. 类似地，$\|\boldsymbol{\beta}\|_{\kappa}$在原点处的次微分$\boldsymbol{c}$满足$\|\boldsymbol{c}\|_{\kappa} \leqslant 1$，则基于组选择目的的group LASSO惩罚似然估计应满足的KKT条件为：

$$\begin{cases} \dfrac{\partial \ell_n(\hat{\boldsymbol{\beta}}_n)}{\partial \boldsymbol{\beta}_j} = \dfrac{\lambda \kappa_j \hat{\boldsymbol{\beta}}_{nj}}{\|\hat{\boldsymbol{\beta}}_{nj}\|_{\boldsymbol{\kappa}_j}}, \quad \hat{\boldsymbol{\beta}}_{nj} \neq 0; \\ \left\| \dfrac{\partial \ell_n(\hat{\boldsymbol{\beta}}_n)}{\partial \boldsymbol{\beta}_j} \right\|_{\boldsymbol{\kappa}_j} \leqslant \lambda, \ \hat{\boldsymbol{\beta}}_{nj} = 0. \end{cases}$$

这里$\hat{\boldsymbol{\beta}}_n = (\hat{\boldsymbol{\beta}}_1, \cdots, \hat{\boldsymbol{\beta}}_J)^{\mathrm{T}}$为惩罚偏似然函数对应的惩罚估计.

1.8 惩罚估计的计算问题

变量选择中一个很关键的问题是如何求得目标函数的极值点. 由于变量选择涉及的协变量的维数往往比较高，这就使得运用传统方法进行求解要花费很长的时间，因此我们需要一些计算量小且收敛速度快的算法. 本节主要介绍求得回归参数估计值的一些常用算法. 一般说来，求目标函数$Q_n(\boldsymbol{\beta})$的极小值点常用的计算方法有牛顿(Newton-Raphson)算法、拟牛顿(Quasi-Newton)算法、坐标下降(coordinate descent)法等.

令$\ell_n(\boldsymbol{\beta})$为对应于Cox模型的log偏似然函数，在本小节中，考虑优化问题：

$$\hat{\boldsymbol{\beta}}_n = \arg\min_{\boldsymbol{\beta}} Q_n(\boldsymbol{\beta}), \tag{1.8.1}$$

其中 $Q_n(\boldsymbol{\beta}) = -\ell_n(\boldsymbol{\beta}) + \sum_{j=1}^{d} P(\boldsymbol{\beta}_j; \lambda)$ 为惩罚目标函数.

由于惩罚函数在原点不可导，因此传统的优化算法如牛顿算法、拟牛顿算法不可以直接运用. 为此 Fan 和 Li (2001) 采用局部平方逼近(local quadratic approximation，简记为 LQA)的方法来解决此问题. 假设 $\boldsymbol{\beta}$ 的初始值为 $\boldsymbol{\beta}^{(0)}$，$\boldsymbol{\beta}^{(0)}$ 离目标函数的极小值点 $\hat{\boldsymbol{\beta}}_n$ 不远. 若 $\boldsymbol{\beta}_j^{(0)}$ 距离零很近，则可令 $\hat{\boldsymbol{\beta}}_{nj} = 0$，否则对 $P(\boldsymbol{\beta}_j; \lambda)$ 采用如下的二次函数进行逼近：

$$P(\boldsymbol{\beta}_j; \lambda) \approx P(\boldsymbol{\beta}_j^{(0)}; \lambda) + \frac{\nabla P(|\boldsymbol{\beta}_j^{(0)}|; \lambda)}{2|\boldsymbol{\beta}_j^{(0)}|}(\boldsymbol{\beta}_j^2 - \boldsymbol{\beta}_j^{(0)\,2}).$$

上述近似方法克服了惩罚函数在原点不可导的问题，这样的近似牛顿算法以及拟牛顿算法均可用来对近似后的目标函数求解.

1.8.1 牛顿算法(Newton-Raphson algorithm)

牛顿算法是求解无约束优化问题的一种常用方法，其基本思路是：利用目标函数在当前迭代点 $\boldsymbol{\beta}^{(k)}$ 处的二次近似的极小点作为 $Q_n(\boldsymbol{\beta})$ 的近似极小点. 设 $Q_n(\boldsymbol{\beta})$ 是当前迭代点，$\nabla^2 Q_n(\boldsymbol{\beta}^{(k)})$ 正定，目标函数在 $\boldsymbol{\beta}^{(k)}$ 处的二阶 Taylor 展开式为：

$$Q_n(\boldsymbol{\beta}) \approx Q_n(\boldsymbol{\beta}^{(k)}) + \nabla Q_n(\boldsymbol{\beta}^{(k)})^{\mathrm{T}}(\boldsymbol{\beta}-\boldsymbol{\beta}^{(k)}) + \frac{1}{2}(\boldsymbol{\beta}-\boldsymbol{\beta}^{(k)})^{\mathrm{T}} \nabla^2 Q_n(\boldsymbol{\beta}^{(k)})(\boldsymbol{\beta}-\boldsymbol{\beta}^{(k)}).$$

对上述近似的目标函数关于 $\boldsymbol{\beta}$ 求偏导，得：

$$\nabla Q_n(\boldsymbol{\beta}) \approx \nabla Q_n(\boldsymbol{\beta}^{(k)}) + \nabla^2 Q_n(\boldsymbol{\beta}^{(k)})(\boldsymbol{\beta} - \boldsymbol{\beta}^{(k)}).$$

从而得目标函数在当前迭代点 $\boldsymbol{\beta}^{(k)}$ 处的二次近似极小点为：

$$\boldsymbol{\beta}^{(k+1)} = \boldsymbol{\beta}^{(k)} - \alpha \nabla^2 Q_n(\boldsymbol{\beta}^{(k)})^{-1} \nabla Q_n(\boldsymbol{\beta}^{(k)}), \tag{1.8.2}$$

上述公式(1.8.2)即为牛顿算法的迭代公式，称 $\boldsymbol{d}_k = -\nabla^2 Q_n(\boldsymbol{\beta}^{(k)})^{-1} \nabla Q_n(\boldsymbol{\beta}^{(k)})$ 为牛顿方向.

当 $Q_n(\boldsymbol{\beta})$ 为二阶连续可微函数，且 $\boldsymbol{\beta}^{(k)}$ 充分靠近目标函数的极小点 $\hat{\boldsymbol{\beta}}_n$ 时，若 $\nabla Q_n(\hat{\boldsymbol{\beta}}_n) = \mathbf{0}$，$\nabla^2 Q_n(\hat{\boldsymbol{\beta}}_n)$ 正定且满足 Lipschitz 条件，则由牛顿算法产生的迭代序列 $\boldsymbol{\beta}^{(k)}$ 收敛于 $\hat{\boldsymbol{\beta}}_n$，且具有二阶的收敛速度，即存在常数 c 使得

$$\| \boldsymbol{\beta}^{(k+1)} - \hat{\boldsymbol{\beta}}_n \|_2 \leqslant c \| \boldsymbol{\beta}^{(k)} - \hat{\boldsymbol{\beta}}_n \|_2^2.$$

牛顿算法的优点是当初始点 $\boldsymbol{\beta}^{(0)}$ 离最优解 $\hat{\boldsymbol{\beta}}_n$ 很近时，收敛速度快，算法简单. 但是牛顿算法只具有局部收敛性，当二阶 Hessian 矩阵 $\nabla^2 Q_n(\boldsymbol{\beta}^{(k)})$ 非正

定时，不能保证牛顿方向 $-\nabla^2 Q_n(\boldsymbol{\beta}^{(k)})^{-1}\nabla Q_n(\boldsymbol{\beta}^{(k)})$ 为下降方向，此时可以通过下面的一维搜索技术寻找最优解.

在牛顿迭代公式(1.8.2)中引入步长因子 α，那么带有步长因子的牛顿迭代公式为：

$$\boldsymbol{\beta}^{(k+1)}=\boldsymbol{\beta}^{(k)}-\alpha\,\nabla^2 Q_n(\boldsymbol{\beta}^{(k)})^{-1}\nabla Q_n(\boldsymbol{\beta}^{(k)}),$$

其中步长因子 α 的取值满足：

$$Q_n(\boldsymbol{\beta}^{(k)}+\alpha_k\boldsymbol{d}_k)=\min_{\alpha\geqslant 0}Q_n(\boldsymbol{\beta}^{(k)}+\alpha\boldsymbol{d}_k).$$

开始介绍的牛顿算法(1.8.2)可以看成是当步长因子 $\alpha=1$ 时的带有固定步长因子的牛顿迭代公式. 由于固定的步长因子不能保证目标函数总是下降的，因此在牛顿算法中引入如下的线性搜索方法，并将其记为带有步长因子的牛顿算法，算法 1.8.1 详细描述了该算法的实现过程.

算法 1.8.1　带有步长因子的牛顿算法

(1)取初始点 $\boldsymbol{\beta}^{(0)}\in\mathbb{R}^d$，允许误差 $\epsilon>0$，令 $k=0$.

(2)计算目标函数 $Q_n(\boldsymbol{\beta})$ 在 $\boldsymbol{\beta}^{(k)}$ 处的偏导数 $\nabla Q_n(\boldsymbol{\beta}^{(k)})$，若 $\|\nabla Q_n(\boldsymbol{\beta}^{(k)})\|_2\leqslant\epsilon$，则停止迭代，令 $\hat{\boldsymbol{\beta}}_n=\boldsymbol{\beta}^{(k)}$，否则执行步骤(3).

(3)构造牛顿方向 $\boldsymbol{d}_k=-\nabla^2 Q_n(\boldsymbol{\beta}^{(k)})^{-1}\nabla Q_n(\boldsymbol{\beta}^{(k)})$.

(4)沿 $\boldsymbol{d}_k$ 方向进行一维搜索，使得 α_k 满足：

$$Q_n(\boldsymbol{\beta}^{(k)}+\alpha_k\boldsymbol{d}_k)=\min_{\alpha\geqslant 0}Q_n(\boldsymbol{\beta}^{(k)}+\alpha\boldsymbol{d}_k).$$

(5)令 $\boldsymbol{\beta}^{(k+1)}=\boldsymbol{\beta}^{(k)}+\alpha_k\boldsymbol{d}_k$，$k=k+1$，返回步骤(2).

在算法 1.8.1 中动态地搜索最优步长因子使得

$$Q_n(\boldsymbol{\beta}^{(k)}+\alpha_k\boldsymbol{d}_k)=\min_{\alpha\geqslant 0}Q_n(\boldsymbol{\beta}^{(k)}+\alpha\boldsymbol{d}_k)$$

精确成立. 下面的定理给出了带有步长因子的牛顿算法的收敛性.

定理 1.8.1　设 Q_n：$\mathbb{R}^d\to\mathbb{R}$ 二阶连续可微，且对于任意的 $\boldsymbol{\beta}_0\in\mathbb{R}^d$，存在常数 m，使得 $Q_n(\boldsymbol{\beta})$ 在集合 $L(\boldsymbol{\beta}_0)=\{\boldsymbol{\beta}\mid Q_n(\boldsymbol{\beta})\leqslant Q_n(\boldsymbol{\beta}_0)\}$ 上有

$$\boldsymbol{u}^{\mathrm{T}}\nabla^2 Q_n(\boldsymbol{\beta})\boldsymbol{u}\geqslant m\|\boldsymbol{u}\|^2,\ \forall\boldsymbol{u}\in\mathbb{R}^d,\ \boldsymbol{\beta}\in\mathscr{L}(\boldsymbol{\beta}_0),$$

则在精确的一维搜索的条件下，带有步长因子的牛顿算法产生的迭代点序列 $\{\boldsymbol{\beta}^{(k)}\}$ 满足：

(1) 若 $\{\boldsymbol{\beta}^{(k)}\}$ 为有穷点列，则存在某个 k_0，有 $\nabla Q_n(\boldsymbol{\beta}^{(k_0)})=\boldsymbol{0}$；

(2) 若 $\{\boldsymbol{\beta}^{(k)}\}$ 为无穷点列，$\{\boldsymbol{\beta}^{(k)}\}$ 收敛到目标函数 $Q_n(\boldsymbol{\beta})$ 的唯一的极小点 $\hat{\boldsymbol{\beta}}_n$.

定理 1.8.1 保证了带有步长的牛顿算法的收敛性. 一般说来使得等式

$$Q_n(\boldsymbol{\beta}^{(k)}+\alpha_k\boldsymbol{d}_k)=\min_{\alpha\geqslant 0}Q_n(\boldsymbol{\beta}^{(k)}+\alpha\boldsymbol{d}_k)$$

精确成立的条件过于苛刻. 在实际应用中一般固定步长因子或者利用在本书中后续部分将会提到的向前或向后线性搜索技术(forward/backtracking line search)来寻找近似的最优步长因子来减少运算量.

1.8.2 拟牛顿算法(Quasi-Newton algorithm)

由上面的介绍可知, 在一定条件下牛顿算法具有二阶局部收敛速度. 但是只有当目标函数二阶 Hessian 矩阵正定时才能保证牛顿方向为使得目标函数下降的方向. 为了克服牛顿方向可能使得目标函数不下降的缺点, 在牛顿迭代公式中引入步长因子, 从而得到了带有步长因子的牛顿算法. 但不论是牛顿算法还是带有步长因子的牛顿算法在每步迭代中都涉及二阶 Hessian 矩阵的逆矩阵的计算. 一般来说计算二阶 Hessian 矩阵的逆矩阵的计算量很大, 此外当协变量维数较高或者协变量数据之间存在较强的共线性时, Hessian 矩阵近似奇异, 从而导致 Hessian 矩阵的逆矩阵可能不存在, 此时牛顿算法失效. 一个很自然的想法是用某个特定的正定矩阵去近似 Hessian 矩阵的逆矩阵, 拟牛顿算法正是基于这个想法产生的: 在牛顿迭代公式中考虑运用 Hessian 矩阵的逆矩阵的近似 $\boldsymbol{H}^{(k)}$ 来代替 $(\nabla^2 Q_n(\boldsymbol{\beta}^{(k)}))^{-1}$. 为了保证算法简单易行且每步迭代可以使得目标函数下降, $\boldsymbol{H}^{(k)}$ 应满足如下几个条件:

(1) $\boldsymbol{H}^{(k)}$ 计算起来很方便;

(2) $\boldsymbol{H}^{(k)}$ 为正定矩阵;

(3) $\boldsymbol{H}^{(k)}$ 应该保证 $-\boldsymbol{H}^{(k)}\nabla Q_n(\boldsymbol{\beta}^{(k)})$ 为目标函数的下降方向.

一般的拟牛顿算法可以通过如下几步实现:

算法 1.8.2 带有步长因子的拟牛顿算法

(1) 取初始点 $\boldsymbol{\beta}_0\in\mathbb{R}^d$, $\boldsymbol{H}^{(0)}=\boldsymbol{I}_d$, 允许误差 $\epsilon>0$, 令 $k=0$;

(2) 计算目标函数 $Q_n(\boldsymbol{\beta})$ 在 $\boldsymbol{\beta}^{(k)}$ 处的偏导数 $\nabla Q_n(\boldsymbol{\beta}^{(k)})$, 若 $\|\nabla Q_n(\boldsymbol{\beta}^{(k)})\|_2\leqslant\varepsilon$ 则停止迭代, 令 $\hat{\boldsymbol{\beta}}_n=\boldsymbol{\beta}^{(k)}$, 否则计算 $\boldsymbol{d}_k=-\boldsymbol{H}^{(k)}\nabla Q_n(\boldsymbol{\beta}^{(k)})$;

(3) 沿 $\boldsymbol{d}_k$ 方向进行一维搜索得 $\boldsymbol{\alpha}_k$, 令

$$\boldsymbol{\beta}^{(k+1)}=\boldsymbol{\beta}^{(k)}+\boldsymbol{\alpha}_k\boldsymbol{d}_k;$$

(4) 校正 $\boldsymbol{H}^{(k)}$ 产生 $\boldsymbol{H}^{(k+1)}$, 使得上述关于 $\boldsymbol{H}^{(k)}$ 的条件满足;

(5) 令 $k=k+1$, 返回步骤(2).

由于在拟牛顿算法中仅涉及目标函数的一阶偏导数的计算, 因此较之牛顿

算法该方法可以减少运算量，从而节省运算时间. 此外由于矩阵 $\boldsymbol{H}^{(k)}$ 始终为正定的，这就保证了目标函数的下降性.

关于 $\boldsymbol{H}^{(k)}$ 的产生方法通常有对称秩一校正(SRI 校正)、DFP 校正、BFGS 校正以及 PSB 校正等方法，这些方法可详见 Sun 和 Yang (2006).

1.8.3 坐标下降法(coordinate descent algorithm)

坐标下降法首先是由 Fu (1998) 在线性模型的框架下考虑基于 Bridge 惩罚函数的变量选择问题时提出的，后来许多统计学家在不同统计模型框架下基于不同的惩罚函数详细描述了坐标下降法，如 Friedman 等 (2007)，Wu 和 Lange (2008)，Breheny 和 Huang (2011)，其基本思想是每步迭代只更新一维(对于组选择的问题每次迭代只更新一组)回归参数，即在固定其他回归系数的条件下，对回归系数的每一个分量求其极小值点. 假设 $\boldsymbol{\beta}$ 的第 k 次迭代值为 $\boldsymbol{\beta}^{(k)}$. 令 $l_j^{(k)}(\boldsymbol{\beta}) = \ell_n(\beta_1^{(k)}, \cdots, \beta_{j-1}^{(k)}, \beta_j, \beta_{j+1}^{(k-1)}, \cdots, \beta_d^{(k-1)})$，将目标函数 $l_j^{(k)} + P(\beta_j;\lambda)$ 关于 β_j 求得的极小点作为第 k 次迭代中 β_j 的估计. 其算法如下：

算法 1.8.3 坐标下降法

(1) 给回归参数 $\boldsymbol{\beta}$ 赋初始值 $\boldsymbol{\beta}^{(0)}$；

(2) 对于 $k = 0, 1, 2, \cdots$，重复下面的做法直到算法收敛：

对于 $j = 1, 2, \cdots, d$，更新

$$\beta_j^{(k)} = \arg\min_{\beta_j}\{-l_j^{(k)} + P(\beta_j;\lambda)\};$$

(3) 输出 $\hat{\boldsymbol{\beta}}_n$.

在 1.7 节，我们在线性模型框架中设计矩阵列正交时推导出了基于 LASSO、SCAD、MCP 惩罚最小二乘估计的表达式. 通过位置尺度变换我们可以假定协变量具有零均值和单位长度，即

$$\sum_{i=1}^{n} x_{ij} = 0,\quad \sum_{i=1}^{n} x_{ij}^2 = 1,\ j = 1, \cdots, d.$$

当设计矩阵的列不满足正交条件时我们仍可以运用坐标下降法求得相应的惩罚估计. 记惩罚最小二乘目标函数为：

$$\frac{1}{2}\|\boldsymbol{y} - \boldsymbol{X\beta}\|_2^2 + \sum_{j=1}^{d} P(|\beta_j|;\lambda).$$

设在第 k 次迭代时，回归参数 $\boldsymbol{\beta}$ 的估计为 $\boldsymbol{\beta}^{(k)}$. 则在第 $k+1$ 次迭代中，

$$\beta_j^{(k+1)} = \arg\min_{\beta_j}\frac{1}{2}\sum_{i=1}^{n}\Big(y_i - x_{ij}\beta_j - \sum_{l<j} x_{il}\beta_l^{(k+1)} - \sum_{l>j} x_{il}\beta_l^{(k)}\Big)^2 + P(|\beta_j|;\lambda).$$

令 $\boldsymbol{r}_{-j} = (r_{-1j}, r_{-2j}, \cdots, r_{-nj})^{\mathrm{T}}$，$j = 1, \cdots, d$，其中

$$r_{-ij}=\sum_{l<j}x_{il}\beta_l^{(k+1)}-\sum_{l>j}x_{il}\beta_l^{(k)},\ i=1,\ \cdots,\ n.$$

则 $\beta_j^{(k+1)}=\arg\min\limits_{\beta_j}\left\{\frac{1}{2}\|\boldsymbol{y}-\boldsymbol{X}_j\beta_j-\boldsymbol{r}_{-j}\|^2+P(|\beta_j|;\lambda)\right\}$.

又 $\frac{\partial\|\boldsymbol{y}-\boldsymbol{X}_j\beta_j-\boldsymbol{r}_{-j}\|_2^2/2}{\partial\beta_j}=\boldsymbol{X}_j^{\mathrm{T}}(\boldsymbol{X}_j\beta_j-(\boldsymbol{y}-\boldsymbol{r}_{-j}))$.

令 $u_j=\boldsymbol{X}_j^{\mathrm{T}}(\boldsymbol{y}-\boldsymbol{r}_{-j})$，从而可知当 $P(|\beta_j|;\lambda)=\lambda|\beta_j|$ 时，

$$\beta_j^{(k+1)}=\mathrm{sgn}(u_j)(|u_j|-\lambda)_+.$$

当惩罚函数选择为 SCAD 时，

$$\beta_j^{(k+1)}=\begin{cases}\mathrm{sgn}(u_j)(|u_j|-\lambda)_+, & |u_j|\leqslant 2\lambda;\\ \{(a-1)u_j-\mathrm{sgn}(u_j)a\lambda\}/(a-2), & 2\lambda<|u_j|\leqslant a\lambda;\\ u_j, & |u_j|>a\lambda.\end{cases}$$

当惩罚函数选择为 MCP 时，

$$\beta_j^{(k+1)}=\begin{cases}\frac{\gamma}{\gamma-1}\mathrm{sgn}(u_j)(|u_j|-\lambda)_+, & |u_j|\leqslant\lambda\gamma;\\ u_j, & |u_j|>\lambda\gamma.\end{cases}$$

在线性模型中，算法 1.8.3 的步骤(2)中求 $\beta_j^{(k+1)}$ 是比较简单的，对于一些常用的惩罚函数如 LASSO、SCAD、MCP，与之相对应的惩罚最小二乘解有显式表达. 此外对于 SELO 惩罚函数，求解惩罚最小二乘解相当于求解一个三次方程的实根，此外也可通过 Zou 和 Li（2008）提出的局部线性逼近(local linear approximation)技术将其近似为 LASSO 型惩罚函数，然后再运用求解 LASSO 惩罚估计的计算求解.

对于其他模型如 Cox 模型，由于其所对应的损失函数 $\ell_n(\boldsymbol{\beta})$ 不是二次函数的形式，因此在算法 1.8.3 的步骤(2)中直接求得最优解是比较困难的，通常的做法是对 $\ell_n(\boldsymbol{\beta})$ 利用二阶 Taylor 展开式将其近似为二次优化函数：

$$\begin{aligned}&\ell_n(\beta_1^{(k)},\ \cdots,\ \beta_{j-1}^{(k)},\beta_j,\beta_{j+1}^{(k)},\ \cdots,\ \beta_d^{(k)})\\ \approx\ &\ell_n(\beta_1^{(k)},\ \cdots,\ \beta_{j-1}^{(k)},\ \beta_{0j},\ \beta_{j+1}^{(k)},\ \cdots,\ \beta_d^{(k)})\\ &+\ell_{n'}(\beta_1^{(k)},\ \cdots,\ \beta_{j-1}^{(k)},\ \beta_{0j},\ \beta_{j+1}^{(k)},\ \cdots,\ \beta_d^{(k)})(\beta_j-\beta_{0j})\\ &+\frac{1}{2}(\beta_j-\beta_{0j})^2\ell_{n''}(\beta_1^{(k)},\ \cdots,\ \beta_{j-1}^{(k)},\ \beta_{0j},\ \beta_{j+1}^{(k)},\ \cdots,\ \beta_d^{(k)}).\end{aligned}$$

然后再对近似后的惩罚二次函数求极值.

第二章　group Bridge 惩罚最小二乘问题中基于下界的光滑化拟牛顿算法

在本章中，我们将基于 group Bridge 惩罚最小二乘问题推导出非零惩罚解的下界，并利用光滑化牛顿算法来求出该惩罚问题的解的路径. 我们首先利用光滑化拟牛顿算法求解 group Bridge 惩罚解，进而利用基于数据出发推导出的该惩罚非零解的下界作为阈值对计算出的惩罚解进行截断，从而实现组选择的目标. 本章中我们将基于 group Bridge 惩罚优化问题的 KKT 条件推导出 group Bridge 惩罚最小二乘问题的非零解的下界. 该惩罚非零解的下界可以用来确定组选择中哪些组对响应变量是真实不起作用的，因此可以起到降维的目的. 本章中提出的计算方法去掉了 coordinate descent 算法中关于组与组之间正交的条件，具有更广泛的应用性.

2.1　引　　言

在很多领域，高维数据成了常见问题，针对一些常见的模型，在统计、计算方面有许多处理高维数据问题的方法. 一些常见的惩罚函数如 Bridge(Frank，Frediman，1993；Huang et al.，2008；Huang，Ma，2010)，LASSO（Tibshirani，1996)，SCAD（Fan，Li，2001），adaptive LASSO（Zou，2006）以及 MCP（Zhang，2010)成为用来分析处理高维数据对其进行降维的常用方法. 这种基于惩罚函数的方法可以将那些不重要的变量所对应的回归系数自动压缩成零，从而识别出显著自变量. 然而在许多应用领域，变量可以很自然地被分组，比如在生物学研究中，基因可以根据基因途径进行分组；再如在多因素分析模型(ANOVA)中，每一个因素都可以用一些哑变量表示；在非参数可加模型中，每一个原始变量的效用都可以用一族多项式基函数的线性组合表示(Huang et al.，2010；Huang et al.，2012). 这些问题的出现促使统计工作者在组水平上研究成组变量的选择问题. 关于组选择已有的成果包括：Yuan 和 Lin（2006)提出了基于 group LASSO 惩罚函数的组选择方法；Kim 等(2006)在 logistic 回归模型中考虑了基于 group LASSO 惩罚函数的组选择问题，并提出了梯度下降(gradient descent)算法来求得惩罚解. Meier，van de Geer 和 Bühlmann (2008)针对高维数据基于 group LASSO 惩罚函数考虑了 logistic 回归模型中的组选择问题. 然而这些已有的方法都只考虑了组选择问题，并没有考虑组内的变量选择问题，因此只要在一组变量中有一个变量被认为是重要元素，则这一组中的所有变量都被认为是对响应变量有显著影响的变量. 在实际应用中，同时进行组选择以及对组内进行变量选择的双层选择是很有必要的. 为此 Huang 等(2009)提出了基于 group Bridge 惩罚函数的方法，其中的惩罚参数 γ 满足 $0 < \gamma < 1$，该方法不仅可以有效地剔除对响应变量影响不显著的组变量，还可以在选择出的显著组变量中实现变量选择的目的，且该方法有一些好的理论性质(Huang et al.，2009). 但是由于 group Bridge 惩罚函数既非凸函数，在原点处亦不可导，这给计算 group Bridge 惩罚解带来了很大困难. 为此，Huang 等(2009)首先将惩罚 group Bridge 问题转化成具有显式解的惩罚 adaptive LASSO 问题，进而可以利用 LARS 算法(Efron et al.，2004)或者 Fu (1998)提出的坐标下降(coordinate descent)算法求得惩罚估计. 在将问题转化为惩罚 adaptive LASSO 问题时，每一步都需要更新 adaptive LASSO 惩罚函数中的权重，这有可能会增加求解所需要的时间. 当问题所涉及的协变量组数不是很大时，这种计算方法可以有效地求出惩罚解，但是当协变量组数很大时，该方法所需的计算量是非常大的.

为了解决计算量大的问题，可以尝试像 Newton-Raphson (NR)算法一样在每次更新中将所有组的回归参数看作整体进行更新而不是每次只更新一组回归参数的逐组更新方法. 然而 NR 算法在每次更新时都需要计算一个二阶 Hessian 矩阵的逆矩阵，针对高维问题计算该逆矩阵所需要的计算量很大. 拟牛顿(Quasi-Newton)算法(简记为 QN 算法)运用一个简单的方法通过计算二阶 Hessian 矩阵的逆矩阵的近似矩阵来避免逆矩阵的计算问题. 因此如何求得该二阶矩阵的逆矩阵的近似来节省运算时间就成了 QN 算法的关键. 利用 QN 算法进行求解的另一个挑战是该方法只能求得惩罚问题的近似的局部最优解：该方法不能真正地将那些不显著的变量所对应的回归系数计算成零. 为此我们引入一个很小的正数作为阈值，那些计算得到的组范数小于阈值的组变量所对应的回归系数将被设置为零. 显然，不同的阈值得到的惩罚解不同，这就使得阈值的选择问题成了关键.

在本书中我们提出了一个基于下界的光滑化拟牛顿算法(lower bound based smoothed Quasi-Newton algorithm，简记为 LSQN 算法)来求得 group Bridge 惩罚

解. 首先我们将 group Bridge 惩罚函数光滑化，然后利用 DFP 公式(Nocedal, Wright, 1999)来求得 Hessian 矩阵的逆的近似，进而仿照 Chen 等(2012)推导出非零组所对应的回归系数的组范数的下界，并利用该下界来确定显著组和非显著组. LSQN 算法去掉了关于组内变量正交的条件，因此应用更广泛. 该算法的另一个优势在于该算法适用于变量维数大(组数大)以及样本量大的情形.

本章安排如下：2.2 节将针对 group Bridge 惩罚解推导出两个非零组系数所对应的组范数的下界，并且得到非零组的维数的两个上界；2.3 节将详细描述 LSQN 算法；LSQN 算法在有限样本下的表现将通过模拟计算在 2.4 节给出；2.5 节将给出一些总结讨论.

2.2 group Bridge 惩罚解中非零组的回归系数的组范数的下界

考虑如下的线性模型：

$$y = X\boldsymbol{\beta} + \epsilon,$$

其中，$\boldsymbol{y}$ 是 n 维响应变量，$\boldsymbol{X}$ 是 $n \times d$ 设计矩阵，$\boldsymbol{\beta}$ 是 d 维未知回归参数，ϵ 是误差向量. 通过位置尺度变换我们可以假定协变量具有零均值和单位长度，假定响应变量亦具有零均值的特点，即：

$$\sum_{i=1}^{n} y_i = 0,\quad \sum_{i=1}^{n} x_{ij} = 0,\quad \sum_{i=1}^{n} x_{ij}^2 = 1,\quad j = 1,\ \cdots,\ d.$$

假设协变量可以分成 I 个不相重叠的组 $A_1,\ \cdots,\ A_I$，即：

$$\{1,\ \cdots,\ d\} = \bigcup_{i=1}^{I} A_i,$$

当 $1 \leqslant i \neq i' \leqslant I$ 时，$A_i \cap A_i' = \varnothing$. 令 $|A_i|_0$ 代表第 i 组协变量的下标所组成的集合 A_i 的维数，若对于 $i = 1,\ \cdots,\ I$，$|A_i|_0 = 1$，则组选择问题实际退化为变量选择问题. 令 $\boldsymbol{\beta}_{A_i} = (\boldsymbol{\beta}_j,\ j \in A_i)^{\mathrm{T}}$，即为第 i 组协变量所对应的回归系数组成的向量. 记列向量 $\boldsymbol{a} = (a_1,\ \cdots,\ a_m)^{\mathrm{T}}$ 的 L_1 和 L_2 范数分别为：$\|\boldsymbol{a}\|_1 = |a_1| + \cdots + |a_m|$ 以及 $\|\boldsymbol{a}\|_2 = \sqrt{\boldsymbol{a}^{\mathrm{T}}\boldsymbol{a}}$，则带有 group Bridge 的惩罚最小二乘(Huang et al., 2009)问题为：

$$Q_n(\boldsymbol{\beta}) = \frac{1}{2}\|\boldsymbol{y} - X\boldsymbol{\beta}\|_2^2 + \sum_{i=1}^{I} \lambda \|\boldsymbol{\beta}_{A_i}\|_1^{\gamma}, \tag{2.2.1}$$

其中 $\gamma \in (0,\ 1)$ 为固定常数，$\lambda > 0$ 为 tuning 参数. 从而惩罚 group Bridge 估

计为：

$$\hat{\boldsymbol{\beta}} = \underset{\boldsymbol{\beta} \in \mathbb{R}^d}{\operatorname{argmin}} \left\{ \frac{1}{2} \| \boldsymbol{y} - \boldsymbol{X\beta} \|_2^2 + \lambda \sum_{i=1}^{I} \| \boldsymbol{\beta}_{A_i} \|_1^{\gamma} \right\}, \tag{2.2.2}$$

图2.2.1 给出了当 $\lambda = 1$ 时 Bridge 惩罚函数和 L_0 以及 LASSO 惩罚函数的对比图，其中 Bridge_1，Bridge_2 和 Bridge_3 分别代表当 $\gamma = 0.1$，$\gamma = 0.5$ 以及 $\gamma = 0.9$ 时 Bridge 惩罚函数的图像. 由图像可知，tuning 参数 γ 取值越接近于零，则 Bridge 惩罚函数越接近于 L_0 惩罚；反之，当 γ 取值越接近于 1 时，则 Bridge 惩罚函数越接近于 LASSO 惩罚函数. 由 KKT 条件可知 Bridge 惩罚函数($0 < \gamma < 1$)具有变量选择的功效.

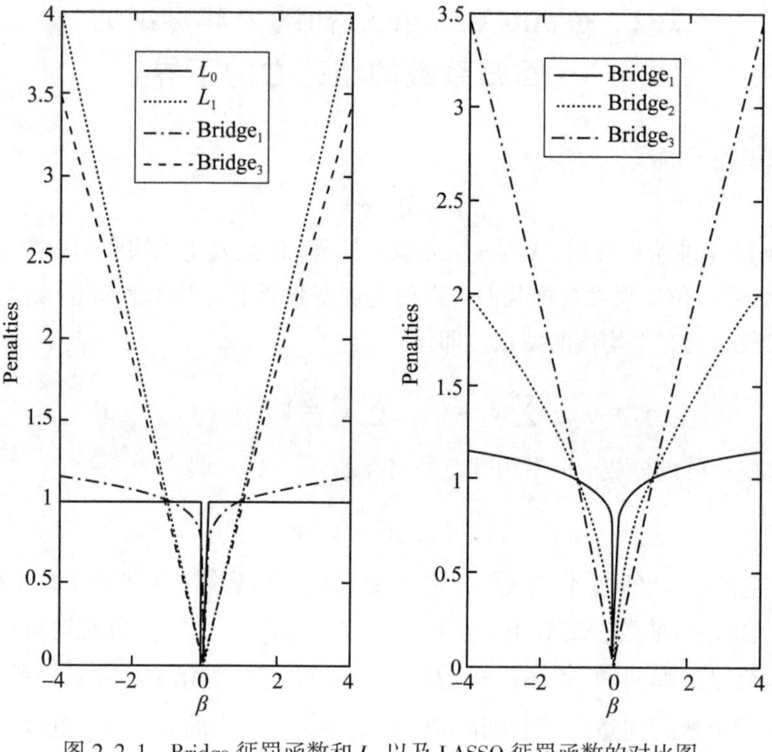

图 2.2.1　Bridge 惩罚函数和 L_0 以及 LASSO 惩罚函数的对比图

由于 $Q_n(\boldsymbol{\beta}) \geqslant \lambda \sum_{i=1}^{I} \| \boldsymbol{\beta}_{A_i} \|_1^{\gamma} \geqslant 0$，从而目标函数有下界. 又因为当 $\| \boldsymbol{\beta}_{A_i} \|_1 \to \infty$ 时($i = 1, 2, \cdots, I$)，$Q_n(\boldsymbol{\beta}) \to \infty$，从而又由函数的连续性可

知目标函数 $Q_n(\boldsymbol{\beta})$ 至少存在一个全局最小值点. 由 group Bridge 惩罚函数($0 < \gamma < 1$)的非凸性可知目标函数 $Q_n(\boldsymbol{\beta})$ 可能存在多个全局最小值点. 令 $\boldsymbol{\beta}^*$ 为式(2.2.1)的一个全局最小值点.

下面的定理通过优化问题取得极值的第一必要条件给出了 $\boldsymbol{\beta}^*$ 的非零组范数的一个下界, 我们将此下界记为第一下界.

定理 2.2.1(第一下界)　令 $a = \rho_{\max}(\boldsymbol{X}^{\mathrm{T}}\boldsymbol{X})$ 代表矩阵 $\boldsymbol{X}^{\mathrm{T}}\boldsymbol{X}$ 的最大特征值, $\tilde{\boldsymbol{\beta}} \in \mathbb{R}^d$ 为任意 d 维向量. 若存在 $i \in \{1, \cdots, I\}$ 使得

$$\|\boldsymbol{\beta}_{A_i}^*\|_1 < \left(\frac{\lambda\gamma}{\sqrt{2aQ_n(\tilde{\boldsymbol{\beta}})}}\right)^{1/(1-\gamma)},$$

则 $\boldsymbol{\beta}_{A_i}^* = \boldsymbol{0}$.

由上述定理可知, 目标函数 $Q_n(\boldsymbol{\beta})$ 的最优解 $\boldsymbol{\beta}^*$ 的非零组的组范数的第一下界依赖于任意一个 d 维向量 $\tilde{\boldsymbol{\beta}}$. 一般地, 可取该任意 d 维向量为 d 维全零向量 0, 即令 $\tilde{\boldsymbol{\beta}} = \boldsymbol{0}$, 此时 $\boldsymbol{\beta}^*$ 的非零组的组范数的第一下界为 $\left(\frac{\gamma\lambda}{\|\boldsymbol{y}\|_2\sqrt{a}}\right)^{1/(1-\gamma)}$.

下面的推论给出了第一下界和 $\boldsymbol{\beta}^*$ 的非零组的组数之间的关系.

推论 2.2.1　记矩阵 $\boldsymbol{X}^{\mathrm{T}}\boldsymbol{X}$ 的最大特征值为 $a = \rho_{\max}(\boldsymbol{X}^{\mathrm{T}}\boldsymbol{X})$, $\tilde{\boldsymbol{\beta}} \in \mathbb{R}^d$ 为任意 d 维向量.

则

$$|\hat{A}| \leqslant (Q_n(\hat{\boldsymbol{\beta}}))^{(1-\gamma/2)(1-\gamma)} \lambda^{1/(\gamma-1)} \gamma^{\gamma/(\gamma-1)} (2a)^{\gamma/(2-2\gamma)}$$

其中 $|\hat{A}|$ 代表最优解 $\boldsymbol{\beta}^*$ 的非零组的组数.

下面的定理基于优化问题取得极值的第二必要条件得出了最优解 $\boldsymbol{\beta}^*$ 的非零组的组范数的另一个下界, 将此下界记为第二下界.

定理 2.2.2(第二下界)　假定 $\|\boldsymbol{X}_j\|_2^2 = 1$, $j = 1, \cdots, d$. 则对于 $i = 1, \cdots, I$, 若

$$\|\boldsymbol{\beta}_{A_i}^*\|_1 < \lambda\gamma(1-\gamma)^{1/(2-\gamma)},$$

则 $\boldsymbol{\beta}_{A_i}^* = \boldsymbol{0}$.

推论 2.2.2　记 $|\hat{A}|$ 为目标函数 $Q_n(\boldsymbol{\beta})$ 的最优解 $\boldsymbol{\beta}^*$ 中非零组的组数, 则

$$|\hat{A}| \leqslant \frac{\|\boldsymbol{y}\|_2^2}{2}\lambda^{2/(\gamma-2)}\gamma(1-\gamma)^{\gamma/(\gamma-2)}.$$

定理 2.2.1 和定理 2.2.2 基于优化问题取得最优解的必要条件分别给出了 group Bridge 惩罚最小二乘最优解 $\boldsymbol{\beta}^*$ 的非零组的组范数的下界. 推论 2.2.1 和推论 2.2.2 分别给出了最优解 $\boldsymbol{\beta}^*$ 的非零组的组范数的两个下界和非零组的组数之间的关系. 在求解时这些理论结果可以用来决定将 group Bridge 惩罚最优解中那些组范数很小的组系数压缩为零，从而实现组选择的目的.

2.3　基于非零组组系数下界的光滑化拟牛顿算法(LSQN)

2.3.1　带有 group Bridge 惩罚函数的目标函数的光滑化

到目前为止，多数关于组变量选择的算法都是基于逐组的坐标下降的思想，即回归参数是逐组进行更新的. 如 Yuan 和 Lin（2006）提出的逐块下降(blockwise descent)算法，Meier 等(2008)提出的逐块梯度下降(block coordinate gradient descent)算法，Yang 和 Zou（2014）提出的分块优化下降(blockwise majorization descent，BMD)算法. 这些算法都是用来处理基于 group LASSO 惩罚函数的组变量选择问题的. 针对带有 group Bridge 惩罚函数的目标函数来说，由于目标函数非凸且在原点不可导，因此求得目标函数 $Q_n(\boldsymbol{\beta})$ 的最优解是十分困难的.

我们首先介绍一下 Huang 等(2009)提出的关于 group Bridge 惩罚最优解的求法. 首先定义如下函数：

$$S(\boldsymbol{\beta}, \boldsymbol{\theta}) = \frac{1}{2}\|\boldsymbol{y} - \boldsymbol{X\beta}\|_2^2 + \sum_{i=1}^{I}\theta_i^{1-1/\gamma}\|\boldsymbol{\beta}_{A_i}\|_1 + \tau\sum_{i=1}^{I}\theta_i,$$

其中 τ 为惩罚参数.

仿照 Huang 等(2009)的命题一，我们可以得到如下结论：

定理 2.3.1　当 $\gamma \in (0, 1)$，若 $\lambda = \tau^{1-\gamma}\gamma^{-\gamma}(1-\gamma)^{\gamma-1}$，则 $\boldsymbol{\beta}$ 是 $Q_n(\boldsymbol{\beta})$ 的解，当且仅当在限制条件 $\boldsymbol{\theta} \geqslant \boldsymbol{0}$ 下，$(\hat{\boldsymbol{\beta}}, \hat{\boldsymbol{\theta}})$ 是 $S(\boldsymbol{\beta}, \boldsymbol{\theta})$ 的极小值点.

这样一来，求解带有 group Bridge 惩罚函数的最优解问题转化为求解 $S(\boldsymbol{\beta}, \boldsymbol{\theta})$ 的最优解问题.

根据上述定理 2.3.1，可以得到如下算法：

算法：由定理 2.3.1 推导出的算法

(1)取 $\boldsymbol{\beta}$ 的初始值为 $\boldsymbol{\beta}^{(0)}$，当 $k=1, 2, \cdots$；

(2) 计算 $\theta_i^{(k)}=\left(\frac{1-\gamma}{\tau\gamma}\right)^{\gamma}\|\boldsymbol{\beta}_{A_i}^{(k-1)}\|_1^{\gamma}$，$i=1, \cdots, I$；

(3) 计算 $\hat{\boldsymbol{\beta}}^{(k)}=\underset{\boldsymbol{\beta}}{\operatorname{argmin}}\left\{\frac{1}{2}\|\boldsymbol{y}-\boldsymbol{X\beta}\|_2^2+\sum_{i=1}^{I}(\theta_i^{(k-1)})^{(1-1/\gamma)}\|\boldsymbol{\beta}_{A_i}\|_1\right\}$.

(4)重复第(2)至(3)步直到算法收敛.

上述算法将 group Bridge 惩罚估计的求解问题转化为带有 adaptive LASSO 惩罚函数的优化问题. 由于 $\|\boldsymbol{\beta}_{A_i}\|_1=\sum_{j\in A_i}|\beta_j|$，所以原始的组变量选择问题实际被转化为了单个的变量选择问题. 因此对于一个 d 维回归问题，需要迭代 d 次才能完成回归参数的一次完整更新. 对于高维回归问题，这样的转化求解方法将花费大量的时间.

我们采用近似手段对目标函数光滑化来克服 group Bridge 惩罚函数在原点不可导的问题. 这种近似光滑化的手段包括 Fan 和 Li (2001)提出的局部二次逼近(local quadratic approximation, LQA)法以及 Zou 和 li (2008)提出的局部线性逼近(local linear approximation, LLA)法. 我们首先写出单个变量选择对应的惩罚函数的 LQA 和 LLA 近似方法.

假设 β_{j0} 为 β_j 附近的点，若 β_{j0} 近似为零，则令惩罚估计的第 j 个分量为零，否则可采用如下的 LQA 近似：

$$P(\beta_j;\lambda)\approx P(\beta_{j0})+\frac{P'(\beta_{j0};\lambda)}{2\beta_{j0}}(\beta_j^2-\beta_{j0}^2).$$

LLA 近似方法为：

$$P(\beta_j;\lambda)\approx P(\beta_{j0})+P'(\beta_{j0};\lambda)(\beta_j-\beta_{j0}).$$

下面考虑基于组惩罚的惩罚函数的 LQA 和 LLA 近似方法.

假设 $\boldsymbol{\beta}_{A_i0}$ 为 $\boldsymbol{\beta}_{A_i}$ 附近的点，则 LQA 方法为：

$$P(\boldsymbol{\beta}_{A_i};\lambda)\approx P(\boldsymbol{\beta}_{A_i0};\lambda)+\sum_{j\in A_i}\frac{\partial P(\|\boldsymbol{\beta}_{A_i0}\|;\lambda)}{\partial\beta_{j0}2\beta_{j0}}(\beta_j^2-\beta_{j0}^2).$$

LLA 方法对惩罚函数采用如下近似：

$$P(\boldsymbol{\beta}_{A_i};\lambda)\approx P(\boldsymbol{\beta}_{A_i0}|)+\sum_{j\in A_i}\frac{\partial P(\|\boldsymbol{\beta}_{A_i0}\|;\lambda)}{\partial\beta_{j0}}(|\beta_j|-|\beta_{j0}|).$$

若采用局部二次逼近 LQA 方法对 group Bridge 进行逼近，则原始的优化问题被转化为岭回归(ridge regression)问题，众所周知岭回归方法是不能将小的回归参数压缩成零的，因此还需要设计一个合理的阈值，当最终计算得到的惩罚估计小于所设定的阈值时将其压缩为零；若采用局部线性逼近 LLA 方法，则原始的 group Bridge 惩罚函数将被近似为 adaptive LASSO 惩罚函数，而该惩罚函数只能选择出重要的变量而不能实现组选择的目的.

Foucart 和 Lai (2009)用 $(|\beta_j| + \epsilon_0)^\gamma$ 来近似 Bridge 惩罚函数 $|\beta_j|^\gamma$，即：

$$|\beta_j|^\gamma \approx (|\beta_j| + \epsilon_0)^\gamma,$$

这里 ϵ_0 是事先固定的很小的光滑化参数.

受 Foucart 和 Lai 的启发，我们用 $(\|\boldsymbol{\beta}_{A_i}\|_1 + \epsilon_0)^\gamma$ 来近似 $\|\boldsymbol{\beta}_{A_i}\|_1^\gamma$，即：

$$\|\boldsymbol{\beta}_{A_i}\|_1^\gamma \approx (\|\boldsymbol{\beta}_{A_i}\|_1 + \epsilon_0)^\gamma.$$

显然，当 $\epsilon_0 \to 0$ 时，$(\|\boldsymbol{\beta}_{A_i}\|_1 + \epsilon_0)^\gamma \to \|\boldsymbol{\beta}_{A_i}\|_1^\gamma$，但是 ϵ_0 越小，会使得优化问题的计算变得越不稳定. 经过这样的近似，原始的目标函数 $Q_n(\boldsymbol{\beta})$ 转化为

$$\tilde{Q}_n(\boldsymbol{\beta}) = \frac{1}{2}\|\boldsymbol{y} - \boldsymbol{X\beta}\|_2^2 + \lambda \sum_{i=1}^{I} (\|\boldsymbol{\beta}_{A_i}\|_1 + \epsilon_0)^\gamma. \tag{2.3.1}$$

$\tilde{Q}_n(\boldsymbol{\beta})$ 为光滑化的目标函数，其所对应的最优解定义为：

$$\hat{\boldsymbol{\beta}}_{\varepsilon_0} = \underset{\boldsymbol{\beta}}{\arg\min}\ \tilde{Q}_n(\boldsymbol{\beta}).$$

2.3.2　基于下界的光滑化拟牛顿 (LSQN) 算法

在这一小节，将详细描述 LSQN 算法. 类似于 Fan 和 Li (2001)，Zou 和 Li (2008)的做法，将光滑化的目标函数 $\tilde{Q}_n(\boldsymbol{\beta})$ 的极小值点 $\hat{\boldsymbol{\beta}}_{\varepsilon_0}$ 作为 group Bridge 惩罚估计 $\hat{\boldsymbol{\beta}}$. 由于式(2.3.1)是光滑函数，因此牛顿算法可以直接用来求其所对应的最优解. 当 $\boldsymbol{\beta}_{A_i} = \boldsymbol{0}$，对其所采用的光滑化手段类似于 Fu (1998)的修正的牛顿算法中的做法. 对于光滑化目标函数 $\tilde{Q}_n(\boldsymbol{\beta})$ 求解时所采用的迭代公式为：

$$\boldsymbol{\beta}^{(k+1)} = \boldsymbol{\beta}^{(k)} - \alpha\left[\nabla^2 \tilde{Q}_n(\boldsymbol{\beta}^{(k)})\right]^{-1} \nabla \tilde{Q}_n(\boldsymbol{\beta}^{(k)}),$$

其中 α 为事先固定的步长因子(在本章的模拟计算中，我们将其固定为 $\alpha = 0.1$)，$\nabla \tilde{Q}_n(\boldsymbol{\beta}^{(k)})$ 和 $\nabla^2 \tilde{Q}_n(\boldsymbol{\beta}^{(k)})$ 分别为目标函数 $\tilde{Q}_n$ 在点 $\boldsymbol{\beta}^{(k)}$ 处的一阶偏导和二阶 Hessian 阵. 在牛顿算法中关于目标函数的二阶 Hessian 阵的逆矩阵的计算需要耗费大量时间，尤其是当协变量维数很大时计算量将变得十分巨大；

此外当协变量维数较高时二阶 Hessian 阵有可能奇异，因此亦不能保证二阶 Hessian 阵可逆. 为了克服上述困难我们引入拟牛顿(QN)算法，在第 k 次迭代时，该算法采用一个近似矩阵 $\boldsymbol{H}^{(k)}$ 来代替二阶 Hessian 阵 $\nabla^2\tilde{Q}_n(\boldsymbol{\beta}^{(k)})$ 的逆矩阵的计算问题，从而大大节省了运算量. 为了延续牛顿算法的一些好的性质，该近似矩阵 $\boldsymbol{H}^{(k)}$ 应满足如下三条性质：

(1) $\boldsymbol{H}^{(k)}$ 应是易于计算的；

(2) 近似矩阵序列 $\{\boldsymbol{H}^{(k)}\}_{k\geqslant 1}$ 正定；

(3) 随着迭代步数 k 的增加，与 $\boldsymbol{H}^{(k)}$ 相对应的逆牛顿方程 $h^{(k)}=-\boldsymbol{H}^{(k)}\nabla\tilde{Q}_n(\boldsymbol{\beta}^{(k)})$ 应保证目标函数 $\tilde{Q}_n(\boldsymbol{\beta})$ 递减.

可以采用 DFP 公式(Nocedal, Wright, 1999)来得到满足上述三个条件的矩阵序列 $\{\boldsymbol{H}^{(k)}\}_{k\geqslant 1}$：

$$\boldsymbol{H}^{(k)}=\boldsymbol{H}^{(k-1)}+\frac{\boldsymbol{p}^{(k-1)}\boldsymbol{p}^{(k-1)\mathrm{T}}}{\boldsymbol{p}^{(k-1)\mathrm{T}}\boldsymbol{q}^{(k-1)}}-\frac{\boldsymbol{H}^{(k-1)}\boldsymbol{q}^{(k-1)}\boldsymbol{q}^{(k-1)\mathrm{T}}\boldsymbol{H}^{(k-1)}}{\boldsymbol{q}^{(k-1)\mathrm{T}}\boldsymbol{H}^{(k-1)}\boldsymbol{q}^{(k-1)}},$$

其中 $\boldsymbol{p}^{(k-1)}=\boldsymbol{\beta}^{(k)}-\boldsymbol{\beta}^{(k-1)}$，$\boldsymbol{q}^{(k-1)}=\nabla\tilde{Q}_n(\boldsymbol{\beta}^{(k)})-\nabla\tilde{Q}_n(\boldsymbol{\beta}^{(k-1)})$. 一般地，初始矩阵 $\boldsymbol{H}^{(0)}$ 可以选为 $d\times d$ 单位矩阵 $\boldsymbol{I}_{d\times d}$. 为了保证拟牛顿算法的收敛性，步长因子 α 应较小，但是较小的步长因子往往会减慢收敛速度. 在本章中的模拟计算中，我们将步长因子固定为常数. 正如前面提到的，虽然拟牛顿算法可以较快地得到回归参数的估计值，但是该算法不能将很小的回归参数识别为零. 为此我们将定理 2.2.1 和定理 2.2.2 中得到的两个下界作为阈值引入拟牛顿算法中，利用这两个阈值将小的回归参数压缩成零. 我们将此算法称为基于下界的光滑化拟牛顿算法，简记为 LSQN 算法. 对于事先给定的常数 ϵ_0，α，η 和 λ，LSQN 算法描述如下：

算法 2.3.2：LSQN 算法

步骤 1：计算 $a=\rho_{\max}(\boldsymbol{X}^{\mathrm{T}}\boldsymbol{X})$，$L_1=\left(\dfrac{\gamma\lambda}{\|\boldsymbol{y}\|_2\sqrt{a}}\right)^{1/(1-\gamma)}$ 和 $L_2=\lambda\gamma(1-\gamma)^{1/(2-\gamma)}$；

步骤 2：参数初始化：令 $\hat{\boldsymbol{\beta}}=\boldsymbol{\beta}^{(0)}$，$\boldsymbol{H}^{(0)}=\boldsymbol{I}_{d\times d}$；

步骤 3：当 $k=0$，1，… 时，循环下面的子步(1)~(3)：

(1) $\boldsymbol{\beta}^{(k+1)}=\boldsymbol{\beta}^{(k)}-\alpha\boldsymbol{H}^{(k)}\nabla\tilde{Q}_n(\boldsymbol{\beta}^{(k)})$；

(2) 计算 $\nabla\tilde{Q}_n(\boldsymbol{\beta}^{(k+1)})$，若 $\|\nabla\tilde{Q}_n(\boldsymbol{\beta}^{(k+1)})\|\leqslant\eta$，令 $\hat{\boldsymbol{\beta}}=\boldsymbol{\beta}^{(k+1)}$，进入步骤 4，否则跳到子步(3)；

(3) 计算 $\boldsymbol{p}^{(k)}=\boldsymbol{\beta}^{(k+1)}-\boldsymbol{\beta}^{(k)}$，$\boldsymbol{q}^{(k)}=\nabla\tilde{Q}_n(\boldsymbol{\beta}^{(k+1)})-\nabla\tilde{Q}_n(\boldsymbol{\beta}^{(k)})$.

若 $\boldsymbol{p}^{(k)\mathrm{T}}\boldsymbol{q}^{(k)}>0$，更新 $\boldsymbol{H}^{(k+1)}$：

$$\boldsymbol{H}^{(k+1)}=\boldsymbol{H}^{(k)}+\frac{\boldsymbol{p}^{(k)}\boldsymbol{p}^{(k)\mathrm{T}}}{\boldsymbol{p}^{(k)\mathrm{T}}\boldsymbol{q}^{(k)}}-\frac{\boldsymbol{H}^{(k)}\boldsymbol{q}^{(k)}\boldsymbol{q}^{(k)\mathrm{T}}\boldsymbol{H}^{(k)}}{\boldsymbol{q}^{(k)\mathrm{T}}\boldsymbol{H}^{(k)}\boldsymbol{q}^{(k)}},$$

否则令 $\boldsymbol{H}^{(k+1)}=\boldsymbol{H}^{(k)}$. 令 $k=k+1$，返回子步(1)；

步骤4：对于 $i=1,\cdots,I$，若 $\|\hat{\boldsymbol{\beta}}_{A_i}\|_1\leqslant L_1$ 或者 $\|\hat{\boldsymbol{\beta}}_{A_i}\|_1\leqslant L_2$，令 $\hat{\boldsymbol{\beta}}_{A_i}=\boldsymbol{0}$，输出 $\hat{\boldsymbol{\beta}}$.

LSQN 算法最主要的特点就是在该算法中引入 group Bridge 惩罚估计非零组的组范数的下界来实现组选择的目的. 在 LSQN 算法的步骤 4 中，两个下界被用来作为阈值，将 group Bridge 惩罚估计中那些组范数很小的组的回归参数压缩为零. Tibshirani 等(2012)在估计带有 LASSO 惩罚函数的惩罚估计时，首先采用 strong rule 确定一个估计的活跃集(estimated active set)，下标不在估计的活跃集内的回归参数被自动估计成零，这样一来只需对那些下标在估计的活跃集内的回归参数进行求解，一般来说估计的活跃集内元素的个数要远小于原始的协变量维数，这样的操作可以大大节省运算时间. 在求解中这种算法涉及目标函数的偏导数，由于 group Bridge 在原点不可导，因此该方法不适用于 group Bridge 惩罚估计的求解问题. 在本章中我们效仿这种做法，首先利用本章中得到的下界结果来确定一个估计的活跃集，进而回归参数的估计问题只需在估计的活跃集上进行，只需考虑下标在估计的活跃集内的回归参数的估计问题. 我们将这种计算规则称为下界准则.

2.3.3　解路径的计算

令 tuning 参数取一系列值 $\lambda_1\geqslant\lambda_2\geqslant\cdots\geqslant\lambda_M$，我们关注于与之相对应的 group Bridge 惩罚最小二乘的解的路径. 为了节约运算时间，我们采用 warm start 的想法：首先当 tuning 参数取值为 λ_1 时用 LSQN 算法得到与之对应的 group Bridge 惩罚估计 $\hat{\boldsymbol{\beta}}(\lambda_1)$；然后计算当 tuning 参数取值为 λ_2 时的 group Bridge 惩罚估计 $\hat{\boldsymbol{\beta}}(\lambda_2)$：首先得到两个惩罚估计非零组组范数的下界 $L_1(\lambda_2)$ 和 $L_2(\lambda_2)$，利用这两个下界确定与 λ_2 相对应的活跃集 $\hat{A}(\lambda_2)$，进而在

$\hat{A}(\lambda_2)$ 上利用 LSQN 算法计算 $\hat{\boldsymbol{\beta}}_{\hat{A}(\lambda_2)}(\lambda_2)$，此时初值 $\boldsymbol{\beta}^{(0)}_{\hat{A}(\lambda_2)}$ 设置为 $\hat{\boldsymbol{\beta}}_{\hat{A}(\lambda_2)}(\lambda_1)$；一般地，在利用 LSQN 算法计算 λ_k 所对应的 group Bridge 惩罚估计 $\hat{\boldsymbol{\beta}}(\lambda_k)$ 时，首先得到与 λ_k 所对应的两个下界 $L_1(\lambda_k)$ 和 $L_2(\lambda_k)$，利用两个下界确定活跃集 $\hat{A}(\lambda_k)$，进而在 $\hat{A}(\lambda_k)$ 上利用 LSQN 算法得到 $\hat{\boldsymbol{\beta}}_{\hat{A}(\lambda_k)}(\lambda_k)$，其中 $\boldsymbol{\beta}^{(0)}_{\hat{A}(\lambda_k)}=\hat{\boldsymbol{\beta}}_{\hat{A}(\lambda_k)}(\lambda_{k-1})$.

我们发现将 warm start 想法和我们提出的下界准则相结合并运用 LSQN 算法求解可以大大节省运算时间.

2.3.4 tuning 参数的选择

我们采用 BIC 准则来选择合适的 tuning 参数 λ，其中 BIC 准则为：

$$\mathrm{BIC}(\lambda)=\log(\hat{\sigma}^2)+\frac{\log(n)}{n}\mathrm{DF},$$

其中 $\hat{\sigma}^2$ 是估计的残差，DF 是 $\hat{\boldsymbol{\beta}}(\lambda)$ 的自由度. Yuan 和 Lin (2006) 指出 DF 可以用估计的显著组的组数代替，残差可以用 $\frac{1}{n}\|\boldsymbol{y}-\boldsymbol{X}\hat{\boldsymbol{\beta}}\|_2^2$ 估计. 从而 BIC 准则转化为：

$$\mathrm{BIC}(\lambda)=\log\left(\frac{1}{n}\|\boldsymbol{y}-\boldsymbol{X}\hat{\boldsymbol{\beta}}\|_2^2\right)+\frac{\log(n)}{n}\sum_{i=1}^{I}\|\hat{\boldsymbol{\beta}}_{A_i}\|_1^0.$$

2.4 模拟计算

本小节，我们将利用 LSQN 算法和其他已经存在的一些算法来计算 group Bridge 惩罚估计，并在计算时间和计算精度两方面对几种算法进行比较. 这些被用来比较的常用算法包括 Huang 等(2009)提出的算法，将其简记为 CDH；Zou 和 Li (2008)提出的局部线性逼近，将其简记为 LLA. 对于任意的数 $a\in\mathbb{R}$，定义 $\frac{a}{0}=0$.

通过 LLA 算法，group Bridge 惩罚函数将被近似为：

$$\begin{aligned}\|\boldsymbol{\beta}_{A_i}\|_1^{\gamma}&\approx\|\tilde{\boldsymbol{\beta}}_{A_i}\|_1^{\gamma}+\gamma\|\tilde{\boldsymbol{\beta}}_{A_i}\|_1^{\gamma-1}(\|\boldsymbol{\beta}_{A_i}\|_1-\|\tilde{\boldsymbol{\beta}}_{A_i}\|)\\&=\|\tilde{\boldsymbol{\beta}}_{A_i}\|_1^{\gamma}+\sum_{j\in A_i}\gamma\|\tilde{\boldsymbol{\beta}}_{A_i}\|_1^{\gamma-1}(|\beta_j|-|\tilde{\beta}_j|),\end{aligned}$$

其中 $\tilde{\boldsymbol{\beta}}_{A_i}$ 充分靠近 $\boldsymbol{\beta}_{A_i}$ 点. 通过这样的近似，原始的带有 group Bridge 的惩罚最小二乘问题被转化为带有 adaptive LASSO 的惩罚最小二乘问题，进而运用坐标下降(coordinate descent)算法来得到最优解. 这样近似的好处是可以利用惩罚 adaptive LASSO 最小二乘估计具有显示解的优势.

从如下的线性回归模型中生成样本数据，

$$\boldsymbol{y} = \boldsymbol{X\beta} + \epsilon.$$

协变量由均值为 $\mathbf{0}$，协方差阵为 $\boldsymbol{\Sigma}$ 的多元正态分布生成，其中 $\boldsymbol{\Sigma} = (\sigma_{ij})$，$\sigma_{ij} = 0.5^{|i-j|}$. 随机误差项 $\epsilon \sim N(0, \sigma^2)$. warm start 技巧被用来加快算法收敛速度，tuning 参数 λ 的选择通过 BIC 准则完成. 本章考虑的所有算法的算法初值 $\boldsymbol{\beta}^{(0)}$ 都被设置为 $\mathbf{0}$. 为了计算惩罚估计非零组的组范数的下界，定理 2.2.1 中涉及的任意 d 维向量被固定为 $\mathbf{0}$.

真实的回归参数 $\boldsymbol{\beta}_0$ 按照如下方式设定：

(1)前五组中每一组所含回归参数的个数为(3，4，3，5，5)，前五组回归参数的真值被设置为

$$(\underbrace{1, -0.8, 0}, \underbrace{1.3, 0, 0, 0}, \underbrace{0, \cdots, 0}, \underbrace{0, \cdots, 0}, \underbrace{0, \cdots, 0})^{\mathrm{T}}.$$

(2) 剩余每组中所含回归参数的个数均为 5，令 t 代表剩余回归参数的组数，这样一来协变量的维数 d 和 t 之间满足 $d = 20 + 5t$.

为了节约运算时间，加快算法收敛速度，我们采用将提出的下界准则和 LSQN 算法相结合的方法计算 group Bridge 惩罚最小二乘在格点 $\lambda_1 \geqslant \lambda_2 \geqslant \cdots \geqslant \lambda_M$ 上的最优解. CDH 和 LLA 算法都是将原始的优化问题转化为带有 adaptive LASSO 的惩罚最小二乘问题，而 adaptive LASSO 惩罚函数只可以实现变量选择的目的，对组选择问题却无能为力. Tibshirani 等(2012)提出了运用 strong rule 或者 KKT 条件来加快算法收敛速度，但是这些用来加快算法收敛速度的方法却不适用于带有 adaptive LASSO 惩罚函数的求解问题. 原因如下：根据 strong rule，只有那些绝对值大于 $2\lambda_k - \lambda_{k-1}$ 的惩罚估计的下标才能被选入活跃集 $\hat{A}(k)$，所有不在活跃集内的下标所对应的回归参数都被估计为零. 这样只需对处于 $\hat{A}(k)$ 中的元素所对应的回归参数进行估计即可. 得到惩罚估计之后，为了确保惩罚解的准确性再检查得到的惩罚估计是否满足 strong rule. 若得到的惩罚估计满足 strong rule，将该惩罚估计作为对应于当前

tuning 参数 λ_k 的最优解；若得到的惩罚估计不满足 strong rule，将不满足 strong rule 的那些下标加入活跃集 $\hat{A}(k)$ 中，进而得到与之相对应的惩罚估计并检查此惩罚估计是否满足 strong rule，重复上述步骤直到当前的惩罚估计满足 strong rule 为止，将此惩罚估计作为对应于当前 tuning 参数 λ_k 的最优解. 假设当前的 tuning 参数为 λ_k，我们将要更新活跃集中的第 i 元素所对应的回归参数，通过 CDH 或者 LLA 的转化方法，可以将 $\lambda_k * w_i$ 看成当前的伪 tuning 参数，这里的 w_i 是 adaptive LASSO 中第 i 个回归参数所对应的权重. 一般来说每次更新迭代权重 w_i 都会发生变化，这就使得 strong rule 中的伪 tuning 参数 $\lambda_k * w_i$ 无法确定，因此在 CDH 或者 LLA 算法中无法利用 strong rule 来提高算法的收敛速度，对于 KKT 也有类似的问题. 因此针对这两种算法我们没有采用任何的加速技巧.

2.4.1 LSQN 算法的精确性

为了评估下界准则结合 LSQN 算法的精确性，我们将其与 CDH 和 LLA 算法进行比较，比较准则包括：在组水平上选择的准确性，惩罚估计的非零组的组数以及如下定义的模型误差：

$$\mathrm{ME} = (\hat{\boldsymbol{\beta}} - \boldsymbol{\beta}_0)^{\mathrm{T}} E[\boldsymbol{X}^{\mathrm{T}}\boldsymbol{X}](\hat{\boldsymbol{\beta}} - \boldsymbol{\beta}_0),$$

这里 $\boldsymbol{\beta}_0$ 为真实的回归参数. 此外我们还记录了这三种算法计算对应于 20 个 tuning 参数 λ 的惩罚估计所花费的时间 t(单位：秒). 本小节我们着重考虑算法的精确性，简单起见令 $t = 0$，这样一来原始的线性回归模型共包括 5 组协变量，在这 5 组协变量中只有前两组协变量对响应变量有显著影响. 除 λ 外，在 group Bridge 惩罚函数中还涉及另一个 tuning 参数，在此部分的模拟计算中我们将其固定为：$\gamma = 0.1$，0.3，0.5，0.7，0.9.

表 2.4.1 给出了基于 1000 次独立重复得到的所有指标的平均值. 由表格可知 LSQN 算法在计算时间上表现最优，当考虑指标模型误差时，除了 $n = 50$，$\gamma = 0.1$ 或者 0.3，LSQN 算法表现最优. 当考虑选择出的显著组的组数指标以及是否估计正确模型的指标时，LSQN 算法和 LLA 算法表现相当，这两种方法当样本量 $n = 50$ 时均优于 CDH 方法，当样本量增加到 100 时，所有方法在这两个指标上表现相当.

表 2.4.1　　**协变量 $d=20$ 时，基于 1000 次独立重复的比较结果**

γ	method	$n=50$				$n=100$			
		time	cor%	$\|\hat{A}\|$	ME	time	cor%	$\|\hat{A}\|$	ME
0.1	CDH	887.1	0.510	2.490	0.008	888.1	0.953	2.047	0.008
	LLA	322.5	0.988	2.012	0.007	344.0	0.995	2.005	0.003
	LSQN	90.0	0.993	1.998	0.016	94.7	1.000	1.000	0.003
0.3	CDH	857.8	0.794	1.929	0.256	931.2	0.919	1.923	0.147
	LLA	310.1	0.998	1.998	0.037	322.7	1.000	2.000	0.009
	LSQN	90.9	0.959	1.960	0.050	98.0	0.997	1.997	0.005
0.5	CDH	851.9	0.807	1.989	0.212	879.2	0.940	1.952	0.115
	LLA	307.9	0.958	1.958	0.135	357.6	1.000	2.000	0.027
	LSQN	89.1	0.936	1.936	0.063	97.8	0.987	1.987	0.014
0.7	CDH	847.0	0.839	2.161	0.017	884.0	0.990	2.010	0.007
	LLA	306.0	0.892	1.892	0.296	323.9	1.000	2.000	0.061
	LSQN	89.4	0.954	1.953	0.050	91.6	0.992	1.992	0.010
0.9	CDH	849.0	0.811	2.189	0.058	914.9	0.992	2.008	0.019
	LLA	303.6	0.940	1.940	0.451	337.5	1.000	2.000	0.118
	LSQN	89.5	0.748	2.238	0.023	92.5	0.982	1.983	0.021

注：①time：计算 20 个 tuning 参数 λ 所对应的惩罚解所花费的总时间(单位：秒)；②cor%：完全选出显著组的比例；③ $|\hat{A}|$：估计的显著组的组数；④ME：模型误差.

2.4.2　运算时间的比较

在本小节我们将着重对 LSQN、CDH、LLA 三种算法在运算时间上进行比较. 数据生成同表 2.4.1，本小节我们令 group Bridge 惩罚函数中的 tuning 参数 $\gamma=0.5$. 基于 10 次独立重复，我们分别记录了三种方法在得到对应于 20 个 tuning 参数 λ 的惩罚估计所花费的平均时间. 样本量和协变量维数 (n, d) 的设置如下：

(1) $(n, d)=(100, 20)$，$(n, d)=(100, 50)$，$(n, d)=(100, 100)$，

$(n, d)=(100, 200)$, $(n, d)=(100, 400)$, $(n, d)=(100, 800)$;

(2) $(n, d)=(200, 200)$, $(n, d)=(200, 400)$, $(n, d)=(200, 800)$, $(n, d)=(200, 1000)$, $(n, d)=(200, 1600)$, $(n, d)=(200, 2000)$, $(n, d)=(200, 4000)$.

对于情形(1)，关于时间(单位：秒)的比较结果由表格 2.4.2 给出. 通过此表我们可以发现，无论 (n, d) 怎样设置，CDH 方法解得解路径所花费的时间最长. 在运算时间上，LSQN 算法比其他两种方法有明显的优势.

表 2.4.2　　**不同(n, d)设置下，运算时间的比较**

(n,d)	=	(100, 20)	(100, 50)	(100, 100)	(100, 200)	(100, 400)	(100, 800)
γ	method		time	comparsion	seconds		
0.1	CDH	0.9040	2.5784	4.9075	10.9316	25.8475	65.0544
	LLA	0.3680	0.9457	1.9565	4.3106	6.5727	18.7344
	LSQN	0.1051	0.1304	0.1712	0.3529	1.5912	9.4253
0.3	CDH	0.8832	2.7353	4.9158	10.8170	27.1271	65.4293
	LLA	0.3332	0.9497	1.9859	3.8239	7.0467	15.3212
	LSQN	0.1072	0.1395	0.1594	0.3369	1.5362	9.5180
0.5	CDH	0.8756	2.5989	4.8327	11.1211	27.5734	65.2479
	LLA	0.3386	1.0926	1.9275	3.5372	6.7266	15.2664
	LSQN	0.1041	0.1345	0.1692	0.3328	1.5388	9.3525
0.7	CDH	0.8633	2.4170	4.8711	10.7272	25.9572	64.4945
	LLA	0.3302	0.9259	1.9798	3.5350	5.6803	15.4308
	LSQN	0.1043	0.1327	0.1635	0.3328	1.6525	9.7927
0.9	CDH	0.8613	2.3724	4.9048	10.8661	26.0429	64.0880
	LLA	0.3259	0.9295	1.9752	3.3082	5.5973	15.2831
	LSQN	0.1061	0.1321	0.1982	0.4046	2.1365	10.0431

针对情形(2)，我们考虑了协变量维数 d 对三种方法计算时间上的影响，我们固定样本量 $n=200$. 图 2.4.1 给出了取对数后的时间指标和协变量维数 d 之间的关系，我们发现当协变量维数 d 很大时，LSQN 算法可以显著地节约运算时间.

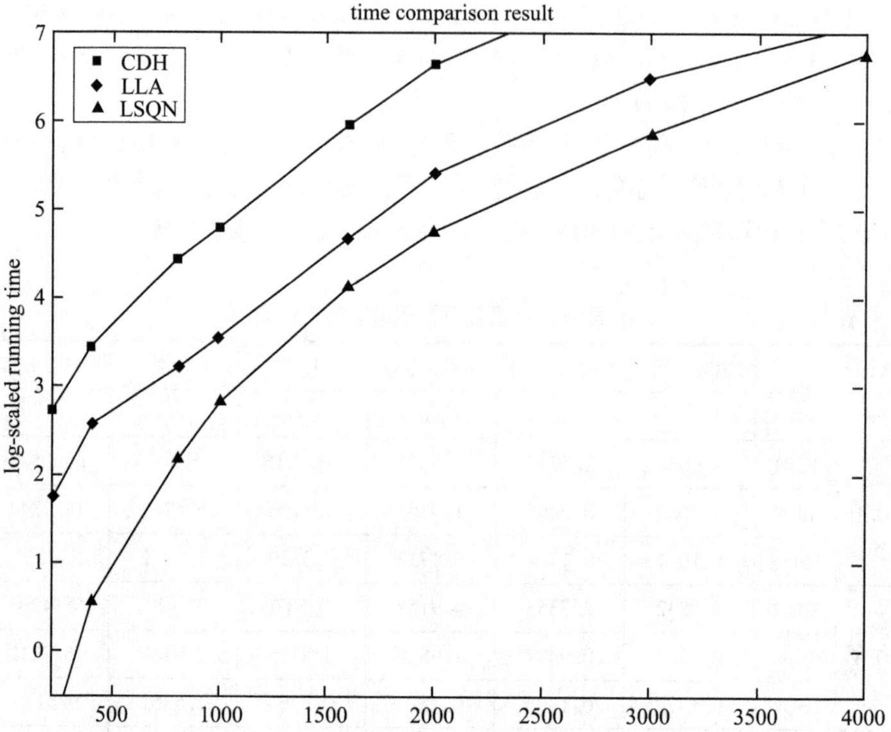

图 2.4.1　惩罚估计求解时间对比图

注：样本量 $n = 200$，$\gamma = 0.5$ 时，log 变换意义下，计算 20 个 tuning 参数 λ 所对应的惩罚解所花费的平均总时间. 菱形线、正方形线以及三角形线分别代表 CDH、LLA 以及 LSQN 三种算法的比较结果.

第三章　Cox 比例风险模型中基于 SELO 惩罚函数的变量选择问题

本章在 Cox 比例风险模型的框架下基于 SELO 惩罚函数考虑变量选择问题. 在本章中允许协变量的维数可以随样本量的增加而增加，但是要求协变量维数小于样本量. 在一定条件下，得到了惩罚估计的相关理论性质. 为保证 tuning 参数选择准则的相合性，我们对经典的 BIC 准则做修正，提出了修正的 BIC (MBIC) 准则，并证明了该准则在模型选择方面的相合性. 算法方面，我们提出用带有向后线性搜索技术的拟牛顿算法对惩罚目标函数进行求解. 模拟计算的结果表明本章中考虑的计算方法的有效性.

3.1 引　　言

在经济学、医学、遗传学等科学领域涌现了大量维数很高的数据. 为了从数据中获得尽可能多的对研究有用的信息，研究者通常会将搜集到的数据信息尽可能多地加入统计模型中，这样就使得得到的统计模型极其复杂，为后续的统计推断问题增加了难度. 为了降低模型的复杂度，一些统计学家提出了首先从众多变量中挑选出一些对研究的客观现象有显著影响的变量，再进行统计建模，这就涉及变量选择的问题. 经典的变量选择方法有很多，如最优子集选择法、逐步回归法等. 但是这些方法不具有稳定性且计算量很大. 针对线性回归模型的惩罚最小二乘方法不仅可以克服传统方法的种种弊端，而且在选择变量的同时也进行了参数估计，因此成为目前比较流行的方法. 该方法是在原损失函数的基础上加上对回归系数的惩罚函数(如 LASSO、SCAD、MCP)，进而对惩罚损失函数求极值得到惩罚似然估计. 在惩罚函数类中一个很重要的函数是 L_0 惩罚函数. 与 L_0 惩罚函数对应的惩罚最小二乘估计具有很好的理论性质，但是 L_0 惩罚函数在原点不光滑，这使得应用 L_0 惩罚函数进行变量选择的计算量很大. 因此一些学者提出用一些连续函数近似 L_0，如 LASSO (Tibshirani,

1996)，SCAD（Fan，Li，2001)，adaptive LASSO（Zou，2006)，SICA（Lv，Fan，2009)，MCP（Zhang，2010）以及 SELO（Dicker et al.，2012）等. 其中 SELO 惩罚函数不仅可以很好地逼近 L_0 惩罚函数而且还易被应用. Dicker 等(2012)通过模拟计算说明了基于 SELO 惩罚函数的惩罚最小二乘方法比其他的惩罚最小二乘方法在变量选择方面有更好的表现.

前面提到的基于惩罚最小二乘思想的变量选择方法都是在线性回归模型的框架下进行的，其目标函数为最小二乘对应的 L_2 损失函数加上一个关于回归系数的惩罚函数. 当响应变量是带有删失的生存时间数据时，一些线性模型框架下的变量选择方法被推广应用于生存模型. 例如：Tibshriani（1997)，Zhang 和 Lu (2007)分别将基于 LASSO，adaptive LASSO 的惩罚最小二乘方法推广到 Cox 比例风险模型；Fan 和 Li（2002)将 SCAD 惩罚函数应用于 Cox 模型；Bunea 和 McKeague (2005)将 BIC 准则的变量选择方法应用于 Cox 模型；Cai 等(2005)在协变量维数可以随样本量变化而变化但是严格小于样本量的情况下研究了多元生存数据的变量选择问题，Du，Ma 和 Liang（2010）在半参数 Cox 模型中考虑了基于多种惩罚函数(如 adaptive LASSO，SCAD)的变量选择问题. 在协变量的维数关于样本量可以呈现非多项式级增长的假设下，Bradic，Fan 和 Jiang (2011)在比例风险模型中提出了惩罚偏似然方法，并给出了惩罚似然估计的弱 oracle 性质，而不具备 Fan 和 Li (2001)提出的 oracle 性质. 而在实际应用中，oracle 性质中的渐近正态性可以用来做区间估计和似然比检验等统计推断问题，这就使得 oracle 性质显得尤其重要.

鉴于 SELO 惩罚函数在线性模型中的良好表现，我们在 Cox 比例风险模型的框架下将其推广应用于右型删失数据的研究中，其目标函数为对数偏似然函数减去 SELO 惩罚函数. 在本章中我们允许协变量的维数随样本量的增加而增加，但是要求变量维数小于样本量. 在一定的条件下，我们证明了基于 SELO 惩罚函数的惩罚偏似然估计的大样本性质.

变量选择中的一个关键是 tuning 参数的选择问题. Breiman（1995)，Tibshirani (1996)用 GCV 准则选取最优的 tuning 参数；Zou，Hastie 和 Tibshirani (2007)用 AIC 准则确定 tuning 参数的取值；Wang 等(2007)用 BIC 准则来完成 tuning 参数的选择问题. 当我们的主要目的是变量选择时，一般说来 BIC 准则要比 GCV，AIC 准则表现更好. 在本章中，我们运用修正的 BIC(记为 MBIC)准则来实现 tuning 参数的选择问题，并且证明了 MBIC 准则在模型选择方面的相合性.

计算方面通常由牛顿算法实现. 但运用牛顿算法实现高维情况下的变量选择问题却存在一些缺点. 当回归参数维数很高时，计算 Hessian 阵及其逆矩阵要花费大量的时间，有时甚至不能保证 Hessian 阵是非奇异的，所有这些困难都督促我们对已有的算法进行改进. 由于拟牛顿算法不需要计算 Hessian 阵的逆矩阵，因此它是一个可以提高计算速度的备选方法. 拟牛顿算法的一个关键问题是如何寻找合适的矩阵去近似 Hessian 阵的逆矩阵. 在本章中，我们用 DFP 公式(Nocedal, Wright, 1999)来完成上述逼近问题，并在算法中引入向后线性搜索技术(backtracking line search approach) (Sun, Yuan, 2006)寻找最优步长来保证迭代的收敛性，提高收敛速度，这个方法我们称之为 MSQN 算法. 数值模拟结果表明我们提出的算法在计算速度上比已有的坐标下降法有显著的改进.

本章安排如下：3.2 节详细讨论了 Cox 比例风险模型框架下基于 SELO 惩罚函数的惩罚偏似然方法，并得到了惩罚估计的渐近理论性质针对非线性回归模型中的 tuning 参数的选择问题，在 3.3 节中我们提出了修正的 BIC 准则(记为 MBIC). 3.4 节给出了基于 DFP 公式的拟牛顿算法以及向后线性搜索技术. 数值模拟在 3.5 节中给出. 3.6 节总结了本章的主要工作并对后续可以继续的研究工作进行了讨论，理论证明放在 3.7 节.

3.2 Cox 比例风险模型下的变量选择

3.2.1 基于 SELO 惩罚函数的 Cox 回归

令 T^u 和 T^c 分别表示个体的失效时间和删失时间，则观测时间 $T=\min\{T^u, T^c\}$，令 $\delta=I\{T^u\leqslant T^c\}$ 代表删失指标，其中 $I(\cdot)$ 为示性函数. $\boldsymbol{X}(t)$ 表示可能跟时间有关的协变量. 假定给定协变量的条件下 T^u 和 T^c 独立，$\{(T_i, \delta_i, \boldsymbol{X}_i(t)), i=1, \cdots, n\}$ 是从总体 $\{T, \delta, \boldsymbol{X}(t)\}$ 中抽取的独立同分布样本. 记协变量 $\boldsymbol{X}(t)$ 的维数为 d_n，当 $n\to\infty$ 时允许 $d_n\to\infty$. 假定个体的失效时间 T^u 的条件危险率函数服从如下 Cox 比例风险模型：

$$\lambda(t\mid \boldsymbol{X}(s), s\leqslant t)=\lambda_0(t)\exp\{\boldsymbol{\beta}^{\mathrm{T}}\boldsymbol{X}(t)\},$$

其中 $\lambda_0(t)$ 为未知的基准危险率函数，$\boldsymbol{\beta}$ 为 d_n 维回归参数.

对应的 log 偏似然函数(Cox, 1975)为：

$$\ell_n(\boldsymbol{\beta}) = \sum_{i=1}^{n} \delta_i \Big\{ \boldsymbol{\beta}^{\mathrm{T}} \boldsymbol{X}_i(T_i) - \log \Big[\sum_{j=1}^{n} Y_j(T_i) \exp(\boldsymbol{\beta}^{\mathrm{T}} \boldsymbol{X}_j(T_i)) \Big] \Big\}.$$

Fan 和 Li (2001) 提出可以通过极大化惩罚偏似然函数 $Q_n(\boldsymbol{\beta})$ 的办法来实现变量选择的目的，其中

$$Q_n(\boldsymbol{\beta}) = \ell_n(\boldsymbol{\beta}) - n \sum_{j=1}^{d_n} P(\beta_j;\ \lambda), \tag{3.2.1}$$

这里 $P(\beta_j;\ \lambda)$ 为惩罚函数，λ 为 tuning 参数.

在众多的惩罚函数中，L_0 惩罚函数 $P_0(\beta;\ \lambda) = \lambda I\{|\beta| \neq 0\}$ 具有最好的理论性质，但是 L_0 惩罚函数的不连续性导致计算 L_0 惩罚估计要花费大量的时间. 因此一些学者考虑了其他一些连续型的惩罚函数.

Tibshirani (1996) 提出的 LASSO 惩罚函数：

$$P_{\mathrm{LASSO}}(\beta;\ \lambda) = \lambda |\beta|;$$

Fan 和 Li (2001) 提出的 SCAD 惩罚函数：

$$P'_{\mathrm{SCAD}}(|\beta|;\ \lambda,\ a) = \lambda \Big\{ I(|\beta| \leqslant \lambda) + \frac{(a\lambda - |\beta|)_+}{(a-1)\lambda} I(|\beta| > \lambda) \Big\},\quad a \geqslant 2.$$

其中 a 为控制函数凸性的另一个 tuning 参数，一般地，取 $a = 3.7$.

Zhang (2010) 提出了 MCP 惩罚函数，在 MCP 惩罚函数中有两个 tuning 参数 $\upsilon(\upsilon > 1)$ 和 λ：

$$P_{\mathrm{MCP}}(t;\ \lambda,\ \upsilon) = \lambda \int_0^t \Big\{ \frac{1-x}{\lambda \upsilon} \Big\}_+ \mathrm{d}x,\quad t \geqslant 0,$$

其中 tuning 参数 $\upsilon(\upsilon > 1)$ 和 λ 是两个 tuning 参数，υ 用来控制 MCP 的凸性.

SICA 惩罚函数是由 Lv 和 Fan (2009) 提出的，其函数形式如下：

$$P_{\mathrm{SICA}}(\beta;\ \lambda,\ \nu) = \lambda(\nu + 1) \frac{|\beta|}{|\beta| + \nu},\quad \nu > 0.$$

最近 Dicker 等(2012)在线性回归模型中提出了 SELO 惩罚函数：

$$P_{\mathrm{SELO}}(\beta;\ \lambda,\ \gamma) = \frac{\lambda}{\log(2)} \log\Big(\frac{|\beta|}{|\beta| + \gamma} + 1 \Big),\quad \lambda > 0,\ \gamma > 0.$$

该惩罚函数是 $[0,\ \infty)$ 上的光滑函数，tuning 参数 γ 用来控制逼近 L_0 惩罚函数的程度. 当 γ 很小时，SELO 惩罚函数可以很好地近似 L_0 惩罚函数. 事实上，当 γ 充分小时，SELO 惩罚函数比其他我们熟知的惩罚函数能更好地逼近 L_0.

基于 SELO 惩罚函数的惩罚偏似然的目标函数为：

$$Q_{ns}(\boldsymbol{\beta}) = \ell_n(\boldsymbol{\beta}) - n\sum_{j=1}^{d_n} P_{\text{SELO}}(\beta_j;\ \lambda,\ \gamma).$$

与之相对应的 $\boldsymbol{\beta}$ 的惩罚估计记为 $\hat{\boldsymbol{\beta}}_n$，则 $\hat{\boldsymbol{\beta}}_n$ 为 $Q_{ns}(\boldsymbol{\beta})$ 的局部极大值点.

3.2.2　渐进理论性质

在本小节中，我们列出 SELO 惩罚偏似然估计 $\hat{\boldsymbol{\beta}}_n$ 的渐近性质的相关理论结果. 相关定理的证明放在本章最后一节. 记 $\boldsymbol{\beta}_0$ 为 $\boldsymbol{\beta}$ 的真值，记 $\mathscr{A} = \{j:\ \beta_{0j} \neq 0\}$ 为模型的真实活跃集(active set)，$\hat{\mathscr{A}}$ 为 $\mathscr{A}$ 的估计.

仿照 Andersen 和 Gill（1982）的符号，令 $N_i(t)$ 表示计数过程，$Y_i(t) = I(T_i > t)$ 代表在 t 时刻第 i 个个体是否处于风险. 令 τ 表示研究结束时刻. 对于 $l = 0,\ 1,\ 2$，定义：

$$S^{(l)}(t;\ \boldsymbol{\beta}) = \sum_{i=1}^{n} Y_i(t)\, \boldsymbol{X}_i^{\otimes l}(t) \exp\{\boldsymbol{\beta}^{\mathrm{T}} \boldsymbol{X}_i(t)\},$$

对于向量 $\boldsymbol{a}$，$\boldsymbol{a}^{\otimes 0} = 1$，$\boldsymbol{a}^{\otimes 1} = \boldsymbol{a}$ 以及 $\boldsymbol{a}^{\otimes 2} = \boldsymbol{a}\boldsymbol{a}^{\mathrm{T}}$. 令 $\lambda_{\min}(A)$，$\lambda_{\max}(A)$ 分别代表矩阵 $\boldsymbol{A}$ 的最小、最大特征根. 定义 $\|\boldsymbol{t}\| = (\boldsymbol{t}^{\mathrm{T}}\boldsymbol{t})^{1/2}$ 为向量 $\boldsymbol{t}$ 的 L_2 范数. 我们需要以下条件来保证惩罚估计量的理论性质.

(A1) $\int_0^{\tau} \lambda_0(t)\,\mathrm{d}t < \infty$.

(A2) 存在 $\boldsymbol{\beta}_0$ 的一个邻域 $\mathscr{B}$ 使得下面的条件成立：

(i) 存在定义在 $\mathscr{B} \times [0,\ \tau]$ 上的实数值、向量值以及矩阵值函数 $s^{(l)}(t;\ \boldsymbol{\beta})$，$l = 0,\ 1,\ 2$，使得

$$\sup_{t\in[0,\ \tau],\ \boldsymbol{\beta}\in\mathscr{B}} \| S^{(l)}(t;\ \boldsymbol{\beta}) - s^{(l)}(t;\ \boldsymbol{\beta}) \| \to_p 0.$$

(ii) $s^{(0)}(t;\ \boldsymbol{\beta})$ 在 $\mathscr{B} \times [0,\ \tau]$ 上远离 0 点. 对于 $\boldsymbol{\beta} \in \mathscr{B}$，$s^{(l)}(t;\ \boldsymbol{\beta})$ $(l = 0,\ 1,\ 2)$ 关于 $t \in [0,\ \tau]$ 绝对连续.

(iii) 令

$$M_i(t) = N_i(t) - \int_0^t Y(u) \exp(\boldsymbol{\beta}_0^{\mathrm{T}} \boldsymbol{X}_i(u))\,\mathrm{d}\Lambda_0(u)$$

为局部平方可积鞅. 定义

$$\boldsymbol{D}_i = \int_0^{\tau} \boldsymbol{X}_i(t) - \frac{s^{(1)}(t;\ \boldsymbol{\beta}_0)}{s^{(0)}(t;\ \boldsymbol{\beta}_0)} \mathrm{d}M_i(t).$$

存在 $\Gamma(\boldsymbol{\beta}_0)$ 使得

$$\| 1/n \sum_{i=1}^{n} \mathrm{Var}(\boldsymbol{D}_i) - \Gamma(\boldsymbol{\beta}_0) \| \to 0.$$

进一步，假设存在常数 C_1，C_2，使得：

$$0 < C_1 < \lambda_{\min}(\Gamma(\boldsymbol{\beta}_0)) \leqslant \lambda_{\max}(\Gamma(\boldsymbol{\beta}_0)) < C_2 < \infty.$$

(A3)定义

$$v(t;\boldsymbol{\beta}) = \frac{s^{(2)}(t;\boldsymbol{\beta})}{s^{(0)}(t;\boldsymbol{\beta})} - \left(\frac{s^{(1)}(t;\boldsymbol{\beta})}{s^{(0)}(t;\boldsymbol{\beta})}\right)^{\otimes 2},$$

$$A(\boldsymbol{\beta}) = \int_0^{\tau} [v(t;\boldsymbol{\beta}) s^{(0)}(t;\boldsymbol{\beta})] \lambda_0(t) \mathrm{d}t.$$

存在常数 C_3，C_4 使得：

$$0 < C_3 < \lambda_{\min}(A(\boldsymbol{\beta}_0)) \leqslant \lambda_{\max}(A(\boldsymbol{\beta}_0)) < C_4 < \infty.$$

(A4) 令 D_{ik} 为 $\boldsymbol{D}_i$ 的第 k 个元素，满足：

$$\sup_{1 \leqslant i \leqslant n} E(D_{ik}^2 D_{il}^2) < C_5 < \infty,\ 1 \leqslant k,\ l \leqslant d_n.$$

(A5) $d_n^2/n \to 0$.

(A6) tuning 参数 λ_n，γ_n 满足：

$$\gamma_n = O(\sqrt{1/(d_n n)}),\ \lambda_n \gamma_n (n/d_n)^{3/2} \to \infty.$$

(A7) 记 $\rho_n = \min_{j \in A} | \beta_{0j} |$，假设 $\lambda_n / \rho_n^2 \to 0$.

定理 3.2.1　假设条件(A1)~(A7)成立，则存在 $Q_{ns}(\boldsymbol{\beta})$ 的局部极大值点 $\hat{\boldsymbol{\beta}}_n$ 使得 $\| \hat{\boldsymbol{\beta}}_n - \boldsymbol{\beta}_0 \| = O_p(\sqrt{d_n/n})$ 以趋向于 1 的概率成立.

定理 3.2.1 表明，在适当的条件下，存在 $\sqrt{d_n/n}$ 相合的 SELO 惩罚估计. 不失一般性，假设 $\boldsymbol{\beta}_{10}$，$\boldsymbol{\beta}_{20}$ 分别代表真实回归参数的非零以及零的部分. 令 s_n 表示真实模型中包含的协变量的维数. 与 $\boldsymbol{\beta}_0$ 相对应，将惩罚似然估计 $\hat{\boldsymbol{\beta}}_n$ 写成 $\hat{\boldsymbol{\beta}}_n = (\hat{\boldsymbol{\beta}}_{n1}^{\mathrm{T}}, \hat{\boldsymbol{\beta}}_{n2}^{\mathrm{T}})^{\mathrm{T}}$，以及 $\hat{s}_n = \| \hat{\boldsymbol{\beta}}_{n1} \|_0$，其中 $\| \hat{\boldsymbol{\beta}}_{n1} \|_0$ 是 $\hat{\boldsymbol{\beta}}_{n1}$ 的 L_0 范数. 下面给出 $\hat{\boldsymbol{\beta}}_n$ 的 oracle 性质.

定理 3.2.2　在条件(A1)~(A7)下，惩罚偏似然估计 $\hat{\boldsymbol{\beta}}_n = (\hat{\boldsymbol{\beta}}_{n1}^{\mathrm{T}}, \hat{\boldsymbol{\beta}}_{n2}^{\mathrm{T}})^{\mathrm{T}}$ 满足：

(1) $\lim_{n \to \infty} \Pr(\hat{\boldsymbol{\beta}}_{n2} = \boldsymbol{0}) = 1$;

(2)对于任意满足 $\| c_n \| = 1$ 的 s_n 维常数向量，有

$\sqrt{n} c_n^{\mathrm{T}} \boldsymbol{\Gamma}_{11}^{-1/2} \boldsymbol{A}_{11} (\hat{\boldsymbol{\beta}}_{n1} - \boldsymbol{\beta}_{10}) \to_d N(0, 1)$，其中 $\boldsymbol{A}_{11}$ 以及 $\boldsymbol{\Gamma}_{11}$ 分别代表 $A(\boldsymbol{\beta}_{10}^{\mathrm{T}}, \boldsymbol{0}^{\mathrm{T}})$，$\boldsymbol{\Gamma}(\boldsymbol{\beta}_{10}^{\mathrm{T}}, \boldsymbol{0}^{\mathrm{T}})$ 的前 $s_n \times s_n$ 的子矩阵，符号 $\to_d$ 表示依分布收敛.

定理 3.2.2 表明，在适当地选择 λ_n，γ_n 的条件下，惩罚偏似然估计具有稀疏性，且真实的非零部分对应的估计 $\hat{\boldsymbol{\beta}}_{n1}$ 具有渐近正态性.

3.2.3 协方差矩阵的估计

为了克服 SELO 惩罚函数的不可导性，当 $\beta_j \approx \beta_{j0}$ 时，对 SELO 惩罚函数采用如下的局部二次逼近：

$$P_{\mathrm{SELO}}(\beta_j;\lambda,\gamma) \approx P_{\mathrm{SELO}}(\beta_{j0};\lambda,\gamma) + \frac{1}{2|\beta_{j0}|}P'_{\mathrm{SELO}}(|\beta_j|;\lambda,\gamma)(\beta_j^2 - \beta_{j0}^2),$$

其中 $P_{\mathrm{SELO}}^{(1)}(|\beta_j|;\lambda,\gamma)$ 为 SELO 惩罚函数的一阶导数. 类似于 Fan 和 Li (2002)，可以用如下方法估计 $\hat{\boldsymbol{\beta}}_{n1}$ 的协方差：

$$\widehat{\mathrm{cov}}(\hat{\boldsymbol{\beta}}_{n1}) = \boldsymbol{A}^{-1}\boldsymbol{B}\boldsymbol{A}^{-1},$$

这里

$$\boldsymbol{A} = \nabla^2\ell_n(\hat{\boldsymbol{\beta}}_n - n\Sigma_n(\hat{\boldsymbol{\beta}}_n;\ \lambda,\ \gamma),$$

$$\boldsymbol{B} = \widehat{\mathrm{cov}}\{\nabla\ell_n(\hat{\boldsymbol{\beta}}_n)\},$$

以及

$$\nabla\ell_n(\boldsymbol{\beta}) = \frac{\partial\ell_n(\boldsymbol{\beta})}{\partial\boldsymbol{\beta}_1},\quad \nabla^2\ell_n(\boldsymbol{\beta}) = \frac{\partial^2\ell_n(\boldsymbol{\beta})}{\partial\boldsymbol{\beta}_1\partial\boldsymbol{\beta}_1^{\mathrm{T}}}$$

分别表示 $\ell_n(\boldsymbol{\beta})$ 关于 $\boldsymbol{\beta}$ 的一阶、二阶偏导数.

$$\Sigma_n(\boldsymbol{\beta};\lambda,\gamma) = \mathrm{diag}\{P'_{\mathrm{SELO}}(|\beta_1|;\lambda,\gamma)/|\beta_1|,\cdots,P'_{\mathrm{SELO}}(|\beta_{s_n}|;\lambda,\gamma)/|\beta_{s_n}|\}.$$

不失一般性，令 $\hat{\boldsymbol{\beta}}_{n1}$ 表示 $\boldsymbol{\beta}_0$ 的非零部分的估计，估计的活跃集中变量的个数 $\hat{s}_n = \|\hat{\boldsymbol{\beta}}_{n1}\|_0$. 与之相对应地，对 Hessian 矩阵做如下分解：

$$\boldsymbol{H} = \nabla^2\ell_n(\hat{\boldsymbol{\beta}}) = \begin{pmatrix}\boldsymbol{H}_{11} & \boldsymbol{H}_{12}\\ \boldsymbol{H}_{21} & \boldsymbol{H}_{22}\end{pmatrix},$$

其中 $\boldsymbol{H}_{11}$ 是前 $\hat{s}_n \times \hat{s}_n$ 维 $\boldsymbol{H}$ 的子矩阵. 类似地，令 $\Sigma_{n11}(\hat{\boldsymbol{\beta}}_n;\ \lambda,\ \gamma)$ 为前 $\Sigma_n(\hat{\boldsymbol{\beta}}_n;\ \lambda,\ \gamma)$ 的~ $\hat{s}_n \times \hat{s}_n$ 个元素. 定义 $\boldsymbol{H}_{22.1} = \boldsymbol{H}_{22} - \boldsymbol{H}_{21}\boldsymbol{H}_{11}^{-1}\boldsymbol{H}_{12}$ 以及 $\tilde{\boldsymbol{H}}_{11} = \boldsymbol{H}_{11} + \Sigma_{n11}(\hat{\boldsymbol{\beta}};\ \lambda,\ \gamma)$，则 $\hat{\boldsymbol{\beta}}_{n1}$ 的协方差阵可以用如下方法估计：

$$\widehat{\mathrm{cov}(\hat{\boldsymbol{\beta}}_{n1})} = \boldsymbol{H}_{11}^{-1} + (\tilde{\boldsymbol{H}}_{11}^{-1} - \boldsymbol{H}_{11}^{-1})\boldsymbol{H}_{12}\boldsymbol{H}_{22.1}\boldsymbol{H}_{21}(\tilde{\boldsymbol{H}}_{11}^{-1} - \boldsymbol{H}_{11}^{-1}).$$

Zhang 和 Lu (2007) 指出当 tuning 参数 λ 很小时，$\boldsymbol{H}_{11}^{-1}$ 可以很好地近似

$\widehat{\mathrm{cov}(\hat{\boldsymbol{\beta}}_{n1})}$. 在我们的数值模拟实验中，我们发现最优的 tuning 参数 λ，γ 都很小，因此我们用 $\boldsymbol{H}_{11}^{-1}$ 作为 $\hat{\boldsymbol{\beta}}_{n1}$ 估计的方差，即：

$$\widehat{\mathrm{cov}(\hat{\boldsymbol{\beta}}_{n1})} \approx \boldsymbol{H}_{11}^{-1}.$$

3.3 tuning 参数的选择

以上的理论性质表明，在一定条件下，选择恰当的 tuning 参数值可以使得惩罚偏似然估计具有相合性以及 oracle 性质. 因此 tuning 参数的选择是一个很关键的问题. 通常的做法是选取某些对应准则下的最优解点作为最优的 tuning 参数的取值，常用的准则函数有 GCV、AIC 或者 BIC 等. AIC 以及 GCV 在损失函数的意义下是渐近有效的但是不具有模型选择的相合性(Shao，1997；Wang，Li，Leng，2009). 在一定的条件下一些学者(Shao，1978；Wang，Li，Tsai，2007) 证明了 AIC 以及 GCV 准则以一个不等于零的概率将与真实模型无关的变量选为重要的解释变量，Wang，Li 和 Tsai (2007)证明了当协变量维数固定时 BIC 准则针对 SCAD 惩罚函数以趋向于 1 的概率选出真实模型. Wang，Li 和 Leng (2009)将上述结论推广到协变量维数发散的情况. 在本小节中我们借鉴 Dicker，Huang 和 Lin (2012)的思想对经典的 BIC 准则进行修正，并证明了修正的 BIC(记为 MBIC)准则在模型选择意义下的相合性.

经典的 BIC 统计量为

$$\mathrm{BIC} = \mathrm{BIC}(\hat{\boldsymbol{\beta}}_n) = -2\ell_n(\hat{\boldsymbol{\beta}}_n) + \log(n)\mathrm{DF},$$

其中 DF 是惩罚估计 $\hat{\boldsymbol{\beta}}_n$ 的自由度. Zou，Hastie 和 Tibshirani (2007)针对 LASSO 惩罚最小二乘的情况证明了惩罚估计 $\hat{\boldsymbol{\beta}}_n$ 的非零元的个数是 DF 的无偏估计.

受此启发，我们用惩罚偏似然估计 $\hat{\boldsymbol{\beta}}_n$ 的非零元的个数作为估计的 DF，即

$$\widehat{\mathrm{DF}} = |\{j: \hat{\beta}_{nj} \neq 0\}| = \|\hat{\boldsymbol{\beta}}\|_0 = |\hat{\mathscr{A}}|.$$

我们提出用如下的 MBIC 准则来实现 tuning 参数的选择：

$$\mathrm{MBIC} = \mathrm{MBIC}(\hat{\boldsymbol{\beta}}_n) \triangleq -2\ell_n(\hat{\boldsymbol{\beta}}_n) + k_n|\hat{\mathscr{A}}|.$$

显然，当 $k_n = \log(n)$ 时，MBIC 准则即为经典的 BIC 准则. 下面的定理表明 MBIC 准则在模型选择意义下具有相合性.

定理 3.3.1 令 $\Omega \subset \mathbb{R}^2$ 为 $\mathbb{R}^2$ 的子集，Ω 中的每个元素 $(\lambda, \gamma) = (\lambda_n^*, \gamma_n^*)$ 都使得关于假设条件（A1）~（A7）成立. 进一步假设 $d_n/k_n \to 0$，$(d_n k_n)/(n\rho_n^2) \to 0$. 令 $\hat{\boldsymbol{\beta}}_n^* = \hat{\boldsymbol{\beta}}_n(\lambda_n^*, \gamma_n^*)$ 为 3.2.1 对应于 λ_n^* 和 γ_n^* 的极大值点.

定义

$$\mathrm{MBIC}^- = \inf[\mathrm{MBIC}\{\hat{\boldsymbol{\beta}}_n(\lambda, \gamma)\} : (\lambda, \gamma) \in \Omega, \hat{\mathscr{A}} \neq \mathscr{A}],$$

则

$$\lim_{n\to\infty}\Pr[\mathrm{MBIC}(\hat{\boldsymbol{\beta}}_n(\lambda_n^*, \gamma_n^*)) < \mathrm{MBIC}^-] = 1.$$

注记：定理 3.3.1 表明，当样本量足够大时，MBIC^- 的极小值将从满足条件 $\hat{\mathscr{A}} = \mathscr{A}$ 的 MBIC 中选取，亦即 MBIC 准则具有模型选择的相合性.

3.4 算法设计

本节我们介绍运用拟牛顿算法寻找 d_n 维优化问题最优解的详细步骤. 对应于线性回归模型，关于如何快速有效地求得惩罚最小二乘的极小值点的研究有很多. 如：牛顿算法（Fan，Li，2001），坐标下降法（coordinate descent）（Fu，1998），最小角回归法（least angle regression，简记为 LARS）（Efron et al.，2004）. 为了运用快速有效的最小角回归法或者坐标下降法，针对非凸惩罚函数如 SCAD，MCP 等，Zou 和 Li（2008）提出了运用局部线性逼近（LLA）的办法，将原惩罚函数转化成 LASSO 型惩罚函数. 在求解优化问题时另外一种常用到的算法是牛顿算法，由于牛顿算法涉及目标函数的一阶及二阶偏导数，而许多常用的惩罚函数在原点均不可导，为此，Fan 和 Li（2001）提出用局部平方逼近（LQA）的方法解决 SCAD 惩罚函数不可导的问题，进而牛顿算法可以被用来求解最优解. 经过这样的近似，原来的基于 SCAD 惩罚函数的目标函数转化成了基于 Ridge 惩罚函数的惩罚目标函数. 但是，当前面提到的算法应用于 Cox 模型时，解的路径关于 tuning 参数不是逐点线性的，这就给求解惩罚偏似然估计带来了很大的难度. 目前的解决方法是首先通过二次 Taylor 展开将偏似然函数近似为二次损失函数（Zhang，Lu，2007；Bradic et al.，2010），进而运用前面提到的线性回归模型框架下的一些变量选择的算法来求解.

对于带有 SELO 惩罚函数的惩罚偏似然函数，仿照上面的做法，首先对偏似然函数用二次 Taylor 展开式近似. 假设$\boldsymbol{\beta}$ 的当前值为 $\tilde{\boldsymbol{\beta}}$ ，则似然函数可以用如下二次函数近似：

$$\ell_n(\boldsymbol{\beta}) \approx \ell_n(\tilde{\boldsymbol{\beta}}) + \nabla \ell_n(\tilde{\boldsymbol{\beta}})^{\mathrm{T}}(\boldsymbol{\beta} - \tilde{\boldsymbol{\beta}}) + \frac{1}{2}(\boldsymbol{\beta} - \tilde{\boldsymbol{\beta}})^{\mathrm{T}} \nabla^2 \ell_n(\tilde{\boldsymbol{\beta}})(\boldsymbol{\beta} - \tilde{\boldsymbol{\beta}}).$$

令

$$\boldsymbol{\beta} = (\tilde{\beta}_1, \cdots, \tilde{\beta}_{l-1}, \beta_l, \tilde{\beta}_{l+1}, \cdots, \tilde{\beta}_d)^{\mathrm{T}},$$

$$g_l = \frac{\partial \ell_n(\boldsymbol{\beta})}{\partial \beta_l}, \quad h_l = \frac{\partial^2 \ell_n(\boldsymbol{\beta})}{\partial \beta_l \partial \beta_l},$$

从而，

$$\ell_n(\boldsymbol{\beta}) \approx \ell_n(\tilde{\boldsymbol{\beta}}) + g_l(\beta_l - \tilde{\beta}_l) + \frac{h_l}{2}(\beta_l - \tilde{\beta}_l)^2.$$

用$\hat{\beta}_l$ 更新β_l，其中$\hat{\beta}_l$ 为

$$\hat{\beta}_l = \arg\min_{\beta_l}\{m(\beta_l;\ \lambda,\ \tau) = \frac{h_l}{2}(\beta_l - \tilde{\beta}_l)2 + g_l(\beta_l - \tilde{\beta}_l) + P_{\mathrm{SELO}}(\beta_l;\ \lambda,\ \tau)\}.$$

令

$$\partial|\beta_l| = \begin{cases} \alpha,\ \alpha \in [-1,\ 1],\ \beta_l = 0; \\ 1,\ \beta_l > 0; \\ -1,\ \beta_l < 0. \end{cases}$$

则 $m(\beta_l;\ \lambda,\ \tau)$ 关于β_l 的导数为

$$\frac{\partial m(\beta_l;\ \lambda,\ \tau)}{\partial \beta_l} = h_l(\beta_l - \tilde{\beta}_l) + g_l + \frac{1}{\log(2)} \frac{\lambda \tau \partial|\beta_l|}{(2|\beta_l| + \tau)(|\beta_l| + \tau)}.$$

由 KKT 条件可知，若$|h_l\tilde{\beta}_l - g_l| \leqslant \lambda/(\tau\log(2))$，则$\hat{\beta}_l$一定为零. 反之，$\hat{\beta}_l$ 为三次方程等于零的实根. 由上述描述可知，若采用上面的方法更新β_l，则在算法的每一步都要计算 log 似然函数的 Hessian 矩阵的第 $(l,\ l)$ 元 h_l，一般说来这要花费较长的时间才能得到 h_l，从而使得每次得到一个全新的$\boldsymbol{\beta}$ 都要耗费很长的时间. 尤其是当变量维数较大时，这种情况更加明显. 因此在本章中，我们考虑从整体上进行更新$\boldsymbol{\beta}$ 的算法，这种可以从整体上更新$\boldsymbol{\beta}$ 的算法可能会节省运算时间.

很自然的想法是运用经典的牛顿算法来更新$\boldsymbol{\beta}$. 由于带有惩罚的目标函数在原点导数不存在，因此牛顿算法不能直接应用. 为此，我们建议用$\sqrt{\beta_i^2+\epsilon_0^2}$代替$|\beta_i|$，其中$\epsilon_0$为事先给定的很小的正数，这样的转换可以使得目标函数成为光滑函数. 经过这样的近似处理可以用牛顿算法对其求解. 显然当$\epsilon_0\to 0$时有$\sqrt{\beta_i^2+\epsilon_0^2}\to|\beta_i|$，但是$\epsilon_0$越小越会导致计算过程不稳定.

因此选取合适的ϵ_0是非常有必要的. 在我们的模拟计算中我们选择$\epsilon_0=0.01$.

记

$$D_n(\boldsymbol{\beta};\ \epsilon_0)=\ell_n(\boldsymbol{\beta})-\sum_{j=1}^{d}P(\sqrt{\beta_i^2+\epsilon_0^2};\ \lambda,\ \gamma).$$

下面给出对应于$D_n(\boldsymbol{\beta};\ \epsilon_0)$求得最优解的详细步骤.

牛顿算法的一个不足之处在于在每步迭代中都要计算 Hessian 阵及其逆矩阵，这往往要花费很长的时间. 甚至有时 Hessian 矩阵不可逆，这就会导致算法失效的问题. 因此在本章中我们采用拟牛顿算法来求解此处的优化问题.

拟牛顿算法的第$(k+1)$步的迭代公式为：

$$\boldsymbol{\beta}^{(k+1)}=\boldsymbol{\beta}^{(k)}+d^{(k)}\boldsymbol{H}_k,$$

其中$\boldsymbol{H}_k$以及$d^{(k)}$分别代表第k步的拟牛顿方向和最优步长. 对于不同的k，最优步长$d^{(k)}$可能不一样. 在牛顿算法中，$\boldsymbol{H}_k=-[\nabla^2D_n(\boldsymbol{\beta}^{(k)};\ \epsilon_0)]^{-1}\nabla D_n(\boldsymbol{\beta}^{(k)};\ \epsilon_0)$. 正如在第一章中提到的一样，在拟牛顿算法中我们用$\boldsymbol{H}^{(k)}$来代替$-[\nabla^2D_n(\boldsymbol{\beta}^{(k)};\ \epsilon_0)]^{-1}$. 关于$\boldsymbol{H}^{(k)}$的选取应满足如下几点要求：

(1) $\{\boldsymbol{H}^{(k)}\}_{k\geqslant 1}$容易计算；

(2) $\{\boldsymbol{H}^{(k)}\}_{k\geqslant 1}$正定；

(3) $\boldsymbol{H}^{(k)}$可以保证拟牛顿方向$\boldsymbol{H}_k=\boldsymbol{H}^{(k)}\nabla D_n(\boldsymbol{\beta}^{(k)};\ \epsilon_0)$为目标函数的上升方向.

令

$$\boldsymbol{p}^{(k)}=\boldsymbol{\beta}^{(k+1)}-\boldsymbol{\beta}^{(k)},$$
$$\boldsymbol{q}^{(k)}=[\nabla D_n(\boldsymbol{\beta}^{(k+1)};\ \epsilon_0)]-[\nabla D_n(\boldsymbol{\beta}^{(k)};\ \epsilon_0)].$$

在本章中我们用 DFP 公式(Nocedal, Wright, 1999)找到$\nabla^2D_n(\boldsymbol{\beta}^{(k)};\ \epsilon_0)$的逆矩阵$\boldsymbol{H}^{(k+1)}$的近似：

$$\boldsymbol{H}^{(k+1)}=\boldsymbol{H}^{(k)}+\frac{\boldsymbol{p}^{(k)}(\boldsymbol{p}^{(k)})^{\mathrm{T}}}{\boldsymbol{p}^{(k)\mathrm{T}}\boldsymbol{q}^{(k)}}-\frac{\boldsymbol{H}^{(k)}\boldsymbol{q}^{(k)}\boldsymbol{q}^{(k)\mathrm{T}}\boldsymbol{H}^{(k)}}{\boldsymbol{q}^{(k)\mathrm{T}}\boldsymbol{H}^{(k)}\boldsymbol{q}^{(k)}}.\tag{3.4.1}$$

通常取 $\boldsymbol{H}^{(1)}=\boldsymbol{I}_{d_n}$，其中 $\boldsymbol{I}_{d_n}$ 为 $d_n \times d_n$ 的单位矩阵. 易证当 $\boldsymbol{p}^{(k)\mathrm{T}}\boldsymbol{q}^{(k)}>0$ 时 $\boldsymbol{H}^{(k+1)}$ 为正定矩阵.

此处的算法命名为光滑化的拟牛顿算法 (the smoothed Quasi-Newton algorithm, 简记为 SQN). ϵ_0 为事先给定的阈值，在我们的模拟计算中 $\epsilon_0=0.01$.

对于给定的 tuning 参数 λ，γ，SQN 算法的详细描述如下：

算法 3.4.1：光滑化的拟牛顿算法(SQN)

步骤 1：$\boldsymbol{\beta}^{(1)}$ 初始化 $\boldsymbol{\beta}$，令 $k=1$.

步骤 2：若 $\|\nabla D_n(\boldsymbol{\beta}^{(k)};\ \epsilon_0)\| \leqslant \rho$，输出 $\hat{\boldsymbol{\beta}}_n=\boldsymbol{\beta}^{(k)}$，否则进入步骤 3；

步骤 3：

(1) 更新拟牛顿方向 $\boldsymbol{H}_k=-[\nabla^2 D_n(\boldsymbol{\beta}^{(k)};\ \epsilon_0)]^{-1}\nabla D_n(\boldsymbol{\beta}^{(k)};\ \epsilon_0)$，寻找最优的步长 $d^{(k)}$ 使得

$$d^{(k)}=\arg\min_{\delta\geqslant 0} D_n(\boldsymbol{\beta}^{(k)}+\delta\boldsymbol{H}_k;\ \epsilon_0).$$

令 $\boldsymbol{\beta}^{(k+1)}=\boldsymbol{\beta}^{(k)}+d^{(k)}\boldsymbol{H}_k$，

(2) 若 $\boldsymbol{p}^{(k)\mathrm{T}}\boldsymbol{q}^{(k)}>0$，用式(3.4.1)更新 $\boldsymbol{H}^{(k)}$，否则令 $\boldsymbol{H}^{(k+1)}=\boldsymbol{H}^{(k)}$，令 $k=k+1$，返回步骤 2.

在算法 3.4.1 中，涉及最优步长 $d^{(k)}$ 的求解，一般说来求得精确的最优步长 $d^{(k)}$ 的计算量很大，为了减少运算量、节省运行时间，我们用近似的最优步长来代替 $d^{(k)}$ 的精确值. 本章我们运用向后线性搜索技术(Nocedal et al., 1999)求解近似的 $d^{(k)}$.

令 $\eta \in \left(0,\ \dfrac{1}{2}\right)$ 以及 $0<\rho<1$ 为事先确定的常数. 对于固定的 $\boldsymbol{\beta}^{(k)}$，$\boldsymbol{H}_k$，下面的算法可以用来求解近似的最优步长 $d^{(k)}$.

算法 3.4.2：向后线性搜索技术(backtracking line search approach)

(1) 设定初始值：$\delta_{(s)}=1$，$s=1$.

(2) 若不等式

$$D_n(\boldsymbol{\beta}^{(k)}+\delta_{(s)}\boldsymbol{H}_k;\ \epsilon_0) \geqslant D_n(\boldsymbol{\beta}^{(k)};\ \epsilon_0)+\eta\delta_{(s)}\nabla D_n(\boldsymbol{\beta}^{(k)};\ \epsilon_0)^{\mathrm{T}}\boldsymbol{H}_k$$

成立，令 $d^{(k)}=\delta_{(s)}$；否则进入步骤(3).

(3) 令 $\delta_{(s+1)}=\delta_{(s)}*\rho$，$s=s+1$，返回步骤(2).

本章模拟计算中所用的修正的光滑化拟牛顿算法(MSQN)是在算法 3.4.1 的基础上引入了算法 3.4.2 来求得近似的最优步长.

MSQN 算法必须具有上升性质才能保证迭代序列的收敛性，以下的讨论可以证明 MSQN 算法的上升性质：假设 $\boldsymbol{\beta}$ 的第 k 次更新值为 $\boldsymbol{\beta}^{(k)}$，根据 MSQN 算法，第 $k+1$ 次 $\boldsymbol{\beta}$ 的更新值 $\boldsymbol{\beta}^{(k+1)}$ 可以通过下式得到：

$$\boldsymbol{\beta}^{(k+1)} = \boldsymbol{\beta}^{(k)} + d^{(k)}\boldsymbol{H}_k,$$

其中 $\boldsymbol{H}_k = -\boldsymbol{H}^{(k)}\nabla D_n(\boldsymbol{\beta}^{(k)};\ \epsilon_0)$，满足不等式

$$D_n(\boldsymbol{\beta}^{(k)} + d^{(k)}\boldsymbol{H}_k;\ \epsilon_0) \geqslant D_n(\boldsymbol{\beta}^{(k)};\ \epsilon_0) + \eta d^{(k)}[\nabla D_n(\boldsymbol{\beta}^{(k)};\ \epsilon_0)]^{\mathrm{T}}.$$

$d^{(k)}$ 由向后搜索技术求得，即：

$$\begin{aligned}
&D_n(\boldsymbol{\beta}^{(k)} + d^{(k)}\boldsymbol{H}_k;\ \epsilon_0)\\
&\geqslant D_n(\boldsymbol{\beta}^{(k)};\ \epsilon_0) + \eta d^{(k)}[\nabla D_n(\boldsymbol{\beta}^{(k)};\ \epsilon_0)]^{\mathrm{T}}\boldsymbol{H}_k\\
&\geqslant D_n(\boldsymbol{\beta}^{(k)};\ \epsilon_0) + \eta d^{(k)}[\nabla D_n(\boldsymbol{\beta}^{(k)};\ \epsilon_0)]^{\mathrm{T}}(\boldsymbol{H}^{(k)}\nabla D_n(\boldsymbol{\beta}^{(k)};\ \epsilon_0))\\
&\geqslant D_n(\boldsymbol{\beta}^{(k)};\ \epsilon_0) + \eta d^{(k)}[\nabla D_n(\boldsymbol{\beta}^{(k)};\ \epsilon_0)]^{\mathrm{T}}\boldsymbol{H}^{(k)}[\nabla D_n(\boldsymbol{\beta}^{(k)};\ \epsilon_0)]\\
&\geqslant D_n(\boldsymbol{\beta}^{(k)};\ \epsilon_0).
\end{aligned}$$

由 η 和 $d^{(k)}$ 为正数，且 $\boldsymbol{H}^{(k)}$ 为正定矩阵可知

$$[\nabla D_n(\boldsymbol{\beta}^{(k)};\ \epsilon_0)]^{\mathrm{T}}\boldsymbol{H}^{(k)}[\nabla D_n(\boldsymbol{\beta}^{(k)};\ \epsilon_0)] > 0,$$

因此最后一个不等式成立，MSQN 算法的上升性质得证.

SELO 惩罚函数涉及两个 tuning 参数 λ，γ，为了求得最优解，我们在关于 $(\lambda,\ \gamma)$ 的一个范围内反复运用 MSQN 算法求得对应于此 $(\lambda,\ \gamma)$ 的最优解点，并在每次更新 λ，γ 时运用 warm start 方法. 亦即对于当前固定的 $(\lambda,\ \gamma)$ 得到 $\boldsymbol{\beta}$ 的估计 $\hat{\boldsymbol{\beta}}_n = \hat{\boldsymbol{\beta}}(\lambda,\ \gamma)$，对于下一对 $(\lambda,\ \gamma)$，在利用算法 MSQN 进行求解时，用 $\hat{\boldsymbol{\beta}}_n = \hat{\boldsymbol{\beta}}(\lambda,\ \gamma)$ 作为算法的初始值. 在数值模拟部分我们分别考虑了固定 $\gamma = 0.01$ 以及允许 γ 发生变化的情况.

3.5 数值模拟、实证分析

3.5.1 数值模拟

我们用数值模拟来检验 SELO 惩罚估计 $\hat{\boldsymbol{\beta}}_n$ 在有限样本下的表现. 并与基于 LASSO，SCAD ($a=3.7$)，MCP ($\nu = 2.7$)，SICA ($\upsilon = 0.01$) 相比较. 对于每个数值模拟，数据从如下的 Cox 比例风险模型中产生：

$$\lambda(t \mid \boldsymbol{X}) = \lambda_0(t)\exp(\boldsymbol{\beta}_0^{\mathrm{T}}\boldsymbol{X}),$$

其中基准危险率函数 $\lambda_0(t)=1$. d_n 维协变量由均值为 0，方差为 $\boldsymbol{\Sigma}$ 的正态分布生成，其中 $\boldsymbol{\Sigma}=(\sigma_{ij})$，$\sigma_{ij}=0.5^{|i-j|}$. 真实的回归系数为 $\boldsymbol{\beta}_0=(\boldsymbol{\beta}_{10},\boldsymbol{\beta}_{20})$，其中 $\boldsymbol{\beta}_{20}=(0.5,1,-0.9)$，且所有的 $\boldsymbol{\beta}_{20}$ 中的元素为 0，因此真实的回归模型的大小为 $s_n=3$. 删失时间服从 $(0,c)$ 上的均匀分布，其中 c 的取值使得删失率分别为 25%，50%. 样本量分别为 $n=100, 200, 400$，协变量维数分别为 $d_n=20, 40$. 每个数值模拟实验重复 1000 次. 最优 tuning 参数由 BIC 准则选出，其中 $k_n=\log n$. 对于上面提到的几种惩罚偏似然的比较方法，我们计算了下面的指标：

(M1) 估计的模型大小 $|\hat{\mathscr{A}}|=|\{j: \hat{\beta}_j\neq 0\}|$；

(M2) $I\{\hat{\mathscr{A}}=\mathscr{A}\}$ 是否选出正确模型，其中 $\mathscr{A}$ 以及 $\hat{\mathscr{A}}$ 分别代表真实的活跃集以及估计的活跃集；

(M3) 模型误差 $(\hat{\boldsymbol{\beta}}-\boldsymbol{\beta}_0)^{\mathrm{T}}\boldsymbol{\Sigma}(\hat{\boldsymbol{\beta}}-\boldsymbol{\beta}_0)$，其中 $\boldsymbol{\Sigma}=(\sigma_{ij})=0.5^{|i-j|}$；

(M4) 多选指标 $|N_+|$：$|\hat{\mathscr{A}}\setminus\mathscr{A}|$，其中 $\hat{\mathscr{A}}\setminus\mathscr{A}=\hat{\mathscr{A}}\cap\mathscr{A}^c$；

(M5) 少选指标 $|N_-|$：$|\mathscr{A}\setminus\hat{\mathscr{A}}|$；

(M6) 相对模型误差的中位数 MRME，其中 RME 的定义为：

$$\mathrm{RME}=\frac{E\{\exp(-\hat{\boldsymbol{\beta}}_n^{\mathrm{T}}\boldsymbol{Z})-\exp(-\boldsymbol{\beta}_0^{\mathrm{T}}\boldsymbol{Z})\}^2}{E\{\exp(-\hat{\boldsymbol{\beta}}_{n\mathrm{MLE}}^{\mathrm{T}}\boldsymbol{Z})-\exp(-\boldsymbol{\beta}_0^{\mathrm{T}}\boldsymbol{Z})\}^2},$$

这里 $\hat{\boldsymbol{\beta}}_{n\mathrm{MLE}}$ 代表 $\boldsymbol{\beta}$ 的极大似然估计.

通过模拟计算可知 SELO 惩罚估计对 tuning 参数 γ 的大小不敏感，因此在模拟计算中我们固定 $\gamma=0.01$.

表 3.5.1 给出了指标(M1)～(M5)的平均值以及(M6)的中位数. 可以看出本章中提出的 SELO 惩罚偏似然方法比其他四种方法更能选出正确的模型；当考虑模型误差，以及 MRME 时，SELO 惩罚偏似然方法优于 LASSO，SCAD，MCP 惩罚偏似然方法，与 SICA 惩罚方法表现相当；当考虑少选指标 $|N_-|$ 时，LASSO 方法表现最好，SELO 方法和其他三种方法表现相当；当考虑多选指标时，SELO 在非凸惩罚函数类中表现最好，并且和 LASSO 方法表现相当.

表 3.5.1 **基于 1000 次独立重复的数值模拟结果**

n	d_n	censor	method	corr%	ME				MRME
100	20	25%	LASSO	36.3	0.288	0.904	0.021	3.883	1.504
			SCAD	47.8	0.196	0.653	0.202	3.451	1.048
			MCP	51.9	0.160	0.577	0.139	3.438	0.906
			SICA	52.8	0.154	0.562	0.111	3.451	0.807
			SELO	58.1	0.148	0.462	0.100	3.362	0.793
		50%	LASSO	33.5	0.493	0.729	0.243	3.486	0.877
			SCAD	31.9	0.388	0.701	0.536	3.165	0.808
			MCP	38.7	0.284	0.655	0.312	3.343	0.593
			SICA	41.5	0.266	0.644	0.275	3.369	0.539
			SELO	45.3	0.259	0.619	0.232	3.387	0.530
200	40	25%	LASSO	76.8	0.237	0.256	0.000	3.256	0.699
			SCAD	80.6	0.061	0.202	0.058	3.144	0.162
			MCP	68.8	0.061	0.542	0.008	3.534	0.164
			SICA	65.1	0.059	0.521	0.005	3.516	0.148
			SELO	89.6	0.047	0.127	0.008	3.119	0.124
		50%	LASSO	76.4	0.413	0.241	0.019	3.222	0.152
			SCAD	62.2	0.158	0.419	0.213	3.206	0.058
			MCP	63.7	0.101	0.540	0.072	3.468	0.042
			SICA	59.1	0.100	0.100	0.045	3.594	0.036
			SELO	70.8	0.092	0.390	0.052	3.338	0.034

注：①corr%：选出正确模型的比率；②ME：模型误差的平均值；③ $|N_+|$，$|\boldsymbol{N}_-|$：错误多选、少选指标的平均值；④ $|\hat{\mathscr{A}}|$：估计模型的大小；⑤MRME：相对模型误差的中位数.

表 3.5.2 给出了当删失率为 25% 时模型非零元所对应的两种 SELO 惩罚估计、估计的样本标准差(SD)以及样本标准差(SE). 两种方法表现相当，且 SD 和 SE 大小相当.

表 3.5.2 **25%删失率下的真实非零回归参数的估计值以及相应的 SD、SE**

n	d_n	$\beta_1 = 0.5$			$\beta_2 = 1$			$\beta_3 = -0.9$		
		mean	SD	SE	mean	SD	SE	mean	SD	SE
100	20	0.482	0.053	0.026	1.065	0.052	0.033	−0.928	0.038	0.041
200	20	0.496	0.014	0.012	1.024	0.018	0.017	−0.911	0.015	0.015
200	40	0.502	0.015	0.012	1.045	0.020	0.017	−0.928	0.016	0.015
400	20	0.499	0.006	0.006	1.010	0.009	0.009	−0.903	0.007	0.007
400	40	0.502	0.006	0.006	1.019	0.009	0.009	−0.910	0.007	0.007

注：①SD：估计的样本标准差；②SE：样本标准差.

为了说明 MSQN 算法的有效性，我们还将 MSQN 算法与已有的坐标下降法(CDA)进行比较. 每次模拟计算我们记录下用两种方法对应于 40 个 λ 所花费的时间以及和表 3.5.1 相同的比较指标. 表 3.5.3 给出了 100 次重复试验所花费的平均时间. 由于在此实验中，协变量维数 d_n 逐渐增高，原始的极大偏似然估计 $\hat{\boldsymbol{\beta}}_{n\mathrm{MLE}}$ 表现极不稳定，因此在此我们用 $\boldsymbol{\beta}$ 的 Oracle 估计 $\tilde{\boldsymbol{\beta}} = (\tilde{\boldsymbol{\beta}}_1, \mathbf{0})$ 来代替 $\hat{\boldsymbol{\beta}}_{n\mathrm{MLE}}$，其中 $\tilde{\boldsymbol{\beta}}_1 = \arg\max_{\boldsymbol{\beta}_1}\{\ell_n(\boldsymbol{\beta}): \boldsymbol{\beta}_2 = \mathbf{0}\}$，并将此种情形下的相对模型误差记为 RME^0，RME^0 的中位数记为 MRME^0. 由表 3.5.3 可以得到如下结论：MSQN 比 CDA 在计算速度上快 3 倍多；当考虑指标估计的模型大小、多选指标以及模型误差时，MSQN 算法比 CDA 算法更精确；对于表 3.5.3 所考虑的大多数情况，与 CDA 相比，MSQN 以更高的频率可以将真实模型识别出来；当 $n = 100$ 时，两种方法都倾向于选择出比真实模型中变量个数多的显著变量，且此时在少选指标的角度 MSQN 逊于 CDA 方法，但是当样本量增加到 200 时，这种现象消失了.

表 3.5.3　**25% 删失率下，基于 100 次独立重复的各个指标的平均值($|\mathscr{A}|$ 3)**

n	d_n	method	time(s)	corr%	ME	$\lvert N_+\rvert$	$\lvert N_-\rvert$	$\lvert\hat{\mathscr{A}}\rvert$	MRME^0
100	20	MSQN	0.389	68.0	0.144	0.200	0.200	3.000	1.323
		CDA	1.237	71.0	0.260	0.410	0.070	3.340	2.667
	50	MSQN	0.529	56.0	0.258	0.380	0.290	3.090	2.222
		CDA	3.646	38.0	0.339	1.300	0.040	4.260	3.066
	80	MSQN	0.647	48.0	0.341	0.460	0.350	3.110	3.591
			6.638	26.0	0.412	1.910	0.070	4.840	4.309
	100	MSQN	0.751	40.0	0.515	0.610	0.440	3.170	5.897
		CDA	8.889	20.0	0.485	2.560	0.110	5.450	4.802
200	20	MSQN	0.690	86.0	0.044	0.200	0	3.200	1.075
		CDA	3.751	73.0	0.186	0.360	0	3.360	4.573
	50	MSQN	1.016	84.0	0.064	0.260	0.020	3.240	1.089
		CDA	10.096	47.0	0.198	0.930	0	3.930	4.753
	80	MSQN	1.202	78.0	0.076	0.260	0.050	3.210	1.168
		CDA	17.073	39.0	0.216	1.630	0	4.630	6.760
	100	MSQN	1.375	77.0	0.089	0.320	0.040	3.280	1.308
		CDA	22.111	33.0	0.234	1.880	0	4.880	6.096
	120	MSQN	1.543	73.0	0.124	0.540	0.040	3.500	1.778
		CDA	29.447	26.0	0.264	2.360	0	5.360	7.721
	150	MSQN	1.837	70.0	0.139	0.570	0.030	3.540	2.622
		CDA	37.695	18.0	0.283	2.840	0	5.840	8.065
	180	MSQN	2.120	59.0	0.174	0.760	0.050	3.710	4.653
		CDA	46.732	15.0	0.300	3.120	0	6.120	8.837

续表

n	d_n	method	time(s)	corr%	ME	$\|N_+\|$	$\|N_-\|$	$\|\hat{\mathscr{A}}\|$	MRME[⁰]
	200	MSQN	2.364	64.0	0.193	0.780	0.050	3.730	4.288
		CDA	50.885	11.0	0.316	3.890	0	6.890	9.186

注：①MSQN：本章中提出的算法；②CDA：基于二次逼近的坐标下降算法；③time(s)：100 次模拟中求得对应于 4 个 tuning 参数 λ 的最优解 $\hat{\boldsymbol{\beta}}_n$ 所花费的总的运算时间（单位：秒）；④ $|\hat{\mathscr{A}}|$：估计的模型维数的平均值；⑤corr%：选出正确模型的比率；⑥ME：模型误差的平均值；⑦ $|N_+|$， $|N_-|$ 分别代表错误多选、少选指标；⑧MRME：相对模型误差的中位数.

3.5.2 关于乳腺癌数据的实例分析

我们将前面的工作应用到关于乳腺癌数据 nki70 的研究中(Vijver et al., 2002a, 2002b). Veer 等(2002b)发现了 70 个与乳腺癌的发病可能有关的基因. 我们将数据限制在那些淋巴呈阳性的乳腺癌患者上，对于该组病人，追踪时间的中位数为 3.17 年，取值范围为 0.35 到 14.01 年，删失率为 66%. 可能的协变量指标有癌细胞大小(记为 x_1)，受影响的淋巴结数目(x_2)，雌激素受体状态(x_3，其中 1 表示阴性，2 代表阳性)，癌症等级(x_4，1 代表无显著差异，3 表示有显著差异，2 介于二者之间)以及患者就诊时的年龄(x_5). 从而 Cox 模型中包含 5 个临床因素以及 70 个基因表达数据(用 x_6，…，x_{75} 表示)为协变量

$$\lambda(t \mid \boldsymbol{x}) = \lambda_0(t)\exp\Big(\sum_{i=1}^{75} x_i\beta_i\Big).$$

对连续型随机变量做标准化处理使之具有零均值以及单位方差. 然后用以上的几种惩罚偏似然方法去估计 $\boldsymbol{\beta}$，并用 MSQN 算法进行求解. 我们用 BIC 准则选取合适的 tuning 参数 λ. 计算结果由表 3.5.4 给出. 关于所有的惩罚偏似然方法有以下的 4 个协变量均被选出：x_2（受影响的淋巴结数目），x_{12}（QSCN6L1），x_{38}（ZNF533），x_9（NUSAP1）. LASSO、SICA 在选出上面 4 个变量的基础上还选出了以下的 3 个基因变量：x_{54}（ORC6L），x_{69}（PRC1），x_{71}（CENPA）. SELO 则选出了 x_{65}（IGFBP5.1），而此基因被 Walschaerts 等(2012)用 BLS、BRLS 两种方法选出.

3.5.3 计算结果

Covariate	Name	LASSO		SCAD		MCP		SICA		SELO	
		$\hat{\boldsymbol{\beta}}_n$	SE	$\hat{\boldsymbol{\beta}}_n$	SE	$\hat{\boldsymbol{\beta}}_n$	SE	$\hat{\boldsymbol{\beta}}_n$	SE	$\hat{\boldsymbol{\beta}}_n$	SE
x_2	posLN	-0.050	0.037	-0.010	0.001	-0.035	0.018	-0.043	0.029	-0.061	0.062
x_9	NUSAP1	0.044	0.035	0.010	0.001	0.031	0.017	0.037	0.026	0.052	0.049
x_{12}	QSCN6L1	0.051	0.041	0.010	0.001	0.036	0.020	0.044	0.032	0.063	0.072
x_{38}	ZNF533	-0.047	0.039	-0.010	0.001	-0.033	0.019	-0.040	0.030	-0.056	0.059
x_{54}	ORC6L	0.042	0.038					0.036	0.028	0.049	0.051
x_{65}	IGFBP5.1									0.044	0.043
x_{69}	PRC1	0.051	0.042	0.012	0.001	0.041	0.021	0.052	0.037	0.077	0.101
x_{71}	CENPA	0.045	0.038	0.010	0.001	0.032	0.001	0.039	0.054	0.029	0.056

第四章　Cox 模型框架下的半参数回归

在本章中，我们主要在 Cox 模型的框架下考虑判断协变量对对数风险函数的线性或者非线性影响的问题. 为此首先将每个协变量的影响分解成一个线性函数和一个非线性函数的和的形式. 对于非线性部分采用 B 样条逼近的方式，从而将原来的识别线性与非线性的问题转化成判断非线性函数对应的 B 样条逼近的系数是否全部为零的问题. 这样一来，原始问题被转化成组变量选择的问题. 本章采用惩罚偏似然的办法同时实现参数估计以及组变量选择双重目标，并且证明了惩罚估计的相关理论性质. 算法方面，我们在已有的 BMD 算法的基础上引入向后线性搜索技术，得到了修正的 BMD（记为 MBMD）算法，从而减少了算法的迭代步骤，节省了运算时间. 数值实验的结果表明我们提出方法的有效性.

4.1　引　　言

在生存分析中，当我们考虑协变量对失效时间的影响时，Cox 比例风险模型(Cox, 1972)成了应用最广的模型. 在给定协变量的条件下，Cox 比例风险模型假定失效时间 T^u 的风险函数具有以下形式：

$$\lambda(t \mid \boldsymbol{Z}) = \lambda_0(t)\exp(\boldsymbol{Z}^{\mathrm{T}}\boldsymbol{\beta}),$$

其中 $\lambda_0(t)$ 为未知的基准危险率函数，$\boldsymbol{\beta}$ 代表协变量对对数风险函数的线性影响. 但是在实际应用中尤其是当模型中出现连续型协变量时，关于协变量对对数相对风险函数的影响是线性的假设可能是不合理的. 因此一些学者建议考虑如下的非参数的 Cox 模型(Osullivan, 1993; Fan, Gijbels, King, 1997)：

$$\lambda(t \mid \boldsymbol{Z}) = \lambda_0(t)\exp(\boldsymbol{g}(\boldsymbol{Z})),$$

其中 $\boldsymbol{g}(\boldsymbol{Z})$ 为关于协变量 $\boldsymbol{Z}$ 的未知函数. 该非参数模型可以很好地刻画协变量对风险函数的影响形式. 但与此同时，由于“维数灾难”的存在，该模型对协变量维数有很强的限制；另一方面该模型也存在着很难解释的问题. 为了克服参数或者非参数形式的 $\boldsymbol{g}(\boldsymbol{Z})$ 所存在的问题，关于 $\boldsymbol{g}(\boldsymbol{Z})$ 一个更合理的假设是

$g(\boldsymbol{Z})$ 具有半参数形式(Huang, 1999; Cai et al., 2007; Du, Ma, Liang, 2010):

$$g(\boldsymbol{Z})=\boldsymbol{\beta}_u^{\mathrm{T}}\boldsymbol{u}+\tilde{g}(\boldsymbol{w}),$$

其中 $\boldsymbol{\beta}_u$ 是未知的参数部分对应的回归系数, $\tilde{g}(\cdot)$ 是未知的非参数光滑函数. 则相应地, Cox 模型具有如下的部分线性的形式:

$$\lambda(t\mid\boldsymbol{Z})=\lambda_0(t)\exp\{\boldsymbol{\beta}_u^{\mathrm{T}}\boldsymbol{U}+\tilde{g}(\boldsymbol{W})\},\tag{4.1.1}$$

上述半参数模型(4.1.1)同时具有参数模型的很强的解释性以及非参数模型的灵活性的优点.

所有的上面的工作都基于一个共同的假设: 已知哪些协变量对于对数风险函数的影响是线性的, 哪些是非线性的, 然而在实际应用中很难预知协变量的线性或者非线性影响. 在回归分析中, 若一个具有非线性影响的协变量被认为是线性的, 这样会增大模型估计的偏差; 反之, 若原本具有线性影响的变量被认为是非线性的, 这样不仅会导致回归模型更加复杂, 还会降低模型的可解释性. 因此正确识别协变量的影响形式至关重要.

在线性回归模型中, 统计学家可以利用一些残差图的方法来识别协变量对响应变量的影响形式. 然而对于 Cox 模型, 这些简单的图形方法是不存在的. 仿照线性回归模型的做法, 一些基于鞅差图的做法被用来识别协变量的影响形式(Arjas, 1988; Therneau, Grambsch, Fleming, 1990; Fleming, Harrington, 1991; Grambsch, Therneau, Fleming, 1995), 但是如何根据鞅差图正确识别协变量对对数风险函数的影响形式却具有很大的挑战, 而且这种启发式的方法也缺乏理论支撑. 针对部分线性模型, 一些统计学家考虑了识别解释变量对于响应变量的线性以及非线性影响的问题. 如 Zhang, Cheng 和 Liu (2011)提出了一个正确识别协变量是否对响应变量有影响、是线性影响还是非线性影响的两阶段方法. 但是该方法仅仅在特定的情形下被证明是有效的, 此外这种识别方法很难被应用于实际问题的分析中. Huang, Wei 和 Ma (2012)在部分线性模型的框架下提出了一种半参数回归的方法(记为 SRP 方法)来正确识别协变量对响应变量的影响形式.

在本章中, 首先将部分线性模型嵌入非参数可加模型中, 并将每个非参数函数分解成一个线性函数和一个非线性函数的和, 进而对每个非线性部分采用 B 样条逼近, 从而将原始的识别协变量线性与非线性影响的问题转化成判断非线性函数对应的 B 样条近似的系数是否为零的问题, 即组选择问题, 并利用惩罚最小二乘的办法来实现组选择的目的. 理论方面, Huang, Wei 和 Ma (2012)在很一般的情况下证明了 SRP 方法以很高的概率可以正确识别协变量对回归模型的线性非线性影响，并证明了惩罚估计的大样本性质. 但是到目前为止，还没有人考虑过带有删失的失效时间数据的结构识别问题.

在本章中，针对右删失数据常用的 Cox 模型，我们基于一类 folded concave 惩罚函数(Bradic，Fan，Jiang，2011)，运用惩罚偏似然函数的办法填补了上述空白. 为了回避“维数灾难”问题，我们首先将半参数的相对风险函数转化成一些一维非参数函数的和的形式，并将每一个非参数函数分解成一个线性函数和一个非线性函数，后运用 B 样条基函数的线性组合来近似未知的非参数部分. 这样原始的识别协变量线性与非线性的问题转化成了组选择的问题. 进而运用惩罚偏似然函数的办法来实现组选择的目的，该方法可以同时实现参数估计以及组选择的双重目标. 更进一步地，我们证明了本章中提出的方法可以以趋向于 1 的概率正确识别协变量在 Cox 模型的 log 风险函数中的影响形式.

对于非线性回归模型的组变量选择问题，由于解的路径关于 tuning 参数是非线性的，因此如何快速精确地求得目标函数的极值点是一个很大的挑战. 在计算方面，已有的一些工作包括：Yuan 和 Lin (2006) 提出用逐块坐标下降(blockwise coordinate descent)算法对基于 group LASSO 惩罚函数的惩罚最小二乘问题进行求解，他们的算法要求每一组回归参数对应的协变量是正交的. 当我们从原来的设计矩阵随便去掉一列或一部分时又或者打乱原始每一组协变量的顺序时上述逐块正交化的条件不再满足，因此这种逐块正交化的要求不仅苛刻且很难被实现. Yang 和 Zou (2012) 在损失函数满足二次优化的条件下基于 group LASSO 惩罚函数提出了一个简单的逐块优化下降(blockwise majorization descent，BMD)算法，BMD 算法去掉了关于正交化的条件，通过引入二次优化矩阵将原始的非线性问题转化成了二次优化问题. 但是该算法依赖于一个特定矩阵的最大特征根，对于 Cox 模型，一般情况下该特征根很大，这就导致了每步迭代时迭代值的变化很小，从而增加了迭代步骤，减慢了算法的收敛速度. 本章的另一个工作是提出了修正的 BMD 算法(记为 MBMD)，该算法可以快速有效地对惩罚偏似然函数进行求解. 由于 Cox 模型对应的 log 偏似然函数满足二次优化条件，为此我们借鉴 BMD 算法的思想，首先将非线性回归的求解问题转化成二次优化问题，给出了与几种常用惩罚函数相对应的二次优化问题解的显示表达. 进一步，我们在原有的 BMD 算法的基础上引入了向后线性搜索技术来选择一个更合理的数值代替原二次优化矩阵的最大特征根，从而减少算法的迭代步骤，加快收敛速度. 我们还证明了 MBMD 算法的下降性质. 此外该 MBMD 算法不仅仅局限于基于 group LASSO 惩罚函数的惩罚似然估计的计算问题，还可以应用于所有的基于 group 惩罚函数的惩罚偏似然估计的求解问题.

本章其他部分安排如下：在 4.2 节中我们运用样条函数近似的方法，将原始的识别线性与非线性的问题转化成组变量的选择问题，并详细描述了 MBMD 算法. 关于惩罚似然估计的渐近理论结果将在 4.3 节中给出. 在 4.4 节中给出了模拟计算结果，并且分析了原发性胆汁肝硬化患者的相关数据. 在 4.5 节中我们给出了关于本章的小结以及后续可做的工作. 关于理论部分的证明放在了 4.6 节.

4.2 Cox 模型框架下以组变量选择为目的的半参数回归

4.2.1 基于样条函数的惩罚偏似然方法

令 T^u，T^c 分别表示个体的失效时间和删失时间. 观测到数据为 $(T, \Delta, \boldsymbol{Z}) \in \mathbb{R}^+ \times \{0, 1\} \times \mathbb{R}^d$，其中 $T = \min\{T^u, T^c\}$，$\Delta = I(T^u \leqslant T^c)$，$I(\cdot)$ 为示性函数，$\boldsymbol{Z} = (\boldsymbol{U}^{\mathrm{T}}, \boldsymbol{W}^{\mathrm{T}})^{\mathrm{T}}$ 为 d 维协变量，$\boldsymbol{U} \in \mathbb{R}^s$，$\boldsymbol{W} \in \mathbb{R}^{d-s}$. 假设给定协变量 $\boldsymbol{Z}$ 的条件下，T^u 和 T^c 独立，$\{(T_i, \Delta_i, \mathbb{Z}_i) : i = 1, \cdots, n\}$ 为取自 $(T, \Delta, \boldsymbol{Z})$ 的 n 个独立同分布的样本，假设部分线性 Cox 模型(4.1.1)中的非参数部分具有可加形式：

$$\tilde{g}(\boldsymbol{W}) = \tilde{g}_1(w_1) + \cdots + \tilde{g}_{d-s}(w_{d-s}).$$

为了识别协变量对对数风险函数的线性或非线性影响形式，参考 Hastie 和 Tibshirani (1986)将未知函数 $\boldsymbol{g}(\boldsymbol{Z})$ 嵌入非参数可加模型：

$$\boldsymbol{g}(\boldsymbol{Z}) = \sum_{j=1}^{d} g_j(x_j),$$

其中 $x_1, \cdots, x_d$ 是 $\boldsymbol{Z}$ 中的元素. 若存在某些 $g_j(x_j)$ 是线性函数，则相对应的 Cox 模型为部分线性可加 Cox 模型. 在相差一个常数的意义下，$g_j(x_j)$ 可以被唯一识别，因此为了保证 g_j 的唯一性，假设 $E[\Delta g_j(X_j)] = 0$，$1 \leqslant j \leqslant d$. 从而问题转化成识别哪些 g_j 是线性函数，哪些是非线性的. 为了实现识别 g_j 线性或者非线性的目的，我们将 g_j 分解成一个线性函数和一个非线性函数的和的形式：

$$g_j(x) = \beta_j x + \phi_j(x).$$

这样一来，$\boldsymbol{g}(\boldsymbol{Z})$ 可以被重新写成：

$$\boldsymbol{g}(\boldsymbol{Z}) = \boldsymbol{Z}^{\mathrm{T}}\boldsymbol{\beta} + \phi(\boldsymbol{Z}),$$

其中 $\boldsymbol{\beta} = (\beta_1, \cdots, \beta_d)^{\mathrm{T}}$ 为线性部分的回归参数，$\phi(\boldsymbol{Z}) = \sum_{j=1}^{d} \phi_j(x_j)$ 为非线性部分的和函数. 若存在 j 使得 g_j 为线性函数，则与之相对应的非参数部分 ϕ_j 应该

为零.

我们将采用 **B 样条**来近似 ϕ_j. 假设 $\boldsymbol{Z}$ 为取值于 $[a, b]^d$ 上的协变量，其中 a 和 b 为两个有限的实数. 对有限区间 $[a, b]$ 做如下划分：$a=\xi_0 \leqslant \xi_1 \leqslant \cdots \leqslant \xi_{K_n} \leqslant \xi_{K_n+1}=b$. 这样一来，原区间 $[a, b]$ 被分成了 K_n 个子区间($K_n=O(n^{\nu})$ 为正整数，$0<\nu<0.5$)，且该划分满足 $\max\limits_{1\leqslant j\leqslant K_{n+1}} |\xi_j-\xi_{j+1}|=O(n^{-\nu})$. 这样的划分使得原区间 $[a, b]$ 被分成了 K_n 个子区间，记 $I_{K_nt}=[\xi_t, \xi_{t+1})$，$t=0, \cdots, K_{n-1}$ 以及 $I_{K_nK_n}=[\xi_{K_n}, \xi_{K_n+1}]$ 为区间 $[a, b]$ 的每个子区间. 令 S_n 表示由 $m(m\geqslant 1)$ 次多项式构成的空间，S_n 中的每一个函数 h 满足如下两个要求：

(1) 当 $t=1, \cdots, K_n$ 时，h 限制在区间 I_{K_nt}，是 m 次多项式；

(2) 当 $m\geqslant 2$，且当 $0\leqslant m'\leqslant m-2$ 时，h 在区间 $[a, b]$ 上 m' 阶可导.

令 $\boldsymbol{\Phi}_n$ 表示所有取值于 $[a, b]^d$ 具有可加形式 $\boldsymbol{h}(\boldsymbol{Z})=\sum_{j=1}^{d} h_j(x_j)$，$h_j \in \boldsymbol{\Phi}_n$ 的 $\boldsymbol{h}$ 集合. 则由 Schumaker (1981)，存在 S_n 上的基函数 $\{\psi_k, k=1, \cdots, q_n\}$，使得对于每一个属于 S_n 的 h_j，有

$$h_j(x_j)=\sum_{k=1}^{q_n} t_{hjk}\psi_k(x_j), \quad 1\leqslant j\leqslant d,$$

其中 t_{hjk} 为对应于每个样条基函数的系数，$q_n(q_n=K_n+m)$ 为基函数的个数. 根据 Huang (1999)引理 A5，在一定的条件下，真实的非参数部分 ϕ_{0j} 可以很好地用 S_n 中的函数近似. 从而对于 $1\leqslant j\leqslant d$，有

$$\phi_{0j}(x_j) \approx \phi_{nj}(x_j)=\sum_{k=1}^{q_n}\theta_{jk}\psi_k(x_j).$$

若对于所有的 $1\leqslant k\leqslant q_n$ 有 $\theta_{jk}=0$，则函数 g_j 为线性的，反之 g_j 为非线性的. 因此，原来的识别协变量的影响形式的问题转化成确定哪些组的 **B 样条**逼近的系数 $\boldsymbol{\theta}_j=(\theta_{j1}, \cdots, \theta_{jq_n})^{\mathrm{T}}$ 全都为零的问题. 令 $\boldsymbol{\theta}=(\boldsymbol{\theta}_1^{\mathrm{T}}, \cdots, \boldsymbol{\theta}_d^{\mathrm{T}})^{\mathrm{T}}$ 以及 $Y_i(t)=I(T_i\geqslant t)$ 代表 t 时刻第 i 个个体是否处于风险. 令 $\|\cdot\|$ 表示经典的欧几里得范数，$\|\cdot\|_2$ 表示关于 $(T, \Delta, \boldsymbol{Z})$ 的测度的 L_2 范数，$\|\cdot\|_\infty$ 为最大值范数. 则我们可以通过惩罚偏似然的办法得到 $\boldsymbol{\beta}$ 以及 $\boldsymbol{\theta}$ 的估计，其中惩罚偏似然函数为

$$\tilde{Q}_n(\boldsymbol{\beta}, \boldsymbol{\theta})=\tilde{\ell}_n(\boldsymbol{\beta}, \boldsymbol{\theta})+\sum_{j=1}^{d}P(\|\boldsymbol{\theta}_j\|; \lambda, \gamma),$$

其中 $\tilde{\ell}_n(\boldsymbol{\beta}, \boldsymbol{\theta})$ 为具有如下形式的负的 log 偏似然函数：

$$\tilde{\ell}_n(\boldsymbol{\beta}, \boldsymbol{\theta})=-n^{-1}\sum_{i=1}^{n}\Delta_i\sum_{j=1}^{d}\Big(Z_{ij}\beta_j+\sum_{k=1}^{q_n}\theta_{jk}\psi_k(Z_{ij})\Big)+$$

$$n^{-1}\sum_{i=1}^{n}\Delta_i\log\Big\{\sum_{k=1}^{n}Y_k(\boldsymbol{X}_i)\exp\Big[\sum_{k=1}^{n}Y_k(\boldsymbol{X}_i)\exp\Big[\sum_{j=1}^{d}Z_{kj}\beta_j+\sum_{j=1}^{d}\sum_{t=1}^{q_n}\theta_{jt}\psi_t(Z_{jt})\Big]\Big]\Big\},$$

$P(\|\boldsymbol{\theta}_j\|;\lambda,\gamma)$ 是关于向量 $\boldsymbol{\theta}_j$ 的惩罚函数，$\lambda>0$，$\gamma>0$ 为 tuning 参数. 在本章中我们考虑基于 folded concave 惩罚函数的惩罚偏似然方法来识别协变量的线性与非线性影响形式. 令 $\rho(t;\lambda,\gamma)=\lambda^{-1}P(t;\lambda,\gamma)$，folded concave 惩罚函数是通过如下的条件 4.2.1 定义的(Fan，Lv，2011).

条件 4.2.1(folded concave 惩罚函数)　$\rho(t;\lambda,\gamma)$ 关于 $t\in[0,\infty)$ 是上凸的增函数，$\rho(t;\lambda,\gamma)$ 有连续导数 $\rho'(t;\lambda,\gamma)$，该导数满足如下条件：①$\rho'(0_+;\lambda,\gamma)>0$，且关于 $\lambda\in(0,\infty)$ 是增函数；②$\rho(t;\lambda,\gamma)$ 在原点的右导数 $\rho'(0_+;\lambda,\gamma)>0$，与 λ 无关.

注意到平时常用的一些上凸函数如 SCAD、MCP 满足条件 4.2.1 的要求. LASSO 作为下凸的惩罚函数落在条件 4.2.1 的边界上. 简单起见，当我们提到 folded concave 惩罚函数类时，LASSO 惩罚函数包含在其中. 对于给定的 (λ,γ)，基于 folded concave 惩罚函数类的惩罚偏似然估计为：

$$(\hat{\boldsymbol{\beta}}_n,\hat{\boldsymbol{\theta}}_n)=\arg\min_{(\boldsymbol{\beta},\boldsymbol{\theta})}\tilde{Q}_n(\boldsymbol{\beta},\boldsymbol{\theta}).$$

定义：

$$\boldsymbol{b}_{ij}(z_{ij})=(\psi_1(z_{ij}),\cdots,\psi_{q_n}(z_{ij}))^{\mathrm{T}}.$$

即 $\boldsymbol{b}_{ij}(z_{ij})$ 为基函数在 z_{ij} 处所确定的向量值函数. 令 $\boldsymbol{B}(\boldsymbol{z})=(\boldsymbol{B}_1(z_1),\cdots,\boldsymbol{B}_d(\boldsymbol{z}_d))$，其中 $\boldsymbol{B}_j(\boldsymbol{z}_j)=(\boldsymbol{b}_{1j}(z_{1j}),\cdots,\boldsymbol{b}_{nj}(z_{nj}))^{\mathrm{T}}$ 为与第 j 组观测相关的 $n\times q_n$ 矩阵. 从而目标函数可重写为：

$$\tilde{\ell}_n(\boldsymbol{\beta},\boldsymbol{\theta})=-n^{-1}\sum_{i=1}^{n}\Delta_i\Big\{\boldsymbol{Z}_i^{\mathrm{T}}\boldsymbol{\beta}+\boldsymbol{B}_i(\boldsymbol{Z}_i)^{\mathrm{T}}\boldsymbol{\theta}-\sum_{k=1}^{n}Y_k(\boldsymbol{X}_i)\exp[\boldsymbol{Z}_k^{\mathrm{T}}\boldsymbol{\beta}+\boldsymbol{B}_k(\boldsymbol{Z}_k)^{\mathrm{T}}\boldsymbol{\theta}]\Big\},$$

其中 $\boldsymbol{Z}_i$ 是第 i 组协变量 $\boldsymbol{Z}$ 的观测值，$\boldsymbol{B}_i(\boldsymbol{Z}_i)$ 为矩阵 $\boldsymbol{B}(\boldsymbol{Z})$ 的第 i 行.

4.2.2 算法设计

我们用修正的 BMD (记为 MBMD)算法来求解 $\hat{\boldsymbol{\theta}}_n$. 该算法是在 Yang 和 Zou (2012)提出的 BMD 算法的基础上对其进行改进以加快收敛速度而得到的算法. 令 D 表示观测数据，$L(\boldsymbol{\theta}\mid\boldsymbol{D})$ 表示基于观测数据 $\boldsymbol{D}$ 的损失函数，则目标函数为：

$$f(\boldsymbol{\theta})=L(\boldsymbol{\theta}\mid\boldsymbol{D})+\sum_{j=1}^{d}P(\|\boldsymbol{\theta}_j\|;\lambda),$$

其中 $P(\|\boldsymbol{\theta}_j\|;\lambda)$ 为前面所提到的惩罚函数，$\hat{\boldsymbol{\theta}}_n$ 为目标函数 $f(\boldsymbol{\theta})$ 的极小值点.

为了描述 MBMD 算法，我们首先回顾 BMD 算法. 为此引入二次优化 (quadratic majorization，简记为 QM) 条件.

条件 4.2.2 (QM 条件)　当且仅当下列条件成立时，称损失函数 $L(\boldsymbol{\theta}\mid\boldsymbol{D})$ 满足 QM 条件：

(i) $L(\boldsymbol{\theta}\mid\boldsymbol{D})$ 关于 $\boldsymbol{\theta}$ 可导，即 $\nabla L(\boldsymbol{\theta}\mid\boldsymbol{D})$ 处处存在；

(ii) 存在可能只依赖于数据 $\boldsymbol{D}$ 的矩阵 $\boldsymbol{H}$，使得对于所有的 $\boldsymbol{\theta}$ 以及 $\boldsymbol{\theta}^*$ 有

$$L(\boldsymbol{\theta}\mid\boldsymbol{D})\leqslant L(\boldsymbol{\theta}^*\mid\boldsymbol{D})+(\boldsymbol{\theta}-\boldsymbol{\theta}^*)^{\mathrm{T}}\nabla L(\boldsymbol{\theta}^*\mid\boldsymbol{D})+\frac{1}{2}(\boldsymbol{\theta}-\boldsymbol{\theta}^*)^{\mathrm{T}}\boldsymbol{H}(\boldsymbol{\theta}-\boldsymbol{\theta}^*).$$

现在我们给出关于 BMD 算法的简单描述. 假设 $\boldsymbol{\theta}$ 的当前值为 $\tilde{\boldsymbol{\theta}}=(\tilde{\boldsymbol{\theta}}_1,\cdots,\tilde{\boldsymbol{\theta}}_{j-1},\boldsymbol{\theta}_j,\tilde{\boldsymbol{\theta}}_{j+1},\cdots,\tilde{\boldsymbol{\theta}}_d)$，令 $\boldsymbol{H}^{(j)}$ 为第 j 组协变量对应于 $\boldsymbol{H}$ 的子矩阵. 将 $\boldsymbol{\theta}$ 写成 $\boldsymbol{\theta}=(\tilde{\boldsymbol{\theta}}_1,\cdots,\tilde{\boldsymbol{\theta}}_{j-1},\boldsymbol{\theta}_j,\tilde{\boldsymbol{\theta}}_{j+1},\cdots,\tilde{\boldsymbol{\theta}}_d)$.

损失函数 $\ell_n(\boldsymbol{\theta})$ 满足 QM 条件，由 $\boldsymbol{\theta}$ 和 $\tilde{\boldsymbol{\theta}}$ 的定义

$$\begin{aligned}\ell_n(\boldsymbol{\theta})&\leqslant\ell_n(\tilde{\boldsymbol{\theta}})+(\boldsymbol{\theta}-\tilde{\boldsymbol{\theta}})^{\mathrm{T}}\nabla\ell_n(\tilde{\boldsymbol{\theta}})+\frac{1}{2}(\boldsymbol{\theta}-\tilde{\boldsymbol{\theta}})^{\mathrm{T}}\boldsymbol{H}(\boldsymbol{\theta}-\tilde{\boldsymbol{\theta}})\\&=\ell_n(\tilde{\boldsymbol{\theta}})+(\boldsymbol{\theta}_j-\tilde{\boldsymbol{\theta}}_j)^{\mathrm{T}}\boldsymbol{d}_j+\frac{1}{2}(\boldsymbol{\theta}_j-\tilde{\boldsymbol{\theta}}_j)^{\mathrm{T}}\boldsymbol{H}^{(j)}(\boldsymbol{\theta}_j-\tilde{\boldsymbol{\theta}}_j),\end{aligned}$$

其中 $\boldsymbol{d}_j$ 为 $\ell_n(\boldsymbol{\theta})$ 关于第 j 组参数在点 $\tilde{\boldsymbol{\theta}}$ 处的偏导数. 令 h_j 表示 $\boldsymbol{H}^{(j)}$ 的最大特征根，由 QM 条件知，

$$\ell_n(\boldsymbol{\theta})\leqslant\ell_n(\tilde{\boldsymbol{\theta}})+(\boldsymbol{\theta}_j-\tilde{\boldsymbol{\theta}}_j)^{\mathrm{T}}\boldsymbol{d}_j+\frac{h_j}{2}\|\boldsymbol{\theta}_j-\tilde{\boldsymbol{\theta}}_j\|^2.\tag{4.2.1}$$

根据 BMD (Yang, Zou, 2012) 算法，第 j 组回归系数的更新值 $\hat{\boldsymbol{\theta}}_{nj}(h_j)$ 为：

$$\hat{\boldsymbol{\theta}}_{nj}(h_j)=\arg\min_{\boldsymbol{\theta}_j}\left\{\ell_n(\tilde{\boldsymbol{\theta}})+(\boldsymbol{\theta}_j-\tilde{\boldsymbol{\theta}}_j)^{\mathrm{T}}\boldsymbol{d}_j+\frac{h_j}{2}\|\boldsymbol{\theta}_j-\tilde{\boldsymbol{\theta}}_j\|^2+P(\|\boldsymbol{\theta}_j\|;\lambda)\right\},$$

令 $\boldsymbol{c}_j\triangleq\tilde{\boldsymbol{\theta}}_j-\boldsymbol{d}_j/h_j$，经过简单的计算可知 $\hat{\boldsymbol{\theta}}_{nj}(h_j)$ 也是 $m_j(\boldsymbol{\theta}_j)$ 的极小点，其中

$$\begin{aligned}m_j(\boldsymbol{\theta}_j)&\triangleq\frac{1}{2}\|\boldsymbol{\theta}_j-\tilde{\boldsymbol{\theta}}_j\|^2+\frac{1}{h_j}\boldsymbol{d}_j^{\mathrm{T}}(\boldsymbol{\theta}_j-\tilde{\boldsymbol{\theta}}_j)+\frac{1}{h_j}P(\|\boldsymbol{\theta}_j\|;\lambda)+\frac{\|\boldsymbol{d}_j\|^2}{2h_j^2}\\&=\frac{1}{2}\|\boldsymbol{\theta}_j-\boldsymbol{c}_j\|^2+\frac{1}{h_j}P(\|\boldsymbol{\theta}_j\|;\lambda).\end{aligned}$$

从而 $\boldsymbol{\theta}$ 的更新值可以写成 $\boldsymbol{\theta}(h_j)=(\tilde{\boldsymbol{\theta}}_1, \cdots, \tilde{\boldsymbol{\theta}}_{j-1}, \hat{\boldsymbol{\theta}}_{nj}(h_j), \tilde{\boldsymbol{\theta}}_{j+1}, \cdots, \tilde{\boldsymbol{\theta}}_d)$. 从上面的描述可知，该算法的关键是找到二次优化矩阵 $\boldsymbol{H}$ 使得原非线性回归的求解问题转化成二次函数的优化问题. 在本章中损失函数 $L(\boldsymbol{\theta} \mid \boldsymbol{D})$ 为 Cox 型所对应的负的 log 偏似然函数 $\ell_n(\boldsymbol{\theta})$，Böhning 和 Lindsay (1988)证明了 $\ell_n(\boldsymbol{\theta})$ 满足 QM 条件，其中二次优化方阵 $\boldsymbol{H}$ 为

$$\boldsymbol{H}=\frac{1}{2n}\sum_{i=1}^{n}\Delta_i\sum_{j=1}^{n}Y_j(T_i)\,\tilde{z}_i\tilde{z}_j^T,$$

列向量 $\tilde{z}_j$ 为设计矩阵 $\tilde{\boldsymbol{Z}}$ 的第 j 观测. 显然不同 h_j 的值得到的第 j 组参数的更新值不同. 较小的 h_j 可以使得每一步回归系数的更新值的变化量较大，从而减少算法的迭代步骤，节省运算时间，反之较大的 h_j 会耗费较多的运算时间. 对于 Cox 模型，一般说来对应于 Böhning 和 Lindsay (1988)给出的二次优化矩阵的特征根 h_j 的值比较大，导致每次迭代时 $\hat{\boldsymbol{\theta}}_{nj}(h_j)$ 的变化很小，求得最优解需要花费较长的时间. 注意到 h_j 只是用来保证不等式 4.2.1 关于 $\boldsymbol{\theta}(h_j)$ 以及 $\tilde{\boldsymbol{\theta}}$ 成立. 如果可以找到一个更小的满足条件的 h_j（记为 $\tilde{h}_j$），使得不等式 4.2.1 关于 $\boldsymbol{\theta}(\tilde{h}_j)$ 以及 $\tilde{\boldsymbol{\theta}}$ 成立，从而使得每次更新时回归系数的变化量较大，则可以加快算法的收敛速度. 基于这种思想，我们在 BMD 算法中引入向后线性搜索技术来寻找一个满足条件的更小的 $\tilde{h}_j$，下面我们详细描述如何用向后线性搜索技术来寻找更合适的 $\tilde{h}_j$.

由于矩阵 $\boldsymbol{H}^{(j)}$ 的最大特征根 h_j 可以使得不等式 4.2.1 成立，因此 $\tilde{h}_j$ 的初始值可以选为 h_j. 对于 $\tilde{h}_j$，求得 $m_j(\tilde{h}_j)$ 的极小值点 $\hat{\boldsymbol{\theta}}_{nj}(\tilde{h}_j)$. 对于事先给定的压缩因子 $\eta \in (0, 1)$，压缩 $\tilde{h}_j: h_j=\tilde{h}_j*\eta$. 基于目前 h_j 的数值寻找目标函数 $m_j(h_j)$ 的极小值点 $\hat{\boldsymbol{\theta}}_{nj}(h_j)$.

若不等式 4.2.1 关于 h_j，$\tilde{\boldsymbol{\theta}}$ 以及 $\boldsymbol{\theta}(h_j)$ 不成立，则输出 $\tilde{h}_j$ 以及 $\hat{\boldsymbol{\theta}}_{nj}(\tilde{h}_j)$，反之令 $\tilde{h}_j=h_j$，将 $\tilde{h}_j$ 继续压缩 η 倍，更新 $\boldsymbol{\theta}(h_j)$，直到不等式 4.2.1 关于 h_j，$\tilde{\boldsymbol{\theta}}$ 以及 $\boldsymbol{\theta}(h_j)$ 不成立. 这个求解的过程被称为 MBMD 算法，对于给定的压缩因子 $\eta(0<\eta<1)$，该算法的详细描述如下：

算法 4.2.1 (MBMD 算法)

(1) 计算二次优化矩阵 $\boldsymbol{H}$，以及每一组回归系数对应的子矩阵 $\boldsymbol{H}^{(j)}$ 的最大特征根 h_j.

(2) 初始化 $\boldsymbol{\theta}$，令 $\tilde{h}_j = h_j$，计算 $\hat{\boldsymbol{\theta}}_{nj}(\tilde{h}_j)$.

(3) 重复如下步骤直到算法收敛.

$j = 1, \cdots, d$，实现下面的(a)~(d)步：

(a) 计算 $\boldsymbol{d}_j = \dfrac{\partial \ell_n(\tilde{\boldsymbol{\theta}})}{\partial \boldsymbol{\theta}_j}$；

(b) 更新 $h_j = \tilde{h}_j * \eta$，求得与此 $\hat{\boldsymbol{\theta}}_{nj}(\tilde{h}_j)$ 对应的 $\hat{\boldsymbol{\theta}}_{nj}(h_j)$ 的极小值点 $\hat{\boldsymbol{\theta}}_{nj}(\tilde{h}_j)$；

(c)若对于当前的 $\tilde{\boldsymbol{\theta}}$，$h_j$ 和 $\boldsymbol{\theta} = \boldsymbol{\theta}(h_j)$，不等式(4.2.1)成立，令 $\tilde{h}_j = h_j$，返回步骤(b)；

(d) 否则令 $\tilde{\boldsymbol{\theta}} = (\tilde{\boldsymbol{\theta}}_1, \cdots, \tilde{\boldsymbol{\theta}}_{j-1}, \hat{\boldsymbol{\theta}}_{nj}(\tilde{h}_j), \tilde{\boldsymbol{\theta}}_{j+1}, \cdots, \tilde{\boldsymbol{\theta}}_d)$；

(4) 输出 $\hat{\boldsymbol{\theta}}_n = \tilde{\boldsymbol{\theta}}$.

进一步地，可以证明 MBMD 算法的下降性质，这也反映了此算法的合理性，关于算法的下降性质的证明放在本章的最后一节.

MBMD 算法的另一个优越之处是对于比较常用的惩罚函数如 LASSO，SCAD，MCP，$\hat{\boldsymbol{\theta}}_{nj}(h_j)$ 有显示表达.

定义 $S(\boldsymbol{c}_j;\ \lambda) = \left(1 - \dfrac{\lambda}{\|\boldsymbol{c}_j\|}\right)_+ \boldsymbol{c}_j$，其中 $(x)_+ = \max\{0,\ x\}$. 对于 group LASSO 惩罚函数 $P_{\text{gLASSO}}(\|\boldsymbol{\theta}_j\|;\ \lambda,\ \gamma) = \lambda\|\boldsymbol{\theta}_j\|$，$m_j(\boldsymbol{\theta}_j)$ 的极小点为：

$$\hat{\boldsymbol{\theta}}_{nj}^{\text{gLASSO}}(h_j) = S(\boldsymbol{c}_j;\ \lambda/h_j).$$

group SCAD 惩罚函数具有如下形式：

$$P_{\text{gSCAD}}(\|\boldsymbol{\theta}_j\|;\ \lambda,\ \gamma) = \begin{cases} \lambda\|\boldsymbol{\theta}_j\|, & \|\boldsymbol{\theta}_j\| \leqslant \lambda; \\ \dfrac{\gamma\lambda\|\boldsymbol{\theta}_j\|}{\gamma - 1} - \dfrac{\|\boldsymbol{\theta}_j\|^2 + \lambda^2}{2(\gamma - 1)}, & \lambda < \|\boldsymbol{\theta}_j\| \leqslant \gamma\lambda; \\ \dfrac{(\gamma^2 - 1)\lambda^2}{(2(\gamma - 1))}, & \|\boldsymbol{\theta}_j\| \geqslant \gamma\lambda. \end{cases}$$

则基于 group SCAD 惩罚函数的惩罚估计 $\hat{\boldsymbol{\theta}}_{nj}^{\text{gSCAD}}(h_j)$ 为：

$$\hat{\boldsymbol{\theta}}_{nj}^{\mathrm{gSCAD}}(h_j)=\begin{cases}S(\boldsymbol{c}_j;\ \lambda/l_j), & \|\boldsymbol{c}_j\|\leqslant\lambda+\dfrac{\lambda}{h_j};\\ \dfrac{\left[h_j(\gamma-1)-\dfrac{\gamma\lambda}{\|\boldsymbol{c}_j\|}\right]\boldsymbol{c}_j}{(h_j\gamma-h_j-1)}, & \lambda+\dfrac{\lambda}{h_j}<\|\boldsymbol{c}_j\|\leqslant\gamma\lambda;\\ \boldsymbol{c}_j, & \|\boldsymbol{c}_j\|\geqslant\gamma\lambda.\end{cases}$$

关于 $\boldsymbol{\theta}_j$ 的 group MCP 惩罚函数为:

$$P_{\mathrm{gMCP}}(\|\boldsymbol{\theta}_j\|;\ \lambda,\ \gamma)=\begin{cases}\lambda\|\boldsymbol{\theta}_j\|-\dfrac{\|\boldsymbol{\theta}_j\|^2}{2\gamma}, & \|\boldsymbol{\theta}_j\|\leqslant\lambda\gamma;\\ \dfrac{\lambda^2\gamma}{2}, & \|\boldsymbol{\theta}_j\|>\lambda\gamma.\end{cases}$$

$$\hat{\boldsymbol{\theta}}_{nj}^{\mathrm{gMCP}}(h_j)=\begin{cases}S\left(\dfrac{h_j\boldsymbol{c}_j}{h_j-1/\gamma};\ \dfrac{\lambda}{h_j-1/\gamma}\right), & \|\boldsymbol{c}_j\|\leqslant\lambda\gamma;\\ \boldsymbol{c}_j,\ \ \|\boldsymbol{c}_j\|\geqslant\lambda\gamma.\end{cases}$$

4.2.3 应用

由于本章中所考虑的问题不仅包括未惩罚的单个回归系数的部分 $\boldsymbol{\beta}$, 还包括带有惩罚的组变量选择部分 $\boldsymbol{\theta}$. 对于没有引入惩罚的部分可以将其看成是组变量个数为 1, tuning 参数 $\lambda=0$ 的伪惩罚的组变量选择部分. 经过这样的转换, 第 j 组观测的"协变量"

$$\tilde{\boldsymbol{z}}_j=(x_{j1},\ \cdots,\ x_{jd},\ \psi_1(x_{j1}),\ \cdots,\ \psi_{q_n}(x_{j1}),\ \cdots,\ \psi_1(x_{jd}),\ \cdots,\ \psi_{q_n}(x_{jd}))^{\mathrm{T}}$$

是 $(1+q_n)\times d$ 维的. 相应的优化矩阵

$$\boldsymbol{H}=\frac{1}{2n}\sum_{i=1}^{n}\Delta_i\sum_{j=1}^{n}Y_j(T_i)\,\tilde{\boldsymbol{z}}_i\tilde{\boldsymbol{z}}_j^{\mathrm{T}}.$$

为 $(1+q_n)d\times(1+q_n)d$ 的方阵. 对上述矩阵 $\boldsymbol{H}$ 按照 $(\boldsymbol{\beta},\ \boldsymbol{\theta})$ 的形式分块:

$$\boldsymbol{H}=\begin{pmatrix}\boldsymbol{H}^{(11)} & \boldsymbol{H}^{(12)}\\ \boldsymbol{H}^{(21)} & \boldsymbol{H}^{(22)}\end{pmatrix},$$

其中 $\boldsymbol{H}^{(11)}$ 为 $d\times d$ 的子矩阵.

因此我们提出的惩罚偏似然函数 $\tilde{Q}_n(\boldsymbol{\beta},\ \boldsymbol{\theta})$ 可以重写为

$$\tilde{Q}_n(\boldsymbol{\beta},\ \boldsymbol{\theta})=\tilde{\ell}_n(\boldsymbol{\beta},\ \boldsymbol{\theta})+\sum_{j=1}^{d}P(|\beta_j|;\ \lambda_0,\ \gamma)+\sum_{j=1}^{d}P(\|\boldsymbol{\theta}_j\|;\ \lambda,\ \gamma),$$

其中，$\lambda_0 = 0$. 仿照之前的做法，β_j 可以由下式更新

$$\beta_j^{(k+1)} = \beta_j^{(k)} - \frac{1}{h_j} \frac{\partial \tilde{\ell}_n(\boldsymbol{\beta}^{(k)}, \boldsymbol{\theta}^{(k)})}{\partial \beta_j}, \tag{4.2.2}$$

h_j 为矩阵 $\boldsymbol{H}^{(11)}$ 的第 (j, j) 个元素.
定义

$$\boldsymbol{\beta}(h_j) = (\tilde{\beta}_1, \cdots, \beta_j(h_j), \cdots, \tilde{\beta}_d)^{\mathrm{T}}.$$

对于每一个 h_j，$j = 1, \cdots, d$ 以及 $(\boldsymbol{\beta}^{\mathrm{T}}, \boldsymbol{\theta}^{\mathrm{T}})$ 的初始值 $(\tilde{\boldsymbol{\beta}}^{\mathrm{T}}, \tilde{\boldsymbol{\theta}}^{\mathrm{T}})$，给定 η $(0 < \eta < 1)$，算法 4.2.2 可以用来求解我们的优化问题.

算法 4.2.2 (MBMD 算法二)

(1) 计算 $\boldsymbol{H}$；

(2) 初始化 $(\tilde{\boldsymbol{\beta}}, \tilde{\boldsymbol{\theta}})$；

(3) 重复以下步骤直到算法收敛：

对于 $j = 1, \cdots, d$,

(a) 对于 $(\boldsymbol{\beta}, \boldsymbol{\theta})$ 的当前值，由式(4.2.2)更新 $\boldsymbol{\beta}$ 的第 j 个元素 $\boldsymbol{\beta}_j$；

(b) 对于 $(\boldsymbol{\beta}, \boldsymbol{\theta})$ 的当前值，用算法 4.2.1 描述的 MBMD 算法更新 $\boldsymbol{\theta}$ 的第 j 组元素 $\boldsymbol{\theta}_j$.

4.2.4　tuning 参数的选择

在本章中，我们用 GCV 准则(Craven，Wahba，1979)选取 tuning 参数 λ. 由于本章中我们的主要目的是识别协变量关于对数相对风险函数的线性与非线性问题，因此我们用估计的重要组的个数来作为自由度的近似，即 $\widehat{\mathrm{DF}}(\lambda) \approx \sum_{j=1}^{d} \| \hat{\boldsymbol{\theta}}_{nj} \|_0$.

从而本章中 GCV 统计量可以用下面的表达式近似

$$\mathrm{GCV}(\lambda) = \frac{\tilde{\ell}_n(\hat{\boldsymbol{\beta}}, \hat{\boldsymbol{\theta}}_n)}{\{1 - \widehat{\mathrm{DF}}(\lambda)/n\}^2}.$$

最优的 λ 值为使得上述 GCV 准则达到最小的 $\hat{\lambda}$. 对于 folded concave 惩罚函数类，用来控制惩罚函数凸性的另外一个 tuning 参数取其经验值(如 SCAD 惩罚函数中选取 $\gamma = 3.7$，MCP 惩罚函数中令 $\gamma = 2.7$).

4.3 主要理论结果

在本节中，我们将给出惩罚偏似然估计的相合性以及 Oracle 性质，我们运行 tuning 参数 λ 可以随着样本量的变化而发生变化，因此将其记为 λ_n.

我们只给出相应的理论结果，证明放在本章附录中. 首先引入一些记号. $\boldsymbol{\beta}$ 和 ϕ 的真值分别记为 $\boldsymbol{\beta}_0$, ϕ_0. 定义

$$S_n^{(m)}(t;\ \boldsymbol{\beta},\ \phi)=\frac{1}{n}\sum_{i=1}^{n}Y_i(t)\ \boldsymbol{X}_i^{\otimes m}\exp(\boldsymbol{X}_i^{\mathrm{T}}\boldsymbol{\beta}+\phi(\boldsymbol{X}_i)),$$

$$s^{(m)}(t;\ \boldsymbol{\beta},\ \phi)=E[Y(t)\ \boldsymbol{X}^{\otimes m}\exp(\boldsymbol{X}^{\mathrm{T}}\boldsymbol{\beta}+\phi(\boldsymbol{X}))],\quad m=0,\ 1,\ 2,$$

其中 $\boldsymbol{X}^{\otimes 0}=1$, $\boldsymbol{X}^{\otimes 1}=\boldsymbol{X}$ 以及 $\boldsymbol{X}^{\otimes 2}=\boldsymbol{X}\boldsymbol{X}^{\mathrm{T}}$.

令

$$S_{nf}(t;\ f,\ \boldsymbol{\beta},\ \phi)=\frac{1}{n}\sum_{i=1}^{n}Y_i(t)f(\boldsymbol{X}_i)\exp(\boldsymbol{X}_i^{\mathrm{T}}\boldsymbol{\beta}+\phi(\boldsymbol{X}_i)),$$

$$V_n(f,\ h;\ \boldsymbol{\beta},\ \phi)=$$

$$\frac{1}{n}\sum_{i=1}^{n}\Delta_i\left\{\frac{S_n(T_i;\ fh,\ \boldsymbol{\beta},\ \phi)}{S_n^{(0)}(T_i;\ \boldsymbol{\beta},\ \phi)}-\frac{S_n(T_i;\ f,\ \boldsymbol{\beta},\ \phi)S_n(T_i;\ h,\ \boldsymbol{\beta},\ \phi)}{S_n^{(0)}(T_i;\ \boldsymbol{\beta},\ \phi)S_n^{(0)}(T_i;\ \boldsymbol{\beta},\ \phi)}\right\},$$

其中 $f(\cdot)$ 为已知函数. 记

$$s_f(t;\ f,\ \boldsymbol{\beta},\ \phi)=E[Y(t)f(\boldsymbol{X})\exp(\boldsymbol{X}^{\mathrm{T}}\boldsymbol{\beta}+\phi(\boldsymbol{X}))],$$

以及

$$V(f,\ h;\ \boldsymbol{\beta}_0,\ \phi_0)=$$

$$\int_0^{\tau}\left\{\frac{s_f(t;\ fh,\ \boldsymbol{\beta}_0,\ \phi_0)}{s^{(0)}(t;\ \boldsymbol{\beta}_0,\ \phi_0)}-\frac{s_f(t;\ f,\ \boldsymbol{\beta}_0,\ \phi_0)s_f(t;\ h,\ \boldsymbol{\beta}_0,\ \phi_0)}{s^{(0)}(t;\ \boldsymbol{\beta}_0,\ \phi_0)s^{(0)}(t;\ \boldsymbol{\beta}_0,\ \phi_0)}\right\}s^{(0)}(t;\ \boldsymbol{\beta}_0,\ \phi_0)\mathrm{d}\Lambda_0(t).$$

令 k 为非负整数，α 为取值于 $(0,\ 1]$ 上的正数，且满足 $p=k+\alpha>0.5$. 令 $\mathscr{G}$ 表示定义在 $[0,\ 1]$ 上的函数 f 的集合，其中 f 的 k 阶导数 $f^{(k)}$ 存在且满足 α 阶 Lipschitz 条件：

$$|f^{(k)}(t_1)-f^{(k)}(t_2)|\leqslant C|t_1-t_2|^{\alpha},\quad t_1,\ t_2\in[0,\ 1].$$

令

$$\mathscr{F}=\left\{f:\ [0,\ \infty)\to\mathbb{R}:\quad \|f\|_2=\left[E\left\{\int_0^{\tau}f^2(t)\mathrm{d}N(t)\right\}\right]^{\frac{1}{2}}<\infty\right\}.$$

显然 $\mathscr{F}$ 为 Hilbert 空间，$\mathscr{G}\subset\mathscr{F}$，从而由 Hilbert 空间的投影定理(Stakgold, 1998)可知，对于任意的 $x_j\in\mathscr{F}$，在 $\mathscr{G}$ 上存在唯一的元素 $a_j^*\in\mathscr{G}$，使得 $(x_j-$

$a_j^*) \perp \mathscr{G}$. 令 $a^* = (a_1^*, \cdots, a_d^*)^{\mathrm{T}}$.

为了得到相关的理论结果，需要如下几个条件：

(A1) 对于所有的 $1 \leqslant j \leqslant d$，有 $\phi_j \in \mathscr{G}$.

(A2) 回归参数 $\boldsymbol{\beta}_0$ 所属的集合 $\mathscr{B}$ 为 $\mathbb{R}^d$ 上的开集. 协变量 $\boldsymbol{X}$ 取值于 $\mathbb{R}^d$ 上的有界集，且 $\mathbb{R}^d$ 的前 s 个元素为非线性的. 进一步假设对于所有的

$$1 \leqslant j \leqslant d,\ \phi_j \in \mathscr{G},\ E(\Delta_j \boldsymbol{X}_j) = 0,\ E(\Delta_j \phi_j(\boldsymbol{X}_j)) = 0.$$

(A3) 在给定协变量 $\boldsymbol{X}$ 的条件下，假设失效时间 T^u 和删失时间 T^c 相互独立.

(A4) 存在一个小的正数 ϵ，关于 $\boldsymbol{X}$ 的测度几乎处处有 $P(\Delta = 1 \mid \boldsymbol{X}) > \epsilon$ 以及 $P(T > \tau \mid \boldsymbol{X}) < \epsilon$.

(A5) 令 $c_1, c_2 (0 < c_1 < c_2 < \infty)$ 为两个常数，对于 $(T, \boldsymbol{X}, \Delta = 1)$ 的联合密度 $f(t, \boldsymbol{x}, \Delta = 1)$，对于所有的 $(t, \boldsymbol{x}) \in [0, \tau] \times [a, b]^d$ 有 $c_1 \leqslant f(t, \boldsymbol{x}, \Delta = 1) < c_2$.

(A6) 假设 $E\left[\int_0^\tau (\boldsymbol{X} - \boldsymbol{a}^*)^{\otimes 2} \mathrm{d}N(t)\right]$ 非奇异.

(A7) 令 $q > 1$ 为正整数，对于 $1 \leqslant j \leqslant d$，$(T, \boldsymbol{X}, \Delta = 1)$ 的联合密度 $f(t, \boldsymbol{x}, \Delta = 1)$ 关于 t 或者 x_j 的 q 阶偏导数存在且有界.

(A8) $\boldsymbol{\Sigma}$ 非奇异.

关于函数 ϕ_j 的光滑性，假设(A1)在非参数情况下经常用到. 一般来说，$p = 1$ (即 $k = 0$，$\alpha = 1$)或者 $p = 2$ (即 $k = 1$，$\alpha = 1$)可以满足大部分非参数假设的需要.

定理 4.3.1 假设条件(A1)~(A6)成立. $0 < \nu < 0.5$，若 tuning 参数满足 $\lambda_n = o(n^{-\nu})$，则对所有的 $j = 1, \cdots, d$，有

$$\|\hat{\boldsymbol{\beta}}_n - \boldsymbol{\beta}_0\| = O_p(n^{-\nu p} + n^{-(1-\nu)/2}),$$
$$\|\hat{\phi}_{nj} - \phi_{0j}\|_2 = O_p(n^{-\nu p} + n^{-(1-\nu)/2}).$$

在上述定理中，若取 $\nu = 1/(2p+1)$，则 $\hat{\phi}_{nj}$ 可以达到非参数估计的有效收敛速度 $n^{p/(2p+1)}$. 下面的定理表明参数部分的估计 $\hat{\boldsymbol{\beta}}_n$ 在一定的条件下是 $\sqrt{n}$ 相合的.

定理 4.3.2 假设条件(A1)~(A8)成立，若关于 ν 的限制条件 $0.25/p < \nu < 0.5$ 以及 $\nu(p+q) > 0.5$ 成立，其中 p 的定义见条件(A1)中关于 $\mathscr{G}$ 的定义，为函数 ϕ_j 的光滑程度，q 的定义见条件(A7)，则有

(1)(组稀疏性)

$$\lim_{n\to\infty} P\{\hat{\phi}_{nj}=0: j=s+1, \cdots, d\}=1;$$

(2)(渐近正态性)

$$\sqrt{n}(\hat{\boldsymbol{\beta}}_n-\boldsymbol{\beta}_0)\to_d N(\mathbf{0}, \boldsymbol{\Sigma}^{-1}).$$

组的稀疏性表明我们提出的基于样条逼近的惩罚偏似然的方法以很高的概率正确地识别出协变量的线性与非线性部分. 虽然关于非参数部分的估计 $\hat{\phi}_{nj}$ 的收敛速度比 $\sqrt{n}$ 慢, 但是参数部分却是 $\sqrt{n}$ 相合的, 且是渐进分布的、是正态的. 估计 $\hat{\phi}_{nj}$, ν 的最优值为 $1/(2p+1)$, 此时定理 4.3.2 成立. 因此当 $\nu=1/(2p+1)$ 时, 参数部分以及非参数部分都达到了最优的收敛速度.

4.4 数值模拟

在本小节中我们用数值模拟实验来检验提出的方法是否可行有效. 从如下的 Cox 模型中生成 1000 组样本数据, 其中样本量分别为 $n=100$, 200,

$$\lambda(t \mid \boldsymbol{x})=\lambda_0(t)\exp(\boldsymbol{g}(\boldsymbol{x})), \tag{4.4.1}$$

$\lambda_0(t)$ 为基准危险率函数. 针对基准危险率函数 $\lambda_0(t)$ 我们考虑如下两种情况:

(1) $\lambda_0(t)$ 取值为常数: $\lambda_0(t)=1$;

(2) $\lambda_0(t)$ 为 t 的函数: $\lambda_0(t)=2t$.

仿照 Huang, Wei 和 Ma (2012), 用如下方式生成 d 维协变量:

首先由均匀分布 $U[0, 1]$ 生成 $w_1, \cdots, w_d$ 以及 u, 然后生成 $\boldsymbol{x}$: $x_i=(w_i+u)/2$, $(i=1, \cdots, d)$. 令压缩因子 $\eta=0.6$, 用 MBMD 算法来求解惩罚偏似然估计. 删失时间服从 $[0, c]$ 上的均匀分布, 其中 c 的大小用来控制删失率, 在本章中分别考虑删失率为 20% 和 40% 的情况下我们提出的惩罚方法的表现. 用来控制 group SCAD、group MCP 惩罚函数凸性的 tuning 参数 γ 的取值分别为: $\gamma=3.7$ (group SCAD) 以及 $\gamma=2.7$ (group MCP). 如上节所述, GCV 准则被用来选择最优的 tuning 参数 λ.

4.4.1 数值模拟 1

我们首先检验提出的惩罚偏似然的方法是否可以正确挑选出线性与非线性的协变量. 考虑如下的定义在 $[0, 1]$ 上的函数:

$$f_1(x)=x, \quad f_2(x)=\sin(2\pi x), \quad f_3(x)=9x^2-6x,$$

$f_4(x)=0.1\sin(2\pi x)+0.2\cos(2\pi x)+0.3\sin(2\pi x)^2+0.4\cos(2\pi x)^3+0.5\sin(2\pi x)^3$.

在 Cox 模型 4.4.1 中，令

$$g(\boldsymbol{x})=f_1(x_1)+1.5f_1(x_2)-0.8f_1(x_3)+2f_2(x_4)+3f_3(x_5)+3f_4(x_6).$$

这样一来在 Cox 模型中协变量 x_1，x_2，x_3 对 log 相对风险函数具有线性影响形式，剩余的三个变量具有非线性形式的影响. 模型误差(model error)是用来衡量拟合好坏的一个重要指标. 对于线性回归模型 $E(Y\mid \boldsymbol{x})=\mu(\boldsymbol{x})$，预测值 $\hat{\mu}(\boldsymbol{x})$ 的模型误差为

$$\mathrm{ME}(\hat{\mu})=E\{E(Y\mid \boldsymbol{x})-\mu(\boldsymbol{x})\}^2.$$

对于 Cox 模型 4.4.1 (Fan，Li，2002)，

$$\mu(\boldsymbol{x})=E(T^u\mid \boldsymbol{x})=\int_0^\infty t\lambda_0(t)\exp\{g(\boldsymbol{x})\}\exp\left\{-\int_0^t\lambda_0(u)\exp\{g(\boldsymbol{x})\}\mathrm{d}u\right\}\mathrm{d}t.$$

经过简单的计算可知：

(1) 当 $\lambda_0(t)=1$ 时，$\mu(\boldsymbol{x})=\exp\{-g(\boldsymbol{x})\}$；

(2) 当 $\lambda_0(t)=2t$ 时，$\mu(\boldsymbol{x})=\frac{\sqrt{\pi}}{2}\exp\{-g(\boldsymbol{x})/2\}$.

当我们考虑相对模型误差(relative model error，RME)时，$\mu(\boldsymbol{x})$ 的常数部分可以消去. 从而 Cox 回归模型的模型误差为：

$$\mathrm{ME}(\hat{g})=E[\hat{\nu}(\boldsymbol{x})-\nu(\boldsymbol{x})]^2,$$

当 $\lambda_0(t)=1$ 时，$\nu(\boldsymbol{x})=\exp\{-g(\boldsymbol{x})\}$；当 $\lambda_0(t)=2t$ 时，$\nu(\boldsymbol{x})=\exp\{-g(\boldsymbol{x})/2\}$.

定义某种方法的相对模型误差(relative model error)为用该方法得到的模型误差与由极大似然估计得到的模型误差的比值，对于极大似然估计来说，$g(\boldsymbol{x})=\boldsymbol{\beta}^{\mathrm{T}}\boldsymbol{x}$，$\hat{g}(\boldsymbol{x})=\exp(\tilde{\boldsymbol{\beta}}_n^{\mathrm{T}}\boldsymbol{x})$，其中 $\tilde{\boldsymbol{\beta}}_n$ 为 $\boldsymbol{\beta}$ 的极大似然估计. 由于相对模型误差的中位数比相对误差的均值更加稳定，因此仿照 Fan 和 Li (2002)，在此数值模拟中我们考虑相对模型误差的中位数(the median of the relative model error，简记为 MRME). 记 $\mathscr{A}=\{i:\phi_i(x_i)\neq 0,\ i=1,\cdots,d\}$ 为对 log 风险函数具有非线性影响的协变量的下标组成的集合，相应地 $\hat{\mathscr{A}}=\{i:\hat{\phi}_{ni}(x_i)\neq 0,\ i=1,\cdots,d\}$ 为估计的对 log 风险函数具有非线性影响的协变量的下标集. 令 $|\mathscr{A}|$ 表示集合 $\mathscr{A}$ 中的元素个数. 除了指标 MRME 外，我们还考虑了如下几个指标：

(1) 是否完全正确选出模型的指示变量：$I\{\mathscr{A}=\hat{\mathscr{A}}\}$；

(2) 与真实模型相比，多选择出的具有非线性形式的协变量的个数：

$N_+=|\hat{\mathscr{A}}-\mathscr{A}|$；

(3) 与真实模型相比，多选择出的具有线性函数形式的协变量的个数：

$N_- = |\mathscr{A} - \hat{\mathscr{A}}|$；

(4)选择出的非线性协变量的个数：$|\hat{\mathscr{A}}|$；

表4.4.1给出了上面几个指标的模拟结果. 该表格的每一列分别代表：1000次独立重复中完全选出正确模型的比率(correct%)；错误被选为非线性协变量个数的平均值(N_+)；被漏选的非线性协变量个数的平均值(N_-)以及选出的非线性协变量个数的平均值($\hat{\mathscr{A}}$)和MRME. 从此表格可以看出基于三种惩罚函数的惩罚偏似然方法表现相当. 三种方法都可以以很高的概率正确地识别协变量中的线性与非线性部分. 其中三种方法对应的MRME指标都比1小，表明我们提出方法的有效性. 当样本量从100增加到200时，所有的指标值都变得更好. 此外我们还注意到当基准危险率 $\lambda_0(t)=2t$ 时，当考虑指标MRME时，我们的惩罚偏似然的方法比 $\lambda_0(t)=1$ 的情况更有优势.

表4.4.1 **GCV准则下的模拟结果**

$\lambda_0(t)$	censor	n	method	correct%	N_+	N_-	$\|\hat{\mathscr{A}}\|$	MRME
1	20%	100	gLASSO	86.3	0.103	0.038	3.065	0.6625
			gSCAD	86.5	0.108	0.036	3.072	0.6401
			gMCP	86.5	0.108	0.036	3.072	0.6401
		200	gLASSO	97.4	0.026	0.000	3.026	0.6103
			gSCAD	96.8	0.032	0.000	3.032	0.5944
			gMCP	96.8	0.032	0.000	3.032	0.5944
	40%	100	gLASSO	75.1	0.058	0.202	2.856	0.7511
			gSCAD	74.5	0.051	0.214	2.837	0.7408
			gMCP	74.5	0.051	0.214	2.837	0.7408
		200	gLASSO	98.3	0.007	0.010	2.997	0.7659
			gSCAD	98.4	0.005	0.011	2.994	0.7522
			gMCP	98.4	0.005	0.011	2.994	0.7522

续表

$\lambda_0(t)$	censor	n	method	correct%	N_+	N_-	$\lvert\hat{\mathscr{A}}\rvert$	MRME
2t	20%	100	gLASSO	85.9	0.108	0.041	3.067	0.4151
			gSCAD	86.8	0.106	0.033	3.073	0.3907
			gMCP	86.8	0.106	0.033	3.073	0.3907
		200	gLASSO	98.3	0.018	0.000	3.018	0.3511
			gSCAD	97.9	0.022	0.000	3.022	0.3529
			gMCP	97.9	0.022	0.000	3.022	0.3529
	40%	100	gLASSO	74.3	0.048	0.222	2.826	0.5084
			gSCAD	73.6	0.051	0.224	2.827	0.5047
			gMCP	73.6	0.051	0.224	2.827	0.5047
		200	gLASSO	98.1	0.006	0.013	2.993	0.4880
			gSCAD	98.2	0.005	0.013	2.992	0.4795
			gMCP	98.2	0.005	0.013	2.992	0.4795

表 4.4.2 给出了 1000 次模拟中每个协变量被选出的对 log 风险函数具有非线性影响的次数，该表格表明本章中所考虑的基于样条逼近的惩罚偏似然的办法确实可以正确地将模型中的非线性变量选出.

表 4.4.2　**1000 次独立重复实验下每个变量被估计成非线性项的频率**

$\lambda_0(t)$	censor	n	method	g_1	g_2	g_3	g_4	g_5	g_6
1	20%	100	gLASSO	43	39	21	963	1000	999
			gSCAD	41	39	28	967	998	999
			gMCP	41	39	28	967	998	999
		200	gLASSO	7	18	1	1000	1000	1000
			gSCAD	8	21	3	1000	1000	1000
			gMCP	8	21	3	1000	1000	1000

续表

$\lambda_0(t)$	censor	n	method	g_1	g_2	g_3	g_4	g_5	g_6
1	40%	100	gLASSO	21	22	15	802	998	998
			gSCAD	18	22	11	791	997	998
			gMCP	18	22	11	791	997	998
		200	gLASSO	2	5	0	990	1000	1000
			gSCAD	2	3	0	989	1000	1000
			gMCP	2	3	0	989	1000	1000
$2t$	20%	100	gLASSO	46	34	30	962	998	999
			gSCAD	42	35	31	970	998	999
			gMCP	42	35	31	970	998	999
		200	gLASSO	4	13	1	1000	1000	1000
			gSCAD	8	11	1	1000	1000	1000
			gMCP	8	11	1	1000	1000	1000
	40%	100	gLASSO	23	15	10	787	995	997
			gSCAD	22	17	12	783	995	999
			gMCP	22	17	12	783	995	999
		200	gLASSO	1	4	1	987	1000	1000
			gSCAD	1	3	1	987	1000	1000
			gMCP	1	3	1	987	1000	1000

4.4.2 数值模拟 2

在本小节中，我们主要考虑本章中提出的方法与经典的偏似然方法相比在估计方面的准确性. 简单起见，我们只考虑 $d=2$ 的情形. 为此 $\boldsymbol{g}(\boldsymbol{x})$ 被设定为线性或者部分线性函数：

(1) $\boldsymbol{g}(\boldsymbol{x})=\beta_1 x_1-2x_2$;

(2) $\boldsymbol{g}(\boldsymbol{x})=\beta_1 x_1+f_3(x_2)$.

我们主要从均方误差(MSE)这一指标考虑所提出的方法在估计 $\boldsymbol{g}(\boldsymbol{x})$ 的参数部分 $g_1(x_1)=\beta_1x_1$ 的准确性，其中 MSE 的定义如下：

$$\mathrm{MSE}(\hat{g}_1)=\frac{1}{Mn}\sum_{k=1}^{M}\sum_{i=1}^{n}(\hat{g}_1^{(k)}(x_{i1})-\beta_1x_{i1})^2,$$

其中 n 为样本量, M 为数值实验重复的次数.

对于偏似然的办法(记为 PL)，令 $\tilde{\beta}_1$ 为 β_1 的偏似然估计，则 $\hat{g}_1(x_{i1})=\tilde{\beta}_1x_{i1}$. 而对于本章中所考虑的方法

$$\hat{g}_1(x_{i1})=\hat{\beta}_1x_1+\boldsymbol{b}(x_1)^{\mathrm{T}}\hat{\boldsymbol{\theta}}_1^{(k)},$$

其中 $\boldsymbol{b}(x_1)$ 为 B 样条基函数在 x_1 处的值组成的向量.

当 $\beta_1=0.5$ 时的 MSE 的模拟结果在表 4.4.3 中给出. 从表中可以看出，当 $\boldsymbol{g}(\boldsymbol{x})$ 是线性函数时，本章中的基于样条逼近的惩罚偏似然的办法和极大似然估计表现相当；当 $\boldsymbol{g}(\boldsymbol{x})$ 为部分线性函数时，我们提出的方法确实比 PL 方法表现更好. 此模拟考虑的所有方法(PL、group LASSO、group SCAD、group MCP)，当样本量变大或者删失率减小时所有方法的表现都变得更好.

表 4.4.3　　**数值模拟 2 中，$\boldsymbol{g_1(x_1)}$ 的 MSE 的模拟结果**

censor	n	$\lambda_0(t)$	$g(\boldsymbol{x})$	PL	gLASSO	gSCAD	gMCP
20%	100	1	$0.5x_1-2x_2$	0.1501	0.1510	0.1508	0.1508
			$0.5x_1+f_3(x_2)$	0.1478	0.0860	0.0881	0.0881
		$2t$	$0.5x_1-2x_2$	0.1531	0.1560	0.1560	0.1560
			$0.5x_1+f_3(x_2)$	0.1472	0.1167	0.1186	0.1186
	200	1	$0.5x_1-2x_2$	0.0869	0.0854	0.0854	0.0854
			$0.5x_1+f_3(x_2)$	0.0860	0.0326	0.0337	0.0337
		$2t$	$0.5x_1-2x_2$	0.0862	0.0875	0.0875	0.0875
			$0.5x_1+f_3(x_2)$	0.0842	0.0511	0.0515	0.0515
40%	100	1	$0.5x_1-2x_2$	0.1969	0.1978	0.1978	0.1978
			$0.5x_1+f_3(x_2)$	0.1867	0.1143	0.1162	0.1162
		$2t$	$0.5x_1-2x_2$	0.1968	0.2013	0.2014	0.2014
			$0.5x_1+f_3(x_2)$	0.1991	0.1713	0.1720	0.1720

续表

censor	n	$\lambda_0(t)$	$g(\boldsymbol{x})$	PL	gLASSO	gSCAD	gMCP
40%	200	1	$0.5x_1-2x_2$	0.1115	0.1109	0.1109	0.1109
			$0.5x_1+f_3(x_2)$	0.1063	0.0387	0.0387	0.0387
		$2t$	$0.5x_1-2x_2$	0.1076	0.1095	0.1095	0.1095
			$0.5x_1+f_3(x_2)$	0.1085	0.0671	0.0668	0.0668

此模拟考虑的所有方法(PL、group LASSO、group SCAD、group MCP)，当样本量变大或者删失率减小时所有方法的表现都变得更好.

图 4.4.1 为当 $\lambda_0(t)=2t$，$\boldsymbol{g}(\boldsymbol{x})=0.5x_1-2x_2$ 时，$g_1(x_1)=0.5x_1$ 的估计的相关结果.

图 4.4.2 为当 $\lambda_0(t)=2t$，$\boldsymbol{g}(\boldsymbol{x})=0.5x_1+f_3(x_2)$ 时，$g_1(x_1)=0.5x_1$ 的估计的相关结果.

图 4.4.1 和图 4.4.2 分别给出了当 $\boldsymbol{g}(\boldsymbol{x})$ 为线性与部分线性函数时，基于 1000 次独立重复得到的 $g_1(x_1)$ 的相关估计结果：估计的均值函数，逐点的 2.5%，97.5% 分位数，以及逐点的 95% 置信区间. 其中删失率为 20%，样本量 $n=200$. 中间两条线分别代表 $g_1(x_1)$ 真实的函数形式和逐点估计的平均值. 短划线为基于 1000 次独立重复得到逐点的 2.5%，97.5%分位数，点虚线为相应的逐点的 95% 的置信区间. 这两个图显示的结果充分表明了本章中提出的方法的优越性.

4.4.3 实证分析

本章中提出的方法被用来分析著名的 Mayo 原发性胆汁肝硬化(primary biliary cirrhosis，PBC)数据(Fleming，Harrington，1991). 该数据记录了自 1974 年至 1984 年间 Mayo 临床实验中心用 D-青霉胺(D-Penicillamine，D-PCA)治疗原发性胆汁肝硬化而进行的双盲随机临床实验. 共有 424 位病人在 Mayo 中心接受治疗实验. 中心对符合实验条件的病人随机分配 D-PCA 和安慰剂，数据的前 312 例病人完成了随机实验，从而其测量数据几乎是完整的. 剩余的 112 例没有参加随机临床实验，但同意临床实验中心执行基本测量记录并跟踪其生

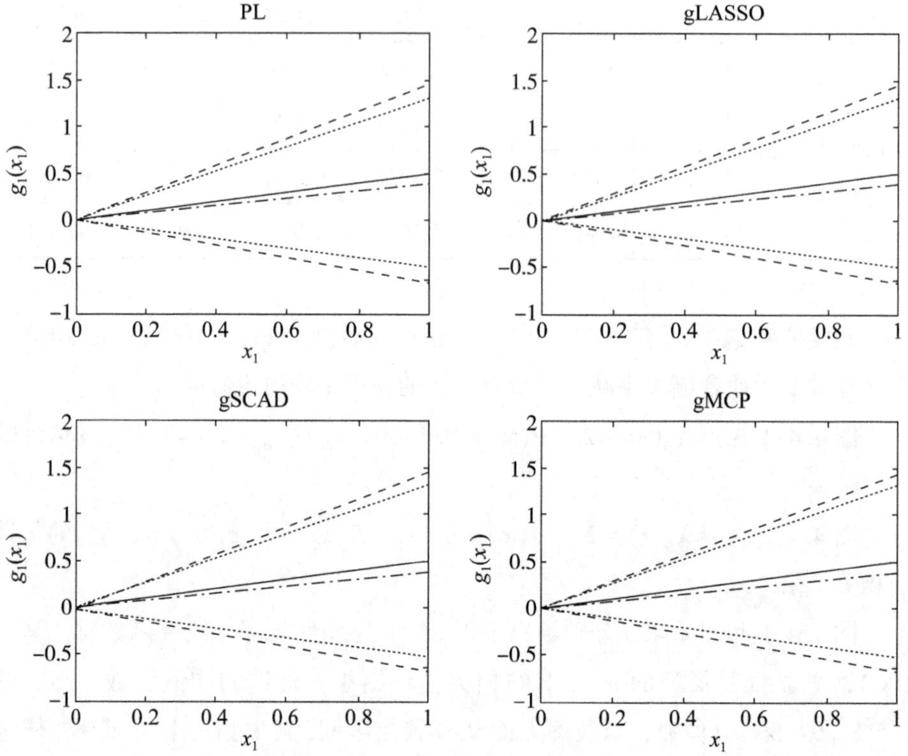

图 4.4.1 相关估计结果(1)

存状况. 在后续诊断中, 112 例中的 6 例病人失联. 我们关心的是所有病人中参加随机实验的患者, 截止到实验结束, 312 例患者中的 125 例病人死去, 此外那些接受手术治疗的病人在接受手术治疗的当日被看作删失样本, 这就导致了数据接近 60%的删失率.

基于前人(Fleming, Harrington, 1991; Grabsch et al., 1995)的研究可知, 影响 PBC 病人的 5 个主要协变量包括分类变量: 水肿状况(edema, 记为 X_1, 1 代表有水肿, 0 代表无水肿); 连续变量: 年龄(age, 记为 X_2); 凝血时间(prothrombintime, 记为 X_3, 单位: seconds); 血清白蛋白(albumin, 记为 X_4, 单位: gm/dl) 以及血清胆红素(bilirubin, 记为 X_5, 单位: mg/dl). Fleming 和 Harrington(1991), Grabsch 等(1995)认为当变量 X_3, X_4 经过 log 变换被包含在统计模型中时, X_5 对 log 相对风险函数的影响是非线性的. 基于本

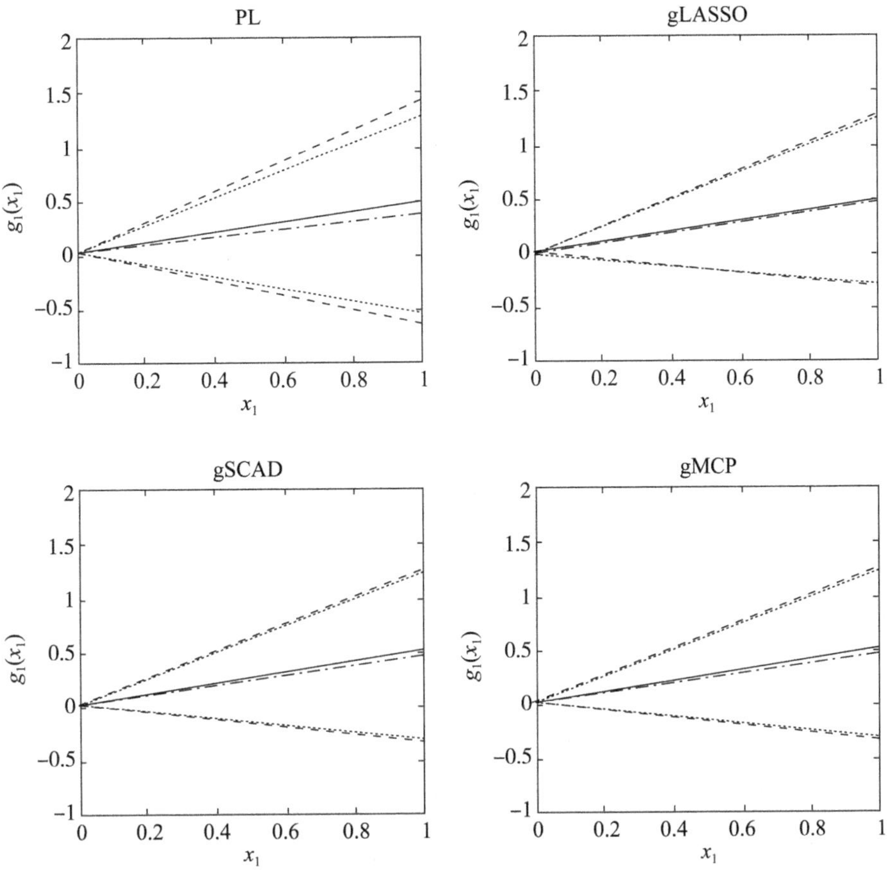

图 4.4.2　相关估计结果(2)

章中提到的方法，我们主要判断上面的对 PBC 数据具有明显影响的 5 个协变量对 log 相对风险函数的影响是线性的还是非线性的. 由于分类变量 X_1 是离散的，因此我们只对协变量 $X_2 \sim X_5$ 进行样条展开，从而得出如下的 Cox 模型：

$$\lambda(t \mid \boldsymbol{X}) = \lambda_0(t)\exp(\boldsymbol{g}(\boldsymbol{X})),$$

这里 $\boldsymbol{g}(\boldsymbol{X}) = \boldsymbol{X}^{\mathrm{T}}\boldsymbol{\beta} + \phi(\boldsymbol{X}_2)$，$\boldsymbol{X} = (X_1, \boldsymbol{X}_2^{\mathrm{T}})^{\mathrm{T}}$ 以及 $\boldsymbol{X}_2 = (X_2, X_3, X_4, X_5)^{\mathrm{T}}$.

基于上述模型的惩罚偏似然函数为

$$\tilde{Q}_n(\boldsymbol{\beta}, \boldsymbol{\theta}) = -n^{-1}\sum_{i=1}^{n}\Delta_i\{X_{1i}\beta_1 + \boldsymbol{X}_{2i}^{\mathrm{T}}\boldsymbol{\beta}_2 + \boldsymbol{b}(\boldsymbol{X}_{2i})^{\mathrm{T}}\boldsymbol{\theta}\} +$$

$$n^{-1}\sum_{i=1}^{n}\Delta_i\Big\{\sum_{k=1}^{n}Y_k(T_i)\exp[X_{1k}\beta_1+\boldsymbol{X}_{2k}^{\mathrm{T}}\boldsymbol{\beta}_2+\boldsymbol{b}(\boldsymbol{X}_{2k})^{\mathrm{T}}\boldsymbol{\theta}]\Big\}+\sum_{j=2}^{5}P(\|\boldsymbol{\theta}_j\|;\lambda).$$

若 $\boldsymbol{\theta}_j$ 的估计值 $\hat{\boldsymbol{\theta}}_{nj}=0$，则我们认为相应的协变量 X_j 是线性的.

为了检验惩罚偏似然方法的有效性，对观测到的发生死亡的个数以及估计的发生死亡的个数定义如下的均方距离：

$$D^*=\frac{\sum_{l=1}^{L}\sum_{i=1}^{n}[\hat{M}_i(T_l)]^2}{\sum_{l=1}^{L}\sum_{i=1}^{n}Y_i(T_l)},$$

其中

$$\hat{M}_i(t)=N_i(t)-\int_0^t Y_i(s)\exp\{\hat{\boldsymbol{g}}(\boldsymbol{X}_i)\}\mathrm{d}\hat{\Lambda}_0(s)$$

为估计的鞅差，$\hat{\Lambda}_0(s)$ 为累积基准危险率函数的 Breslow 估计. 我们用 $g(\boldsymbol{x})=\boldsymbol{x}^{\mathrm{T}}\boldsymbol{\beta}$ 所对应的 Cox 比例风险模型的极大似然估计作为衡量指标来判断惩罚偏似然方法表现的好坏. 针对上述 Cox 比例风险模型，考虑如下两种情形下的极大似然估计：

Cox1：未对协变量做任何处理的 Cox 比例风险模型；

Cox2：仿照 Fleming 和 Harrington (1991)，对协变量 X_3，X_4 做 log 变换，其他协变量保持不变的 Cox 比例风险模型.

表 4.4.4 给出了基于 group LASSO、group SCAD、group MCP 惩罚函数的惩罚偏似然方法得到的 5 个协变量是否线性的分析结果(1 代表非线性，0 代表线性). 所有的三种方法都将变量血清胆红素 X_5 识别为对模型具有非线性形式影响的协变量. 此外 group SCAD、group MCP 这两种方法还将变量凝血时间 X_3 以及血清白蛋白变量 X_4 诊断为对 Cox 模型具有非线性影响的协变量. 这个分析结果与 Fleming 和 Harrington (1991) 以及 Grambsch 等(1995)得到的结论是一致的. 对于 group LASSO 方法还认为，年龄 X_2 和血清白蛋白 X_5 两个变量也被认为对 log 风险函数具有非线性影响. 此外该表格还给出了几种方法得到的衡量指标 D^* 的值. 可以看出三种基于惩罚函数的惩罚偏似然方法都得到了较小的 D^* 的值. 且在所有的 D^* 的数值中，由 group SCAD、group MCP 得到的 D^* 的数值是最小的，这也在一定程度上说明了我们提出方法的有效性.

表 4.4.4 **PBC 数据的分析结果**

method	edema	age	albumin	prothrombin time	bilirubin	D^*
gLASSO	0	1	0	0	1	0.4540
gSCAD	0	0	1	1	1	0.4277
gMCP	0	0	1	1	1	0.4277
Cox1	0	0	0	0	0	0.4605
Cox2	0	0	1	0	0	0.4597

注：①Cox1：未对协变量做任何处理的偏似然方法；②Cox2：对 X_3(albumin)，X_4(prothrombin time)，X_5(bilirubin) 做 log 变换之后的偏似然方法；③0：相对于的协变量对 log 风险函数的影响是线性的；④1：相对于的协变量对 log 风险函数具有非线性形式的影响.

主要参考文献

[1] 王松桂, 史建红, 尹素菊, 吴密霞. 线性模型引论[M]. 北京: 科学出版社, 2004.

[2] 陈家鼎. 生存分析与可靠性[M]. 北京: 北京大学出版社, 2005.

[3] 曹永秀. 生存分析中基于惩罚似然的若干变量选择问题研究[D]. 武汉: 武汉大学, 2015.

[4] 方匡南. 数据科学[M]. 北京: 电子工业出版社, 2018.

[5] 曹永秀, 焦雨领, 石跃勇, 刘妍岩. Cox 比例风险模型中基于 SELO 惩罚函数的变量选择方法[J]. 中国科学: 数学, 2018, 48(5): 643-660.

[6] Cao Y, Huang J, Liu Y, Zhao X. Sieve estimation of Cox models with latent structures[J]. Biometrics, 2016(72): 1086-1097.

[7] Cao Y, Huang J, Jiao Y, Liu Y. A lower bound based smoothed Quasi-Newton algorithm for group bridge penalized regression [J]. Communication in Statistics-simulation and computation, 2017(46): 4694-4707.

[8] Andersen P K, Gill R D. Cox's regression model for counting processed: A large sample study[J]. The Annals of Statistics, 1982 (10): 1100-1120.

[9] Arjas E. A graphical method for assessing goodness-of-fit in Cox's proportional hazards model[J]. Journal of the American Statistical Association, 1988 (83): 204-212.

[10] Barlow W E, Prentice R L. Residuals for relative risk regression [J]. Biometrika, 1988(75): 65-74.

[11] Böhning D, Lindsay B G. Monotonicity of quadratic-approximation algorithms [J]. Annals of the Institute of Statistical Mathematics, 1988(40): 641-663.

[12] Boyd S, Vandenberghe L. Convex Optimization[M]. Cambridge: Cambridge University Press, 2004.

[13] Bradic J, Fan J, Jiang J. Regularization for Cox's proportional hazards model with NP-Dimensionality[J]. The Annals of Statistics, 2011(39): 3092-3120.

[14] Breheny P, Huang J. Penalized methods for bi-level variable selection[J]. Statistics & Its Interface, 2009(2): 369-380.

[15] Breheny P, Huang J. Coordinate descent algorithms for nonconvex penalized regression, with applications to biological feature selection[J]. The Annals of Applied Statistics, 2011(5): 232-253.

[16] Breiman L. Better subset regression using the non-negative garrote [J]. Technometrics, 1995(37): 373-384.

[17] Breslow N. Covariance analysis of censored survival data[J]. Biometrics, 1974 (30): 89-99.

[18] Bunea F, Mckeague I W. Covariate selection for semiparametric hazard function regression models[J]. Journal of Multivariate Analysis, 2005(92): 186-204.

[19] Cai J, Fan J, Li R, Zhou H. Variable selection for multivariate failure time data[J]. Biometrika, 2005(92): 303-316.

[20] Cai J, Fan J, Jiang J, Zhou H. Partlially linear hazard regression for multivariates survival data[J]. Journal of the American Statistical Association, 2007(102): 538-551.

[21] Cai J, Fan J, Zhou H, Zhou Y. Hazard models with varying coefficients for multivariate failure time data[J]. The Annals of Statistics, 2007(35): 324-354.

[22] Cox D R. Regrssion models and life tables (with discussion)[J]. Journal of the Royal Statistical Society, Series B, 1972(74): 187-220.

[23] Candes E, Tao T. The Dantzig selector: Statistical estimation when p is much larger than n (with discussion)[J]. The Annals of Statistics, 2007, 35(6): 2313-2351.

[24] Clegg L X, Cai J, Sen P K. A marginal mixed baseline hazards model for multivariate failure time data[J]. Biometrics, 1999 (55): 805-812.

[25] Cox D R. Regression Models and Life-Tables (with discussion)[J]. Journal of the Royal Statistical Society, Series B, 1972(34): 187-202.

[26] Cox D R. Partial likelihood[J]. Biometrika, 1975(62) : 269-276.

[27] Dicker L, Huang B, Lin X. Variable selection and estimation with the seamless-L0 penalty[J]. Statististica Sinica, 2002(23): 929-962.

[28] Du P, Ma S, Liang H. Penalized variable selection procedure for cox models

with semiparametric relative risk[J]. The Annals of Statistics, 2010(38): 2092-2117.

[29] Efron B. The estimation of prediction error: Covariance penalties and cross-validation (with discussion) [J]. Journal of the American Statistical Association, 2004(99): 619-642.

[30] Efron B, Hastie T, Johnstone I, Tibshirani R. Least angle regression[J]. The Annals of Statistics, 2004(32): 407-451.

[31] Fan J, Feng Y, Wu Y. High-dimensional variable selection for Cox's proportional hazards model[J]. IMS Collections, Borrowing Strength: Theory Powering Applications - A Festschrift for Lawrence D. Brown, 2010(6): 70-86.

[32] Fan J, Gijers I, King M. Local likelihood and local partial likelihood in hazard regrsesion[J]. The Annals of Statistics, 1997(25): 1661-1690.

[33] Fan J, Han F, Liu H. Challenges of big data analysis[J]. National Since Review, 2014(1): 293-314.

[34] Fan J, Li R. Variable selection via noncancave penalized and its oracle properties[J]. Journal of the American Statistical Association, 2001(96): 1348-1360.

[35] Fan J, Li R. Variable selection for Cox's proportional hazards model and frailty model[J]. The Annals of Statistics, 2002(30): 74-99.

[36] Fan J, Lv J. A selective overview of variable selection in high dimensional feature space (invited review article)[J]. Statistica Sinica, 2010(20): 101-148.

[37] Fan J, Lv J. Non-concave penalized likelihood with NP-dimensionality[J]. IEEE Transactions on information theory, 2011(57): 5467-5484.

[38] Fan J, Lv J, Qi L. Sparse high-dimensional models in economics[J]. Annals of review of economics, 2011(3): 291-317.

[39] Fan J, Peng H. Nonconcave penalized likelihood with a diverging number of parameters[J]. The Annals of Statistics, 2004(32): 928-961.

[40] Fan J, Xue L, Zou H. Strong oracle optimality of folded concave penalized estimation[J]. The Annals of Statistics, 2014(42): 819-849.

[41] Faraggi D, Simon R. Bayesian variable selection method for censored survival data[J]. Biometrics, 1998(54): 1475-1485.

[42] Fleming T R, Harrington D P. Counting Processes and Survival Analysis[M]. New York: John Wiley and Sons, 1991.

[43] Foster D, George E. The risk inflation criterion for multiple regression[J]. The Annals of Statistics, 1994(22): 1947-1975.

[44] Frank I E, Friedman J H. A statistical view of some chemometrics regression tools (with discussion) [J]. Technometrics, 1993(35): 109-148.

[45] Friedman J, Hastie T, Hofling H, Tibshirani R. Pathwise coordinate optimization[J]. The Annals of Applied Statistics, 2007(1): 302-332.

[46] Fu W J. Penalized regressions: The bridge versus the lasso[J]. Journal of computational and graphical statistics, 1998(7): 397-416.

[47] Gill R D. Understanding Cox's regression model: a martingale approach[J]. Journal of the American Statistical Association, 1984(79): 441-447.

[48] Grambsch P M, Therneau T M, Fleming T R. Diagnostic plots to reveal functional form for covariates in multiplicative intensity models[J]. Biometrics, 1995(51): 1469-1482.

[49] Gui J, Li H. Penalized Cox regression analysis in the high-dimensional and lowsample size settings, with applications to microarray gene expression data [J]. Bioinformatics, 2005(21): 3001-3008.

[50] Gentle James E, Härdle Wolfgang, Mori Yuichi, et al. Handbook of Computational Statistics: Concepts and Methods[M]. Springer, New York. 2004.

[51] Hastie T, Tibshirani R, Friedman J. The Element of Statistical Learning: data miming, inference, and prediction [M]. Springer, New York. 2009.

[52] Hastie T, Tibshirani R. Generalized additive models[J]. Statistical Science, 1986, 1(3): 297-318.

[53] Huang J, Breheny P, Ma S. A selective review of group selection in high dimensional models[J]. Statistical Science, 2012(27): 481-499.

[54] Huang J. Efficient estimation for the proportional hazards model with interval censoring[J]. The Annals of Statistics, 1996(24): 540-568.

[55] Huang J. Efficient estimation of the partly linear additive Cox model[J]. The Annals of Statistics, 1999(27): 1536-1563.

[56] Huang J, Horowitz J L, Wei F. Variable selection in nonparametric additive models[J]. The Annals of Statistics, 2010(38): 2282-2313.

[57] Huang J, Ma S, Xie H L, Zhang C. A group bridge approach for variable selection[J]. Biometrika, 2009(96): 339-355.

[58] Huang J, Wei F, Ma S. Semiparametric regression pursuit[J]. Statistica Sinica, 2012(22): 1403-1426.

[59] Huang J Z, Liu L. Polynomial spline estimation and inference of proportional hazards regression models with flexible relative risk form[J]. Biometrics, 2006(62): 793-802.

[60] Johnson B A. Variable selection in semiparametric linear regression with censored data[J]. Journal of the Royal Statistical Society, Series B, 2008(70): 351-370.

[61] Johnson B A, Lin D Y, Zeng D. Penalized estimating functions and variable selection in semiparametric regression models[J]. Journal of the American Statistical Association, 2008(103): 672-680.

[62] Knight K, Fu W J. Asymptotics for lasso-type estimators[J]. The Annals of Statistics, 2000(28): 1356-1378.

[63] Li R, Liang H. Variable selection in semiparametric regression modeling[J]. The Annals of Statistics, 2008(36): 261-286.

[64] Lin D, Wei L, Ying Z. Checking the Cox model with cumulative sums of martingale-based residuals[J]. Biometrika, 1993(80): 557-572.

[65] Lin D, Wei L, Ying Z. Semiparametric transformation models for point processes[J]. Journal of the American Statistical Association, 2001(96): 620-628.

[66] Lin Y, Zhang H H. Component selection and smoothing in smootning spline analysis of variance models[J]. The Annals of Statistics, 2006(34): 2272-2297.

[67] Liu Y, Wu Y, Cai J, Zhou H. Additive-multiplicative rates model for recurrent events[J]. Lifetime Data Analysis, 2010(16): 353-373.

[68] Lv J, Fan Y. A unified approach to model selection and sparse recovery using regularized least squares[J]. The Annals of Statistics, 2009(37): 3498-3528.

[69] Mallows C L. Some comments on Cp[J]. Technometrics, 1973(15): 661-675.

[70] Mazumder R, Friedman J, Hastie T. Sparsenet: coordinate descent with non-convex penalties[J]. Journal of the American Statistical Association, 2011(106): 1125-1138.

[71] Meier L, van de Geer S, Bühlmann P. The group LASSO for logistic regression[J]. Journal of the Royal Statistical Society, Series B, 2008(70): 53-71.

[72] Newey W K. The asymptotic variance of semiparametric Estimators[J]. Econometrica, 1994(62): 1349-1382.

[73] Nocedal J, Wright S J. Numerical Optimization[M]. New York: Springer, 1999.

[74] Nocedal J, Wright S J. Numerical Optimization[M]. New York: Springer, 2006.

[75] Osullivan F. Nonparametric estimation in the Cox model[J]. The Annals of Statistics, 1993(21): 124-145.

[76] Shao J. An asymptotic theory for linear model selection (with discussion) [J]. Statistica Sinica, 1997(7): 221-264.

[77] Schwartz G. Estimating the dimension of a model[J]. The Annals of Statistics, 1978(6): 461-464.

[78] Schumaker L. Spline Functions: Basic Theory[M]. New York: Wiely, 1981.

[79] Segal M R. Microarray gene expression data with linked survival phenotypes: Diffuse large-B-cell lymphoma revisited[J]. Biostatistics(Oxford, England), 2006(7): 268-285.

[80] Sleeper L A, Harrington D P. Regression splines in the Cox model with application to covariate effects in liver disease[J]. Journal of the American Statistical Association, 1990(85): 941-949.

[81] Stein C. Estimation of the mean of a multivariate normal distribution[J]. The Annals of Statistics, 1981(9): 1135-1151.

[82] Stone C. The dimensionality reduction principle for generalized additive models[J]. The Annals of Statistics, 1986(14): 590-606.

[83] Sun W, Yuan Y. Optimization Theory and Methods[M]. New York: Springer, 2006.

[84] Therneau T M, Grambsch P M. Modeling Survival Data: Extending the Cox Model[M]. New York: Springer, 2000.

[85] Therneau T M, Grambsch P M, Fleming T R. Martingale-based residuals for survival models[J]. Biometrika, 1990(77): 147-160.

[86] Tibshirani R. Regression shrinkage and selection via the Lasso[J]. Journal of the Royal Statistical Society, Series B, 1996(58): 267-288.

[87] Tibshirani R. The Lasso method for variable selection in the cox model[J]. Statistics in medicine, 1997(16): 385-395.

[88] Tibshirani R, Bien J, Friedman J, Hastie T, Simon N, Taylor J, Tibshirani R J. Strong rules for discarding predictors in lasso-type problems[J]. Journal of the Royal Statistical Society, Series B, 2012(74): 245-266.

[89] Tong X, He X, Sun L, Sun J. Variable selection for panel count data via nonconcave penalized estimating function [J]. Scandinavian Journal of Statistics, 2009(36): 620-635.

[90] Tong X, Zhu L, Sun J. Variable selection for recurrent event data via nonconcave penalized estimating function[J]. Lifetime Data Analysis, 2009 (15): 197-215.

[91] van der Vaart A. On differentiable functionals[J]. The Annals of Statistics, 1991(19): 178-204.

[92] van de Vijver Y D, He Y D, van't Veer L J, et al. A gene-expression signature as a predictor of survival in breast cancer[J]. The New England of Journal of Medicine, 2002(347): 1999-2009.

[93] van der Vaart A, Wellner J A. Weak Convergence and Empirical Processes [M]. Springer, New York, 1996.

[94] van't Veer L J, Dai H, van de Vijver M J, et al. Gene expression profiling predicts clinical outcome of breast cancer[J]. Nature, 2002(415): 530-536.

[95] Venables W N, Ripley B D. Modern Applied Statistics with S[M]. Fourth Edition. New York: Springer, 2002.

[96] Wang H, Li R, Tsai C. Tuning parameter selectors for the smoothly clipped absolute deviation method[J]. Biometrika, 2007(94): 553-568.

[97] Wang H, Li B, Leng C. Shrinkage tuning parameter selection with a diverging number of parameters[J]. Journal of the Royal Statistical Society, Series B, 2009(71): 671-683.

[98] Wang L, Chen G, Li L. Group SCAD regression analysis for microarray time

course gene expression data[J]. Bioinformatics, 2007(23): 1486-1494.

[99] Walschaerts M, Leconte E, Besse P. Stable variable selection for right censored data: comparsion of methods [J]. arXiv preprint arXiv: 1203.4928v1, 2012.

[100] Wang S, Nan B, Zhou N, Zhu J. Hierarchically penalized Cox regression with grouped variables[J]. Biometrika, 2009(96): 307-322.

[101] Wu T T, Lange K. Coordinate descent algorithms for lasso penalized regression[J]. The Annals of Applied Statistics, 2008(2): 224-244.

[102] Yan J, Huang J. Model selection for Cox models with time-varying coefficients[J]. Biometrics, 2012(68): 419-428.

[103] Yang Y, Zou H. A fast unified algorithm for solving group-lasso penalized learning problems[J]. Statistics and Computing, 2015, 25(6): 1129-1141.

[104] Yuan M, Lin Y. Model selection and estimation in regression with grouped variables[J]. Journal of the Royal Statistical Society, Series B, 2006(68): 49-67.

[105] Zhang C. Nearly unbiased variable selection under minimax concave penalty [J]. The Annals of Statistics, 2010(38): 894-942.

[106] Zhang H H, Cheng G, Liu Y. Linear or nonlinear? Automatic structure discovery for partially linear models[J]. Journal of the American Statistical Association, 2011(106): 1099-1112.

[107] Zhang H H, Lu W. Adaptive lasso for cox's proportional hazards model[J]. Biometrika, 2007(94): 691-703.

[108] Zhao X, Deng S, Liu L, Liu L. Sieve estimation in semiparametric modeling of longitudinal data with informative observation times[J]. Biostatistics, 2014 (15): 140-153.

[109] Zou H. The adaptive Lasso and its oracle properties[J]. Journal of the American Statistical Association, 2006(101): 1418-1429.

[110] Zou H. A note on path-based variable selection in the penalized proportional hazards model[J]. Biometrika, 2008(95): 241-247.

[111] Zou H, Hastie T. Regularization and variable selection via the elastic net[J]. Journal of the Royal Statistical Society, Series B, 2005(67): 301-320.

[112] Zou H, Hastie T, Tibshirani R. On the "degrees of freedom" of the lasso

[J]. The Annals of Statistics, 2007(35): 2173-2192.
[113] Zou H, Li R. One-step Sparse Estimates in Nonconcave Penalized Likelihood Models(with discussion) [J]. The Annals of Statistics, 2008(36): 1509-1533.
[114] Zou H, Zhang H H. On The Adaptive Elastic-Net With A Diverging Number of Parameters[J]. The Annals of Statistics, 2009(37): 1733-1751.

附　　录

附录一　本书中相关理论结果的证明

定理 2.2.1 的证明

令 K 代表目标函数 $Q_n(\boldsymbol{\beta})$ 的一个全局最小值 $\boldsymbol{\beta}^*$ 中非零组的组数. 不妨假设 $\boldsymbol{\beta}^*$ 的前 K 组非零. 当 $i = 1, \cdots, K$ 时, 令 $\tilde{A}_i = \{k \in A_i: \boldsymbol{\beta}_k^* \neq 0\}$ 代表 $\boldsymbol{\beta}^*$ 的第 i 组元素 $\boldsymbol{\beta}^*$ 中的非零元的下标所构成的集合. 令 $\tilde{A} = \bigcup_{i=1}^{K} \tilde{A}_i$, $q = \sum_{i=1}^{K} |\tilde{A}_i|_0$. $\boldsymbol{\beta}^*$ 中的非零元被记为 $\boldsymbol{\beta}_{\tilde{A}}^* = (\boldsymbol{\beta}_{\tilde{A}_1}^{*\mathrm{T}}, \cdots, \boldsymbol{\beta}_{\tilde{A}_K}^{*\mathrm{T}})^{\mathrm{T}}$. 令 $\boldsymbol{W}$ 表示和 $\boldsymbol{\beta}^*$ 中的非零元所对应的 $\boldsymbol{X}$ 的子矩阵. $L_n(\boldsymbol{z})$ 为定义在 $\mathbb{R}^q$ 上的函数:

$$L_n(\boldsymbol{z}) = \frac{1}{2} \| \boldsymbol{y} - \boldsymbol{W}\boldsymbol{z} \|_2^2 + \lambda \sum_{i=1}^{K} \| \boldsymbol{z}_{\tilde{A}_i} \|_1^{\gamma}.$$

经过简单的计算可知

$$\begin{aligned} Q_n(\boldsymbol{\beta}^*) &= \frac{1}{2} \| \boldsymbol{y} - \boldsymbol{X}\boldsymbol{\beta}^* \|_2^2 + \lambda \sum_{i=1}^{I} \| \boldsymbol{\beta}_{A_i}^* \|_1^{\gamma} \\ &= \frac{1}{2} \| \boldsymbol{y} - \boldsymbol{W}\boldsymbol{\beta}_{\tilde{A}} \|_2^2 + \lambda \sum_{i=1}^{K} \| \boldsymbol{\beta}_{\tilde{A}_i}^* \|_1^{\gamma}. \end{aligned}$$

因此

$$\begin{aligned} L_n(\boldsymbol{\beta}_{\tilde{A}}) = Q_n(\boldsymbol{\beta}^*) &\leqslant \min\{Q_n(\boldsymbol{\beta}): \beta_j = 0\ j \in \{1, \cdots, p\} \setminus (\cup_{i=1}^{K} \tilde{A}_i)\} \\ &= \min\{L_n(\boldsymbol{z}), \boldsymbol{z} \in \mathbb{R}^q\} \leqslant L_n(\boldsymbol{\beta}_{\tilde{A}}). \end{aligned}$$

这表明 $\boldsymbol{\beta}_{\tilde{A}}$ 是 $L_n(\boldsymbol{z})$ 的全局最小值点. 令 $\boldsymbol{I}_{|\tilde{A}_i|_0}$ 为 $|\tilde{A}_i|_0$ 阶单位矩阵, $\boldsymbol{\Gamma} = \mathrm{diag}\{\boldsymbol{\Gamma}_1, \cdots, \boldsymbol{\Gamma}_K\}$ 为对角阵, 其中 $\boldsymbol{\Gamma}_i = \| \boldsymbol{z}_{A_i} \|_1^{(\gamma-1)} \times \boldsymbol{I}_{|\tilde{A}_i|_0}$. 由函数 $L_n(\boldsymbol{z})$ 取得极值的第一必要条件有

$$\boldsymbol{W}^{\mathrm{T}}(\boldsymbol{W}\boldsymbol{\beta}_{\tilde{A}}^* - \boldsymbol{y}) + \lambda\gamma\boldsymbol{\Gamma}\mathrm{sign}(\boldsymbol{\beta}_{\tilde{A}}^*) = 0,$$

这里 sign(z) 是 z 的符号函数. 从而，对于 $i \in \{1, \cdots, K\}$，有

$$\begin{aligned}\lambda\gamma \| \boldsymbol{\beta}^*_{\tilde{A}_i} \|_1^{\gamma-1} &\leqslant \| \boldsymbol{W}^{\mathrm{T}}(\boldsymbol{y} - \boldsymbol{W}\boldsymbol{\beta}^*_{\tilde{A}}) \|_2 \\ &= \| \boldsymbol{W}^{\mathrm{T}}(\boldsymbol{y} - \boldsymbol{X}\boldsymbol{\beta}^*) \|_2 \\ &\leqslant \| \boldsymbol{X}^{\mathrm{T}}(\boldsymbol{y} - \boldsymbol{X}\boldsymbol{\beta}^*) \|_2 \\ &\leqslant \sqrt{a \| \boldsymbol{y} - \boldsymbol{X}\boldsymbol{\beta}^* \|_2^2} \\ &\leqslant \sqrt{2aQ_n(\boldsymbol{\beta}^*)} \\ &\leqslant \sqrt{2aQ_n(\tilde{\boldsymbol{\beta}})}.\end{aligned}$$

所以对于 $\boldsymbol{\beta}^*$ 的非零组系数，有

$$\min_{1\leqslant i\leqslant K} \| \boldsymbol{\beta}^*_{A_i} \|_1 = \min_{1\leqslant i\leqslant K} \| \boldsymbol{\beta}^*_{\tilde{A}_i} \|_1 \geqslant \left(\frac{\lambda\gamma}{\sqrt{2aQ_n(\tilde{\boldsymbol{\beta}})}}\right)^{\frac{1}{1-\gamma}}$$

因此若 $\boldsymbol{\beta}^*$ 的第 i 组元素的组范数满足

$$\| \boldsymbol{\beta}^*_{A_i} \|_1 < \left(\frac{\lambda\gamma}{\sqrt{2aQ_n(\tilde{\boldsymbol{\beta}})}}\right)^{\frac{1}{1-\gamma}}$$

则一定有 $\boldsymbol{\beta}^*_{A_i} = \boldsymbol{0}$.

定理 2.2.1 证毕.

推论 2.2.1 的证明

由 $\boldsymbol{\beta}^*$ 的定义可知,

$$Q_n(\tilde{\boldsymbol{\beta}}) \geqslant Q_n(\boldsymbol{\beta}^*) \geqslant \lambda \sum_{i=1}^{I} \| \boldsymbol{\beta}^*_{A_i} \|_1^{\gamma}.$$

由定理 2.2.1,

$$Q_n(\tilde{\boldsymbol{\beta}}) \geqslant \lambda |\hat{A}| \left(\frac{\lambda\gamma}{\sqrt{2aQ_n(\tilde{\boldsymbol{\beta}})}}\right)^{\frac{\gamma}{1-\gamma}}.$$

因此有

$$\begin{aligned}|\hat{A}| &\leqslant \frac{Q_n(\tilde{\boldsymbol{\beta}})}{\lambda}\left(\frac{\sqrt{2aQ_n(\tilde{\boldsymbol{\beta}})}}{\lambda\gamma}\right)^{\frac{\gamma}{1-\gamma}} \\ &= Q_n(\tilde{\boldsymbol{\beta}})^{\frac{1-\frac{\gamma}{2}}{1-\gamma}} \lambda^{\frac{1}{\gamma-1}} (2a)^{\frac{\gamma}{2-2\gamma}} \gamma^{\frac{\gamma}{\gamma-1}}.\end{aligned}$$

定理 2.2.2 的证明

令 $\boldsymbol{\Gamma}^{(1)}=\mathrm{diag}\{\|\boldsymbol{\beta}^*_{\tilde{A}_1}\|_1^{\gamma-2}\boldsymbol{I}_{|\tilde{A}_1|}\cdots\|\boldsymbol{\beta}^*_{\tilde{A}_K}\|_1^{\gamma-2}\boldsymbol{I}_{|\tilde{A}_K|}\}$ 代表与 $\boldsymbol{\beta}^*_{\tilde{A}}$ 相对应的 $\boldsymbol{\Gamma}$ 的一阶偏导. 由定理 2.2.1 的证明可知 $\boldsymbol{\beta}^*_{\tilde{A}}$ 是函数 $L_n(z)$ 的局部极小值点.

从而由函数取得极小值的第二必要条件可知矩阵

$$\boldsymbol{W}^{\mathrm{T}}\boldsymbol{W}+\lambda\gamma(\gamma-1)\boldsymbol{\Gamma}^{(1)}$$

半正定.

对于任意的 $j\in\tilde{A}_i$，令 $\boldsymbol{W}_j$ 为矩阵 $\boldsymbol{W}$ 的第 j 列，则有，

$$\|\boldsymbol{W}_j\|_2^2+\lambda\gamma(\gamma-1)\|\boldsymbol{\beta}^*_{\tilde{A}_i}\|_1^{\gamma-2}\geqslant 0.$$

从而可知，

$$\|\boldsymbol{\beta}^*_{\tilde{A}_i}\|_1^{2-\gamma}\geqslant\lambda\gamma(1-\gamma).$$

因此，对于 $\boldsymbol{\beta}^*$ 的非零组有

$$\|\boldsymbol{\beta}^*_{\tilde{A}_i}\|_1=\|\boldsymbol{\beta}^*_{\tilde{A}_i}\|_1\geqslant\lambda\gamma(1-\gamma)^{\frac{1}{2-\gamma}},$$

这也就意味着若 $\|\boldsymbol{\beta}^*_{\tilde{A}_i}\|_1<\lambda\gamma(1-\gamma)^{\frac{1}{2-\gamma}}$，则 $\boldsymbol{\beta}^*_{\tilde{A}_i}=\boldsymbol{0}$.

定理 2.2.2 证毕.

推论 2.2.2 的证明

由定理 2.2.2 的证明可知，

$$\frac{1}{2}\|\boldsymbol{y}\|_2^2=Q_n(0)\geqslant Q_n(\boldsymbol{\beta}^*)\geqslant\lambda\sum_{i=1}^{I}\|\boldsymbol{\beta}^*_{A_i}\|_1^{\gamma}\geqslant\lambda|\hat{A}|\lambda\gamma(1-\gamma)^{\frac{\gamma}{2-\gamma}}.$$

从而

$$|\hat{A}|\leqslant\frac{\|\boldsymbol{y}\|_2^2}{2\lambda}\lambda\gamma(1-\gamma)^{\frac{\gamma}{\gamma-2}}=\frac{\|\boldsymbol{y}\|_2^2}{2}\lambda^{\frac{2}{\gamma-2}}\gamma(1-\gamma)^{\frac{\gamma}{\gamma-2}}.$$

证毕.

定理 2.3.1 的证明

$$\arg\min_{(\boldsymbol{\beta},\,\boldsymbol{\theta})}S(\boldsymbol{\beta},\boldsymbol{\theta})=\arg\min_{\boldsymbol{\beta}}\hat{S}_1(\boldsymbol{\beta}),$$

其中 $\hat{S}_1(\boldsymbol{\beta})=\arg\min_{\boldsymbol{\theta}}\{S(\boldsymbol{\beta},\boldsymbol{\theta}):\boldsymbol{\theta}\geqslant\boldsymbol{0}\}$.

对于任意的 $\boldsymbol{\beta}$,

$$\begin{aligned}\hat{\boldsymbol{S}}_1(\boldsymbol{\beta})&=\arg\min_{\boldsymbol{\theta}}\{S(\boldsymbol{\beta},\boldsymbol{\theta}):\boldsymbol{\theta}\geqslant\boldsymbol{0}\}\\&=\mathrm{argmin}\left\{\sum_{i=1}^{I}\theta_i^{1-1/\gamma}\|\boldsymbol{\beta}_{A_i}\|_1+\tau\sum_{i=1}^{I}\theta_j,\ \boldsymbol{\theta}\geqslant\boldsymbol{0}\right\}.\end{aligned}$$

由上式可知, $\hat{\boldsymbol{\theta}}_L=(\hat{\theta}_1(\boldsymbol{\beta}),\cdots,\hat{\theta}_I(\boldsymbol{\beta}))^{\mathrm{T}}$ 满足

$$\| \boldsymbol{\beta}_{A_i} \|_1 \left(1 - \frac{1}{\gamma}\right) \hat{\boldsymbol{\theta}}_i^{\frac{-1}{\gamma}} + \tau = 0, \ i = 1, \ \cdots, \ I.$$

可知：

$$\hat{\theta}_i = \left(\frac{1-\gamma}{\gamma\tau}\right)^{\gamma} \| \boldsymbol{\beta}_{A_i} \|_1^{\gamma}, \ i = 1, \ \cdots, \ I.$$

$$\hat{\theta}_i^{\frac{1}{\gamma}} = \frac{1-\gamma}{\gamma\tau} \| \boldsymbol{\beta}_{A_i} \|_1, \ i = 1, \ \cdots, \ I.$$

将上述两表达式代入 $\hat{S}_1(\boldsymbol{\beta})$ 中得：

$$\hat{S}_1(\boldsymbol{\beta}) = \frac{1}{2} \| \boldsymbol{y} - \boldsymbol{X\beta} \|_2^2 + \sum_{i=1}^{I} \left(\frac{1-\gamma}{\tau\gamma}\right)^{(\gamma-1)} \| \boldsymbol{\beta}_{A_i} \|_1^{\gamma} + \tau \sum_{i=1}^{I} \left(\frac{1-\gamma}{\tau\gamma}\right)^{\gamma} \| \boldsymbol{\beta}_{A_i} \|_1^{\gamma}.$$

比较 $\hat{S}_1(\boldsymbol{\beta})$ 和 $Q_n(\boldsymbol{\beta})$ 可知

$$\lambda = \tau^{1-\gamma}\gamma^{-\gamma}(1-\gamma)^{\gamma-1}.$$

证毕.

定理 3.2.1 的证明

令 $\alpha_n = \sqrt{d_n/n}$，只需证明对于任意给定的 $\epsilon > 0$，存在一个很大的常数 C，使得

$$P\{\sup_{\|\boldsymbol{u}\| = c} Q_{ns}(\boldsymbol{\beta}_0 + \alpha_n \boldsymbol{u}) < Q_{ns}(\boldsymbol{\beta}_0)\} \geqslant 1 - \varepsilon.$$

由 $Q_{ns}(\boldsymbol{\beta})$ 的定义知，

$$\begin{aligned} Q_{ns}(\boldsymbol{\beta}_0 + \alpha_n \boldsymbol{u}) - Q_{ns}(\boldsymbol{\beta}_0) &= \{\ell_n(\boldsymbol{\beta}_0 + \alpha_n \boldsymbol{u}) - \ell_n(\boldsymbol{\beta}_0)\} - n\sum_{i=1}^{d_n} \{P_{\mathrm{SELO}}(\boldsymbol{\beta}_{0i} + \alpha_n \boldsymbol{u}_i; \\ &\quad \lambda_n, \gamma_n) - P_{\mathrm{SELO}}(\boldsymbol{\beta}_{0i}; \lambda_n, \gamma_n)\} \\ &\leqslant \{\ell_n(\boldsymbol{\beta}_0 + \alpha_n \boldsymbol{u}) - \ell_n(\boldsymbol{\beta}_0)\} - n\sum_{i \in K(\mu)} \{P_{\mathrm{SELO}}(\beta_{0i} + \\ &\quad \alpha_n u_i; \lambda_n, \gamma_n) - P_{\mathrm{SELO}}(\beta_{0i}; \lambda_n, \gamma_n)\} \\ &\triangleq I_1 + I_2, \end{aligned}$$

其中

$K(\boldsymbol{u}) = \{i: P_{\mathrm{SELO}}(\beta_{0i} + \alpha_n u_i; \lambda_n, \gamma_n) - P_{\mathrm{SELO}}(\beta_{0i}; \lambda_n, \gamma_n) < 0\}$，

u_i 为 $\boldsymbol{u}$ 的第 i 个元素. 由 Taylor 展开式得，

$$\begin{aligned} I_1 &= \ell_n(\boldsymbol{\beta}_0 + \alpha_n \boldsymbol{u}) - \ell_n(\boldsymbol{\beta}_0) \\ &= \alpha_n \boldsymbol{\mu}^{\mathrm{T}} \ell_n^{(1)}(\boldsymbol{\beta}_0) + \frac{1}{2}\alpha_n^2 \boldsymbol{u}^{\mathrm{T}} \ell_n^{(2)}(\boldsymbol{\beta}^*)\boldsymbol{u} \\ &\triangleq I_{11} + I_{12}, \end{aligned}$$

其中 $\boldsymbol{\beta}^*$ 位于 $\boldsymbol{\beta}_0$ 与 $\boldsymbol{\beta}_0 + \alpha_n \boldsymbol{u}$ 之间. 由 Cai 等(2005)，当 $d_n^4/n \to 0$ 时有

$$\| \ell_n^{(1)}(\boldsymbol{\beta}_0) \| = O_p(\sqrt{nd_n})$$

以及

$$\| n^{-1}\ell_n^{(2)}(\boldsymbol{\beta}) + A(\boldsymbol{\beta}) \| = o_p(d_n^{-1}),$$

在$\boldsymbol{\beta} \in \mathscr{B}$上一致成立.

由于$\boldsymbol{A}(\boldsymbol{\beta}_0)$为有限的正定矩阵，从而当$C$足够大时，$I_{11} = O_p(n\alpha_n^2) \| \boldsymbol{u} \|$在$\| \boldsymbol{u} \| = C$上被$I_{12} = O_p(n\alpha_n^2) \| \boldsymbol{u} \|^2$一致控制.

SELO惩罚函数在$[0, \infty)$上为上凸函数，从而对于$j \in K(\boldsymbol{u})$以及充分大的n，

$$\begin{aligned} &P_{\text{SELO}}(\beta_{0j} + \alpha_n u_j;\ \lambda_n,\ \gamma_n) - P_{\text{SELO}}(\beta_{0j};\ \lambda_n,\ \gamma_n) \\ &\quad > -P'_{\text{SELO}}(\beta_{0j} + \alpha_n u_j;\ \lambda_n,\ \gamma_n)\alpha_n | u_j | . \end{aligned}$$

进而由$P_{\text{SELO}}(\cdot)$的表达式，Cauchy-Schwartz不等式以及条件(A6)(A7)知对于任意的$\| \boldsymbol{u} \| = C$，

$$\begin{aligned} I_2 &\leqslant n \sum_{j \in K(\mu)} \frac{\lambda_n \gamma_n}{2\log(2)\rho_n^2} \alpha_n | u_j | \leqslant n\alpha_n \sqrt{d_n} \| \mu \| \frac{\lambda_n \gamma_n}{2\log(2)\rho_n^2} \\ &= O(n\alpha_n \lambda_n \gamma_n \rho_n^{-2} \sqrt{d_n}) \| \boldsymbol{u} \| = o(Cn\alpha_n^2). \end{aligned}$$

定理3.2.1证毕.

定理3.2.2的证明

为了证明惩罚估计量的Oracle性质，我们首先通过下面的引理证明惩罚估计量满足稀疏性$\hat{\boldsymbol{\beta}}_{n2} = \boldsymbol{0}$.

引理3.1的证明

在定理3.2.2的条件下，对于任意满足$\| \boldsymbol{\beta}_1 - \boldsymbol{\beta}_{10} \| = O_p(\sqrt{d_n/n})$的$\boldsymbol{\beta}_1$，以及任意正常数$C$，以趋向于1的概率有

$$Q_{ns}(\boldsymbol{\beta}_1^{\mathrm{T}},\ \boldsymbol{0}^{\mathrm{T}}) = \max_{\| \boldsymbol{\beta}_2 \| \leqslant C\sqrt{d_n/n}} Q_{ns}(\boldsymbol{\beta}_1^{\mathrm{T}},\ \boldsymbol{\beta}_2^{\mathrm{T}}).$$

令$\epsilon_n = C\sqrt{d_n/n} = C\alpha_n$. 为了证明此引理只需证明对于任意的满足$\| \boldsymbol{\beta}_1 - \boldsymbol{\beta}_{10} \| = O_p(\alpha_n)$，$\| \boldsymbol{\beta}_2 \| \leqslant C\sqrt{d_n/n}$的$\boldsymbol{\beta} = (\boldsymbol{\beta}_1^{\mathrm{T}},\ \boldsymbol{\beta}_2^{\mathrm{T}})$，以趋向于1的概率对于$j = s_n + 1, \cdots, d_n$，有下面的不等式成立：

$$\frac{\partial Q_{ns}(\boldsymbol{\beta})}{\partial \beta_j} < 0,\ \text{当} 0 < \beta_j < \epsilon_n,$$

$$\frac{\partial Q_{ns}(\boldsymbol{\beta})}{\partial \beta_j} > 0,\ \text{当} -\ell_n < \beta_j < 0.$$

令$\operatorname{sgn}(t)$为t的符号函数，则

$$\operatorname{sgn}(\beta_j)=\begin{cases}-1, & \beta_j<0,\\ 0, & \beta_j=0,\\ 1, & \beta_j>0.\end{cases}$$

从而有

$$\begin{aligned}\frac{\partial Q_{ns}(\boldsymbol{\beta})}{\partial\beta_j}&=\frac{\partial\ell_n(\boldsymbol{\beta})}{\partial\beta_j}-nP_{\mathrm{SELO}}^{(1)}(|\beta_j|;\lambda_n,\gamma_n)\operatorname{sgn}(\beta_j)\\&=\frac{\partial\ell_n(\boldsymbol{\beta}_0)}{\partial\beta_j}+\sum_{l=1}^{d_n}\frac{\partial^2\ell_n(\boldsymbol{\beta}^*)}{\partial\beta_j\partial\beta_l}(\beta_l-\beta_{0l})-nP'_{\mathrm{SELO}}(|\beta_j|;\\&\quad\lambda_n,\gamma_n)\operatorname{sgn}(\beta_j)\\&\triangleq J_1+J_2+J_3,\end{aligned}$$

其中$\boldsymbol{\beta}^*$位于$\boldsymbol{\beta}$，$\boldsymbol{\beta}_0$之间. 由 Andersen 和 Gill (1982)的结论知

$$J_1=O_p(\sqrt{n}).$$

令$A_j(\boldsymbol{\beta}_0)$，$A_{jl}(\boldsymbol{\beta}_0)$分别代表矩阵$A(\boldsymbol{\beta}_0)$的第$j$行或者矩阵$A(\boldsymbol{\beta}_0)$的第$(j,l)$个元素.

则由$\|n^{-1}\ell_n^{(2)}(\boldsymbol{\beta})+A(\boldsymbol{\beta})\|=o_p(d_n^{-1})$在$\boldsymbol{\beta}\in\mathscr{B}$上一致成立以及条件(A2)，

$$|J_2|=|-nA_j(\boldsymbol{\beta}_0)(\boldsymbol{\beta}-\boldsymbol{\beta}_0)\{1+o_p(1)\}|\leqslant nO_p(\alpha_n)\left(\sum_{l=1}^{d_n}A_{jl}(\boldsymbol{\beta}_0)^2\right)^{1/2}.$$

由条件(A3)，

$$\begin{aligned}\left\{\sum_{l=1}^{d_n}A_{jl}(\boldsymbol{\beta}_0)^2\right\}&=(A(\boldsymbol{\beta}_0)^{\mathrm{T}}A(\boldsymbol{\beta}_0))_{j,j}\\&=\boldsymbol{\varepsilon}_j^{\mathrm{T}}(A(\boldsymbol{\beta}_0)^{\mathrm{T}}A(\boldsymbol{\beta}_0))\boldsymbol{\varepsilon}_j\\&\leqslant\lambda_{\max}(A(\boldsymbol{\beta}_0)^{\mathrm{T}}A(\boldsymbol{\beta}_0))\\&<\infty,\end{aligned}$$

其中$\boldsymbol{\varepsilon}_j$为$d_n$维向量，且$\boldsymbol{\varepsilon}_j$的第$j$个元素为1，其他所有元素为零. $(A(\boldsymbol{\beta}_0)^{\mathrm{T}}A(\boldsymbol{\beta}_0))_{j,j}$为矩阵$A(\boldsymbol{\beta}_0)^{\mathrm{T}}A(\boldsymbol{\beta}_0)$的第$(j,j)$元. 因此$J_2=O_p(\sqrt{nd_n})$.
从而$J_1+J_2=O_p(\sqrt{nd_n})$以及

$$\begin{aligned}\frac{\partial Q_{ns}(\boldsymbol{\beta})}{\partial\beta_j}&=O_p(\sqrt{nd_n})-nP'_{\mathrm{SELO}}(|\beta_j|;\lambda_n,\gamma_n)\operatorname{sgn}(\beta_j)\\&=n\alpha_n\{O_p(1)-P'_{\mathrm{SELO}}(|\beta_j|;\lambda_n,\gamma_n)/\alpha_n\operatorname{sgn}(\beta_j)\}.\end{aligned}$$

由 SELO 惩罚函数的凸性知，当$\|\boldsymbol{\beta}_2\|\leqslant C\alpha_n$时，对于$j=s_n+1,\cdots,d_n$，

$$P'_{\mathrm{SELO}}(|\beta_j|;\lambda_n,\gamma_n)/\alpha_n>\frac{\dfrac{\lambda_n\gamma_n}{\alpha_n}}{\log(2)(2C\alpha_n+\gamma_n)(C\alpha_n+\gamma_n)}$$

$$= O\left(\frac{\frac{\lambda_n \gamma_n}{\alpha_n}}{\alpha_n^2}\right) \to \infty.$$

从而 $\partial Q_{ns}(\boldsymbol{\beta})/\partial\beta_j$ 的符号完全由 β_j 的符号决定. 引理 3.1 得证!

定理 3.2.2 的证明

第一部分的证明可由上面的引理 3.1 直接得到. 下面证明该定理的第二部分:

由 $\hat{\boldsymbol{\beta}}_n$ 的定义知, 对于任意的 $j=1, \cdots, s_n$,

$$\frac{\partial Q_{ns}(\hat{\boldsymbol{\beta}}_n)}{\partial \beta_j} = 0, \ j = 1, \cdots, s_n,$$

即,

$$\ell'_n(\hat{\boldsymbol{\beta}}_{n1}, 0) - nP'_{\mathrm{SELO}}(\hat{\boldsymbol{\beta}}_{n1}; \lambda_n, \gamma_n) = 0,$$

其中

$P'_{\mathrm{SELO}}(\hat{\boldsymbol{\beta}}_{n1}; \lambda_n, \gamma_n) = (P'_{\mathrm{SELO}}(|\hat{\beta}_1|; \lambda_n, \gamma_n)\mathrm{sgn}(\beta_1), \cdots, P'_{\mathrm{SELO}}(|\hat{\beta}_{s_n}|; \lambda_n, \gamma_n)\mathrm{sgn}(\beta_{s_n}))^{\mathrm{T}}$.

令 $\ell'_{n1}(\boldsymbol{\beta})$ 以及 $P'_{\mathrm{SELO1}}(\boldsymbol{\beta})$ 分别表示 $\ell'_n(\boldsymbol{\beta})$ 以及 $P'_{\mathrm{SELO}}(\boldsymbol{\beta})$ 的前 s_n 个元素. $\ell''_n(\boldsymbol{\beta}^*)$ 的前 $s_n \times s_n$ 个元素用 $\ell''_{n11}(\boldsymbol{\beta}^*)$ 表示.

由等式 $\ell'_n(\hat{\boldsymbol{\beta}}_{n1}, \mathbf{0}) - nP'_{\mathrm{SELO}}(\hat{\boldsymbol{\beta}}_{n1}; \lambda_n, \gamma_n) = \mathbf{0}$, 以及 $\ell_n(\boldsymbol{\beta})$ 在点 $\boldsymbol{\beta}_0$ 处的 Taylor 展开式有,

$$\ell'_{n1}(\boldsymbol{\beta}_0) - nP'_{\mathrm{SELO1}}(\hat{\boldsymbol{\beta}}_n; \lambda_n, \gamma_n) = -\ell''_{n11}(\boldsymbol{\beta}^*)(\hat{\boldsymbol{\beta}}_1 - \boldsymbol{\beta}_{10}),$$

$\boldsymbol{\beta}^*$ 位于 $\boldsymbol{\beta}_0$ 与 $\hat{\boldsymbol{\beta}}_n$ 之间.

由 $\| n^{-1}\ell_n^{(2)}(\boldsymbol{\beta}) + \boldsymbol{A}(\boldsymbol{\beta}) \| = o_p(d_n^{-1})$ 在 $\boldsymbol{\beta} \in \mathscr{B}$ 上一致成立, 条件(A5)以及定理 3.2.1 知

$$n^{-1}\ell'_{n1}(\boldsymbol{\beta}_0) - P'_{\mathrm{SELO1}}(\hat{\boldsymbol{\beta}}_n; \lambda_n, \gamma_n) = \boldsymbol{A}_{11}(\boldsymbol{\beta}_0)(\hat{\boldsymbol{\beta}}_{n1} - \boldsymbol{\beta}_{10}) + o_p(n^{-1/2}).$$

由 $P'_{\mathrm{SELO1}}(\hat{\boldsymbol{\beta}}_n; \lambda_n, \gamma_n)$ 的定义, 条件(A7)以及定理 3.2.1,

$$\begin{aligned}\sqrt{n}\, \| P'_{\mathrm{SELO1}}(\hat{\boldsymbol{\beta}}; \lambda_n, \gamma_n) \| &\leqslant \sqrt{ns_n} \max_{1 \leqslant j \leqslant s_n} (P'_{\mathrm{SELO}}(|\hat{\beta}_{nj}|; \lambda_n, \gamma_n)) \\ &= \sqrt{ns_n}\, O_p(\rho_n^{-2}\lambda_n\gamma_n) = o_p(1).\end{aligned}$$

从而对于任意的 c_n 维的常数向量 $\boldsymbol{s}_n$,

$$\sqrt{n}\, c_n^{\mathrm{T}} \boldsymbol{\Gamma}_{11}^{-1/2} A_{11}(\boldsymbol{\beta}_0)(\hat{\boldsymbol{\beta}}_{n1} - \boldsymbol{\beta}_{10}) = n^{-1/2}\boldsymbol{c}_n^{\mathrm{T}}\boldsymbol{\Gamma}_{11}^{-1/2}\ell'_{n1}(\boldsymbol{\beta}_0) + o_p(1).$$

进一步地, Cai 等(2005)在条件(A1)~(A4)成立的情况下证明了

$$n^{\frac{-1}{2}}\boldsymbol{c}_n^{\mathrm{T}}\boldsymbol{\Gamma}_{11}^{\frac{-1}{2}}\ell'_{n1}(\boldsymbol{\beta}_0)\to_d N(0,\ 1),$$

其中，$\to_d$ 表示依分布收敛. 从而由 Slutsky 定理，

$$\sqrt{n}\,c_n\boldsymbol{\Gamma}_{11}^{-1/2}\boldsymbol{A}_{11}(\boldsymbol{\beta}_0)(\hat{\boldsymbol{\beta}}_{n1}-\boldsymbol{\beta}_{10})\to_d N(0,\ 1).$$

证毕.

定理 3.2.3 的证明

由条件：$d_n/k_n\to 0$，因此可以假设 $k_n\geqslant 1$. 对于任意的基于 SELO 惩罚函数的惩罚偏似然估计 $\hat{\boldsymbol{\beta}}_n$，令 $\hat{\mathscr{A}}$ 表示与 $\hat{\boldsymbol{\beta}}_n$ 相对应的估计的活跃集，并定义 $\hat{s}_n=|\hat{\mathscr{A}}|$. 为了证明此定理，仿照 Wang 等（2009），分别考虑下面两种情况：

(1)少选：没有将所有的显著变量选入回归模型；

(2)多选：选择的变量包含了真实模型的所有显著变量.

首先考虑少选的情况，即至少存在一个元素 j^* 使得 $j^*\in\mathscr{A}$，但 $j^*\notin\hat{\mathscr{A}}$. 令 $\tilde{\boldsymbol{\beta}}_n=\arg\min\limits_{\boldsymbol{\beta}}\ell_n(\boldsymbol{\beta})$ 为经典的极大似然估计（$\ell_n(\boldsymbol{\beta})$ 为负的 log 偏似然函数），类似于定理 3.2.1 的证明，我们可以得到如下结论

$$\|\tilde{\boldsymbol{\beta}}_n-\boldsymbol{\beta}_0\|=O_p(\alpha_n).$$

由 MBIC 统计量的定义知

$$\begin{aligned}
&\mathrm{MBIC}(\hat{\boldsymbol{\beta}}_n)-\mathrm{MBIC}(\tilde{\boldsymbol{\beta}}_n)\\
&=-2\ell_n(\hat{\boldsymbol{\beta}}_n)+k_n\hat{s}_n+2\ell_n(\tilde{\boldsymbol{\beta}}_n)-k_nd_n\\
&=-2[\ell_n(\hat{\boldsymbol{\beta}}_n)-\ell_n(\tilde{\boldsymbol{\beta}}_n)]+k_n(\hat{s}_n-d_n)\\
&=-2\left[(\hat{\boldsymbol{\beta}}_n-\tilde{\boldsymbol{\beta}}_n)^{\mathrm{T}}\ell'_n(\tilde{\boldsymbol{\beta}}_n)+\frac{1}{2}(\hat{\boldsymbol{\beta}}_n-\tilde{\boldsymbol{\beta}}_n)^{\mathrm{T}}\ell''_n(\boldsymbol{\theta}_1)(\hat{\boldsymbol{\beta}}_n-\tilde{\boldsymbol{\beta}}_n)\right]+k_n(\hat{s}_n-d_n),
\end{aligned}$$

其中 $\boldsymbol{\theta}_1$ 介于 $\tilde{\boldsymbol{\beta}}_n$ 与 $\hat{\boldsymbol{\beta}}_n$ 之间，这也就意味着 $\|\boldsymbol{\theta}_1-\boldsymbol{\beta}_0\|=O_p(\alpha_n)$. 由 $\tilde{\boldsymbol{\beta}}_n$ 为极大似然估计可得 $\ell'_n(\tilde{\boldsymbol{\beta}}_n)=0$. 从而

$$\begin{aligned}
\mathrm{MBIC}(\hat{\boldsymbol{\beta}}_n)-\mathrm{MBIC}(\tilde{\boldsymbol{\beta}}_n)&=-(\hat{\boldsymbol{\beta}}_n-\tilde{\boldsymbol{\beta}}_n)^{\mathrm{T}}\ell_n^{(2)}(\boldsymbol{\theta}_1)(\hat{\boldsymbol{\beta}}_n-\tilde{\boldsymbol{\beta}}_n)+k_n(\hat{s}_n-d_n)\\
&\triangleq J_1+J_2.
\end{aligned}$$

由 Cai 等(2005)的结论知

$$J_1>nC_3\{1+o_p(1)\}\|\hat{\boldsymbol{\beta}}_n-\tilde{\boldsymbol{\beta}}_n\|^2,$$

其中 C_3 为矩阵 $\boldsymbol{A}(\boldsymbol{\beta}_0)$ 的最大特征根. 从而

$$
\begin{aligned}
\|\hat{\boldsymbol{\beta}}_n-\tilde{\boldsymbol{\beta}}_n\| &\geqslant |\hat{\beta}_{nj^*}-\tilde{\beta}_{nj^*}| \\
&= |\tilde{\beta}_{nj^*}| > |\beta_{0j^*}|-|\beta_{0j^*}-\tilde{\beta}_{nj^*}| \\
&\geqslant \rho_n-\|\boldsymbol{\beta}_0-\tilde{\boldsymbol{\beta}}_n\| \\
&=\rho_n\{1+o_p(1)\},
\end{aligned}
$$

最后一个等式成立是由于 $\|\boldsymbol{\beta}_0-\tilde{\boldsymbol{\beta}}_n\|=O_p(\alpha_n)$ 且 $\rho_n/\alpha_n\to\infty$.
当 $\hat{s}_n\geqslant 0$ 时，第二项 J_2 满足

$$J_2\geqslant -d_nk_n.$$

因此有

$$\mathrm{MBIC}(\hat{\boldsymbol{\beta}}_n)-\mathrm{MBIC}(\tilde{\boldsymbol{\beta}}_n)>nC_3\rho_n^2(1+o_p(1))-d_nk_n.$$

由条件(A8)，

$$P\{\mathrm{MBIC}(\hat{\boldsymbol{\beta}}_n)>\mathrm{MBIC}(\tilde{\boldsymbol{\beta}}_n)\}\to 1.$$

这也就是说 MBIC 的最小值不能从第一种情况对应的 MBIC 中选择.

现在考虑多选的情况，即至少存在一个 j^* 属于 $\hat{\mathscr{A}}$，但是 j^* 不在真实活跃集中. 因此有 $\hat{s}_n>s_n\geqslant 0$ 成立. 定义

$$
\beta_j^*=\begin{cases}\hat{\beta}_{nj}, & j\in\mathscr{A};\\ 0, & j\in\mathscr{A}^c.\end{cases}
$$

$\boldsymbol{\beta}^*=(\beta_1^*,\cdots,\beta_{d_n}^*)^{\mathrm{T}}$，从而有 $\|\boldsymbol{\beta}^*\|_0=s_n$. 由定理 3. 2. 1，$\|\boldsymbol{\beta}^*-\boldsymbol{\beta}_0\|=O_p(\alpha_n)$. 下面我们证明 $\mathrm{MBIC}(\hat{\boldsymbol{\beta}}_n)>\mathrm{MBIC}(\boldsymbol{\beta}^*)$ 成立的概率接近于 1. 由 MBIC 的定义，

$$
\begin{aligned}
&\mathrm{MBIC}(\hat{\boldsymbol{\beta}}_n)-\mathrm{MBIC}(\boldsymbol{\beta}^*)\\
&=-2\ell_n(\hat{\boldsymbol{\beta}}_n)+k_n\hat{s}_n+2\ell_n(\boldsymbol{\beta}^*)-k_ns_n\\
&=-2[\ell_n(\hat{\boldsymbol{\beta}}_n)-\ell_n(\boldsymbol{\beta}_0)]+2[\ell_n(\boldsymbol{\beta}^*)-\ell_n(\boldsymbol{\beta}_0)]+k_n(\hat{s}_n-s_n)\\
&\geqslant -2(\hat{\boldsymbol{\beta}}_n-\boldsymbol{\beta}^*)^{\mathrm{T}}\ell_n'(\boldsymbol{\beta}_0)-(\hat{\boldsymbol{\beta}}_n-\boldsymbol{\beta}_0)^{\mathrm{T}}\ell_n''(\boldsymbol{\theta}_2)(\hat{\boldsymbol{\beta}}_n-\boldsymbol{\beta}_0)\\
&\quad+(\boldsymbol{\beta}^*-\boldsymbol{\beta}_0)^{\mathrm{T}}\ell_n''(\boldsymbol{\theta}_3)(\boldsymbol{\beta}^*-\boldsymbol{\beta}_0)+k_n.
\end{aligned}
$$

其中 $\boldsymbol{\theta}_2$ 介于 $\hat{\boldsymbol{\beta}}_n$，$\boldsymbol{\beta}_0$ 之间，$\boldsymbol{\theta}_3$ 介于 $\boldsymbol{\beta}^*$，$\boldsymbol{\beta}_0$ 之间.

类似于定理 3. 2. 1，我们可以证明上面等式的前三项为 $O_p(n\alpha_n^2)$. 从而由 α_n 的定义以及条件 $d_n/k_n\to 0$，

$$\mathrm{MBIC}(\hat{\boldsymbol{\beta}}_n)-\mathrm{MBIC}(\boldsymbol{\beta}^*)=O_p(d_n)+k_n=k_n\{o_p(1)+1\}\to_p\infty.$$

进一步地，有

$$P\{\mathrm{MBIC}(\hat{\boldsymbol{\beta}}_n) \geqslant \mathrm{MBIC}(\boldsymbol{\beta}^*)\} \to 1.$$

从而 MBIC($\boldsymbol{\beta}$) 的极小值不能从多选的情况中取得.

由第一、第二两种情况知，MBIC($\hat{\boldsymbol{\beta}}_n$) 的极小值只能从集合 $\{(\lambda, \gamma): \mathscr{A} = \hat{\mathscr{A}}\}$ 中取得.

证毕!

MBMD 算法下降性质的证明

由 $\hat{\boldsymbol{\theta}}_n j(\tilde{h}_j)$ 可知

$$\ell_n(\tilde{\boldsymbol{\theta}}) + (\hat{\boldsymbol{\theta}}_{nj}(\tilde{h}_j) - \tilde{\boldsymbol{\theta}}_j)^{\mathrm{T}} \boldsymbol{d}_j + \frac{\tilde{h}_j}{2} \| \hat{\boldsymbol{\theta}}_{nj}(\tilde{h}_j) - \tilde{\boldsymbol{\theta}}_j \|^2 + P(\| \hat{\boldsymbol{\theta}}_{nj}(\tilde{h}_j) \|; \lambda)$$

$$\leqslant \ell_n(\tilde{\boldsymbol{\theta}}) + P(\| \tilde{\boldsymbol{\theta}}_j \|; \lambda).$$

由不等式 4.2.1 知

$$\begin{aligned} f(\boldsymbol{\theta}(\tilde{h}_j)) &= \ell_n(\boldsymbol{\theta}(\tilde{h}_j)) + \sum_{j=1}^{d} P(\| \boldsymbol{\theta}_j(\tilde{h}_j)_j \|; \lambda) \\ &\leqslant \ell_n(\tilde{\boldsymbol{\theta}}) + [\boldsymbol{\theta}(\tilde{h}_j) - \tilde{\boldsymbol{\theta}}]^{\mathrm{T}}(\nabla \ell_n(\tilde{\boldsymbol{\theta}})) + \frac{1}{2}[\boldsymbol{\theta}(\tilde{h}_j) - \tilde{\boldsymbol{\theta}}]^{\mathrm{T}} \boldsymbol{H} [\boldsymbol{\theta}(\tilde{h}_j) - \\ &\quad \tilde{\boldsymbol{\theta}}] + \sum_{j=1}^{d} P(\| \hat{\boldsymbol{\theta}}_{nj}(\tilde{h}_j) \|; \lambda) \\ &\leqslant [\ell_n(\tilde{\boldsymbol{\theta}}) + \boldsymbol{d}_j^{\mathrm{T}}(\hat{\boldsymbol{\theta}}_{nj}(\tilde{h}_j) - \tilde{\boldsymbol{\theta}}_j) + \frac{\tilde{h}_j}{2} \| \hat{\boldsymbol{\theta}}_{nj}(\tilde{h}_j) - \tilde{\boldsymbol{\theta}}_j \|^2 \\ &\quad + P(\| \hat{\boldsymbol{\theta}}_{nj}(\tilde{h}_j) \|; \lambda)] + \sum_{i \neq j} P(\| \tilde{\boldsymbol{\theta}}_i \|; \lambda) \\ &\leqslant \ell_n(\tilde{\boldsymbol{\theta}}) + P(\| \tilde{\boldsymbol{\theta}}_j \|; \lambda) + \sum_{i \neq j} P(\| \tilde{\boldsymbol{\theta}}_i \|; \lambda) \\ &\leqslant \ell_n(\tilde{\boldsymbol{\theta}}) + \sum_{j=1}^{d} P(\| \tilde{\boldsymbol{\theta}}_j \|; \lambda) \\ &= f(\tilde{\boldsymbol{\theta}}). \end{aligned}$$

目标函数的下降性质得证.

惩罚估计的相关理论性质的证明.

令 $\mathbb{P}_n$ 表示 $(T_i, \Delta_i, \boldsymbol{X}_i)$，$1 \leqslant i \leqslant n$ 的经验测度，$\mathbb{P}$ 为 $(T, \Delta, \boldsymbol{X})$ 的概率测度. $\mathbb{P}_{\Delta n}$ 和 $\mathbb{P}_{\Delta}$ 分别表示 $(T_i, \Delta_i = 1, \boldsymbol{X}_i)$，$1 \leqslant i \leqslant n$ 对应的经验测度和 $(T,$

Δ, $\boldsymbol{X}$) 所对应的测度.

由 Huang (1999)引理 A5 知，存在 $\phi_n \in \Phi_n$ 使得 $\| \phi_n - \phi_0 \|_\infty = O(n^{-\nu d} + n^{-(1-\nu)/2})$ 成立. 则存在某个 $\boldsymbol{\theta}_n$ 使得 $\phi_n(\boldsymbol{X})$ 可以写成 $\phi_n(\boldsymbol{X}) = \boldsymbol{B}(\boldsymbol{X})^{\mathrm{T}}\boldsymbol{\theta}_n$ 的形式. 令 $\boldsymbol{g}_n(\boldsymbol{x}) \triangleq \boldsymbol{x}^{\mathrm{T}}\boldsymbol{\beta}_0 + \phi_n(\boldsymbol{x})$, 我们首先证明 $\hat{\boldsymbol{g}}_n(\boldsymbol{x})$ 的收敛性，其中～ $\hat{\boldsymbol{g}}_n(\boldsymbol{x}) \triangleq \boldsymbol{x}^{\mathrm{T}}\hat{\boldsymbol{\beta}}_n + \boldsymbol{B}(\boldsymbol{x})^{\mathrm{T}}\hat{\boldsymbol{\theta}}_n$, $\boldsymbol{B}(\boldsymbol{x}) = (\psi_1(x_1), \cdots, \psi_{q_n}(x_1), \cdots, \psi_1(x_d), \cdots, \psi_{q_n}(x_d))^{\mathrm{T}}$ 是由基函数在 $\boldsymbol{x}$ 处构成的向量.

与函数 $\boldsymbol{g}_n$ 相对应的惩罚目标函数为

$$\tilde{Q}_n(\boldsymbol{\beta}_0, \boldsymbol{\theta}_n) \triangleq -\frac{1}{n}\sum_{i=1}^{n}\Delta_i\left\{\boldsymbol{g}_n(\boldsymbol{X}_i) - \log\left[\sum_{j=1}^{n}Y_j(T_i)\exp(\boldsymbol{g}_n(\boldsymbol{X}_j))\right]\right\} + \sum_{j=1}^{d}P(\|\boldsymbol{\theta}_{nj}\|; \lambda_n, \gamma).$$

为了证明定理 4.2.1，首先给出下面的引理.

引理 4.2.1　$\| \hat{\boldsymbol{g}}_n - \boldsymbol{g}_n \|_2^2 = o(q_n^{-1})$，从而由 Stone (1986)引理 7 $\| \hat{\boldsymbol{g}}_n - \boldsymbol{g}_n \|_\infty = o(1)$.

证明:

令 $\boldsymbol{\beta}_n^* \in \mathbb{R}^d$, $\eta_n \in \Phi_n$ 使得 $\|\eta_n(\boldsymbol{x})\| = O(q_n^{-1})$, $\|\boldsymbol{x}^{\mathrm{T}}\boldsymbol{\beta}_{ns} + \eta_n(\boldsymbol{x})\|_2^2 = O(q_n^{-1})$, 其中存在 $\boldsymbol{\theta}_n^*$ 使得, $\eta_n(\boldsymbol{x}) = B(\boldsymbol{x})^{\mathrm{T}}\boldsymbol{\theta}_n^*$. 记 $h_n(\boldsymbol{x}) \triangleq \boldsymbol{x}^{\mathrm{T}}\boldsymbol{\beta}_{ns} + \boldsymbol{B}(\boldsymbol{x})^{\mathrm{T}}\boldsymbol{\theta}_{ns} = \boldsymbol{x}^{\mathrm{T}}\boldsymbol{\beta} + \eta_n(\boldsymbol{x})$. 由 $Q_n(\cdot)$ 的定义可知,

$$\begin{aligned} H_n(\alpha) &= \tilde{Q}_n(\boldsymbol{\beta}_0 + \alpha\boldsymbol{\beta}_{ns}, \boldsymbol{\theta}_n + \alpha\boldsymbol{\theta}_{ns}) \\ &= -\frac{1}{n}\sum_{i=1}^{n}\Delta_i\left\{(\boldsymbol{g}_n + \alpha\boldsymbol{h}_n)(\boldsymbol{X}_i) - \log\left[\sum_{j=1}^{n}Y_j(T_i)\exp((\boldsymbol{g}_n + \alpha\boldsymbol{h}_n)(\boldsymbol{X}_j))\right]\right\} \\ &\quad + \sum_{j=1}^{d}P(\|\boldsymbol{\theta}_{nj} + \boldsymbol{\theta}_{njs}\|; \lambda_n, \gamma). \end{aligned}$$

为了证明该引理，只需证明对于任意的 $\alpha_0 > 0$,

$$\begin{cases} H_n'(\alpha) > 0, & \forall\ 0 < \alpha \leqslant \alpha_0, \\ H_n'(\alpha) < 0, & \forall\ -\alpha_0 \leqslant \alpha < 0. \end{cases}$$

以趋向于 1 的概率成立.

$H_n(\alpha)$ 关于 α 的导数为:

$$H_n'(\alpha) = -\frac{1}{n}\sum_{i=1}^{n}\Delta_i\left[h_n(\boldsymbol{X}_i) - \frac{\sum_{j=1}^{n}Y_j(T_i)h_n(\boldsymbol{X}_j)\exp(\boldsymbol{g}_n + \alpha\boldsymbol{h}(\boldsymbol{X}_j))}{\sum_{k=1}^{n}Y_k(T_i)\exp(\boldsymbol{X}_j)\exp(\boldsymbol{g}_n + \alpha\boldsymbol{h}(\boldsymbol{X}_k))}\right]$$

$$+\sum_{j=1}^{d}P'(\|\boldsymbol{\theta}_{nj}+\alpha\boldsymbol{\theta}_{njs}\|;\lambda_n,\gamma)\frac{\boldsymbol{\theta}_{njs}^{\mathrm{T}}(\boldsymbol{\theta}_{nj}+\alpha\boldsymbol{\theta}_{njs})}{\|\boldsymbol{\theta}_{nj}+\alpha\boldsymbol{\theta}_{njs}\|}$$

$$=-\mathbb{P}_{\Delta n}\left\{\boldsymbol{h}_n-\frac{S_{nf}(t;\boldsymbol{h}_n,\boldsymbol{\beta}_0+\alpha\boldsymbol{\beta}_{ns},\phi_n+\alpha\eta_n)}{S_n^{(0)}(t;\boldsymbol{\beta}_0+\alpha\boldsymbol{\beta}_{ns},\phi_n+\alpha\eta_n)}\right\}$$

$$+\sum_{j=1}^{d}P'(\|\boldsymbol{\theta}_{nj}+\alpha\boldsymbol{\theta}_{njs}\|;\lambda_n,\gamma)\frac{\boldsymbol{\theta}_{njs}^{\mathrm{T}}(\boldsymbol{\theta}_{nj}+\alpha\boldsymbol{\theta}_{njs})}{\|\boldsymbol{\theta}_{nj}+\alpha\boldsymbol{\theta}_{njs}\|}.$$

从而 $H_n(\alpha)$ 在 α_0 处的导数为：

$$H_{n'}(\alpha_0)=-\mathbb{P}_{\Delta n}\left\{\boldsymbol{h}_n-\frac{S_{nf}(t;\boldsymbol{h}_n,\boldsymbol{\beta}_0+\alpha_0\boldsymbol{\beta}_{ns},\phi_n+\alpha_0\eta_n)}{S_n^{(0)}(t;\boldsymbol{\beta}_0+\alpha_0\boldsymbol{\beta}_{ns},\phi_n+\alpha_0\eta_n)}\right\}+$$

$$\sum_{j=1}^{d}P'(\|\boldsymbol{\theta}_{nj}+\alpha_0\boldsymbol{\theta}_{njs}\|;\lambda_n,\gamma)\frac{\boldsymbol{\theta}_{njs}^{\mathrm{T}}(\boldsymbol{\theta}_{nj}+\alpha_0\boldsymbol{\theta}_{njs})}{\|\boldsymbol{\theta}_{nj}+\alpha_0\boldsymbol{\theta}_{njs}\|}$$

$$\triangleq I_{1n}+I_{2n}.$$

由 Huang (1999)引理 5.1，存在常数 $l_1(0<l_1<\infty)$ 使得

$$I_{1n}=-\mathbb{P}_{\Delta n}\left\{\boldsymbol{h}_n-\frac{S_{nf}(t;\boldsymbol{h}_n,\boldsymbol{\beta}_0+\alpha_0\boldsymbol{\beta}_{ns},\phi_n+\boldsymbol{\alpha}_0\eta_n)}{S_n^{(0)}(t;\boldsymbol{\beta}_0+\alpha_0\boldsymbol{\beta}_{ns},\phi_n+\boldsymbol{\alpha}_0\eta_n)}\right\}$$

$$\geqslant l_1\alpha_0 n^{-\nu}+O(n^{-1/2})+O(n^{-(1-\nu)}).$$

由 $\|\boldsymbol{\eta}_n(\boldsymbol{X})\|_2=O(q_n^{-1/2})$ 知，$\|\boldsymbol{B}(\boldsymbol{X}_j)^{\mathrm{T}}\boldsymbol{\theta}_{njs}\|_2=O(q_n^{-1/2})$，从而

$$E\|\boldsymbol{B}(\boldsymbol{X}_j)^{\mathrm{T}}\boldsymbol{\theta}_{njs}\|_2^2=\frac{1}{n}E\left[\boldsymbol{\theta}_{njs}^{\mathrm{T}}\sum_{i=1}^{n}\boldsymbol{B}(x_{ij})\boldsymbol{B}(x_{ij})^{\mathrm{T}}\boldsymbol{\theta}_{njs}\right]$$

$$=E[\boldsymbol{\theta}_{njs}^{\mathrm{T}}(\boldsymbol{B}_j(\boldsymbol{X}_j)^{\mathrm{T}}\boldsymbol{B}_j(\boldsymbol{X}_j)/n)\boldsymbol{\theta}_{njs}]$$

$$=O(q_n^{-1}),$$

其中 $\boldsymbol{B}(\boldsymbol{x}_{ij})=(\psi_1(\boldsymbol{x}_{ij}),\cdots,\psi_{q_n}(\boldsymbol{x}_{ij}))^{\mathrm{T}}$ 且 $\boldsymbol{B}_j(\boldsymbol{X}_j)=(\boldsymbol{B}(\boldsymbol{X}_{1j}),\cdots,\boldsymbol{B}(\boldsymbol{X}_{nj}))^{\mathrm{T}}$. 由 Huang (2009)引理 3，存在常数 e_1，e_2，$0<e_1<e_2<\infty$，使得下式以概率 1 成立，

$$e_1q_n^{-1}\leqslant\lambda_{\min}\left(\frac{(\boldsymbol{B}_j(\boldsymbol{X}_j)^{\mathrm{T}}\boldsymbol{B}_j(\boldsymbol{X}_j)}{n}\right)\leqslant\lambda_{\max}\left(\frac{(\boldsymbol{B}_j(\boldsymbol{X}_j)^{\mathrm{T}}\boldsymbol{B}_j(\boldsymbol{X}_j)}{n}\right)\leqslant e_2q_n^{-1}.$$

由此可得 $\|\boldsymbol{\theta}_{njs}\|=O_p(1)$. 由 $\lambda_n=o(n^{-\nu})$ 可得：

$$|I_{2n}|=\left|\sum_{j=1}^{d}P'(\|\boldsymbol{\theta}_{nj}+\alpha_0\boldsymbol{\theta}_{njs}\|;\lambda_n,\gamma)\frac{\boldsymbol{\theta}_{njs}^{\mathrm{T}}(\boldsymbol{\theta}_{nj}+\alpha_0\boldsymbol{\theta}_{njs})}{\|\boldsymbol{\theta}_{nj}+\alpha_0\boldsymbol{\theta}_{njs}\|}\right|$$

$$\leqslant\sum_{j=1}^{d}P'(\|\boldsymbol{\theta}_{nj}+\alpha_0\boldsymbol{\theta}_{njs}\|;\lambda_n,\gamma)\frac{|\boldsymbol{\theta}_{njs}^{\mathrm{T}}(\boldsymbol{\theta}_{nj}+\alpha_0\boldsymbol{\theta}_{njs})|}{\|\boldsymbol{\theta}_{nj}+\alpha_0\boldsymbol{\theta}_{njs}\|}$$

$$\leqslant P'(0_+;\lambda_n,\gamma)\sum_{j=1}^{d}\frac{\|\boldsymbol{\theta}_{njs}\|\|\boldsymbol{\theta}_{nj}+\alpha_0\boldsymbol{\theta}_{njs}\|}{\|\boldsymbol{\theta}_{nj}+\alpha_0\boldsymbol{\theta}_{njs}\|}$$

$$
\begin{aligned}
&\leqslant P'(0_+;\ \lambda_n,\ \gamma)\sum_{j=1}^{d}\|\boldsymbol{\theta}_{nj}+\alpha_0\boldsymbol{\theta}_{njs}\|\\
&=P'(0_+;\ \lambda_n,\ \gamma)O_p(1)\\
&=P'(0_+;\ \lambda_n,\ \gamma)\\
&=o(n^{-\nu}).
\end{aligned}
$$

因此不等式

$$H_n'(\alpha)\geqslant c_1\alpha_0 n^{-\nu}+O(n^{-1/2})+O(n^{-(1-\nu)})+o(n^{-\nu})>0,$$

以趋向于 1 的概率成立. 类似可证 $H_n'(-\alpha_0)<0$ 以趋向于 1 的概率成立，从而引理得证.

定理 4.2.1 的证明

由于引理 4.2.1 成立，类比于 Huang（1999）定理 3.2 的证明可知，惩罚偏似然估计 $(\hat{\boldsymbol{\beta}}_n,\ \hat{\phi}_n)$ 的相合性成立，即：

$$\|\hat{\boldsymbol{\beta}}_n-\boldsymbol{\beta}_0\|=O_p(n^{-\nu p}+n^{-(1-\nu)/2}),$$

$$\|\hat{\phi}_{nj}-\phi_{0j}\|_2=O_p(n^{-\nu p}+n^{-(1-\nu)/2}),\ 1\leqslant j\leqslant d.$$

引理 4.2.2

令

$$m_0(t,\ \boldsymbol{x};\ \boldsymbol{\beta},\ \phi)=\boldsymbol{x}^{\mathrm{T}}\boldsymbol{\beta}+\phi(\boldsymbol{x})-\log S^{(0)}(t;\ \boldsymbol{\beta},\ \phi),$$

$$m_1(t,\ \boldsymbol{x};\ s,\ \boldsymbol{\beta},\ \phi)=I\{\tau\geqslant t\geqslant s\}\exp(\boldsymbol{x}^{\mathrm{T}}\boldsymbol{\beta}+\phi(\boldsymbol{x}))$$

以及

$$m_2(t,\ \boldsymbol{x};\ s,\ \boldsymbol{\beta},\ \phi,\ f)=I\{\tau\geqslant t\geqslant s\}f(\boldsymbol{x})\exp(\boldsymbol{x}^{\mathrm{T}}\boldsymbol{\beta}+\phi(\boldsymbol{x})).$$

定义函数类

$$\mathscr{M}_0(\delta)=\{m_0:\ \|\boldsymbol{\beta}-\boldsymbol{\beta}_0\|\leqslant\delta,\ \|\phi-\phi_0\|_2\leqslant\delta\},$$

$$\mathscr{M}_1(\delta)=\{m_1:\ 0\leqslant s\leqslant\tau,\ \|\boldsymbol{\beta}-\boldsymbol{\beta}_0\|\leqslant\delta,\ \|\phi-\phi_0\|_2\leqslant\delta\},$$

$$\mathscr{M}_2(\delta)=\{m_2:\ 0\leqslant s\leqslant\tau,\ \|f\|_2\leqslant\delta,\ \|\boldsymbol{\beta}-\boldsymbol{\beta}_0\|\leqslant\delta,\ \|\phi-\phi_0\|_2\leqslant\delta\}.$$

则

$$\mathscr{J}_{[\,]}(\delta,\ \mathscr{M}_0,\ L_2(\mathbb{P}))\leqslant c_0 q_n^{1/2}\delta,$$

$$\mathscr{J}_{[\,]}(\delta,\ \mathscr{M}_j,\ L_2(\mathbb{P}))=c_j\delta\{q_n^{1/2}+\log(1/q_n)^{1/2}\},\ j=1,\ 2,$$

其中 c_0，c_1，c_2 为三个正常数.

该引理的证明和 Huang（1999）推论 A.1 类似，因此省略.

引理 4.2.3

$$\sup_{t\in[0,\ \tau]}\left|\frac{S_{nf}(t;\ \hat{\phi}_n-\phi_0,\ \boldsymbol{\beta}_0,\ \phi_0)}{S_n^{(0)}(t;\ \boldsymbol{\beta}_0,\ \phi_0)}-\frac{s_f(t;\ \hat{\phi}_n-\phi_0,\ \boldsymbol{\beta}_0,\ \phi_0)}{s^{(0)}(t;\ \boldsymbol{\beta}_0,\ \phi_0)}\right|=o_p(n^{-1/2}).\quad(*)$$

$$\sup_{t\in[0,\tau]}\left|\frac{S_{nf}(t;(\hat{\phi}_n-\phi_0)\boldsymbol{X},\boldsymbol{\beta}_0,\phi_0)}{S_n^{(0)}(t;\boldsymbol{\beta}_0,\phi_0)}-\frac{s_f(t;(\hat{\phi}_n-\phi_0)\boldsymbol{X},\boldsymbol{\beta}_0,\phi_0)}{s^{(0)}(t;\boldsymbol{\beta}_0,\phi_0)}\right|$$

$$=o_p(n^{-1/2}). \qquad (**)$$

$$\frac{S_{nf}(t;\hat{\phi}_n-\phi_0,\boldsymbol{\beta}_0,\phi_0)}{S_n^{(0)}(t;\boldsymbol{\beta}_0,\phi_0)}-\frac{s_f(t;\hat{\phi}_n-\phi_0,\boldsymbol{\beta}_0,\phi_0)}{s^{(0)}(t;\boldsymbol{\beta}_0,\phi_0)}$$

$$=\frac{s^{(0)}(t;\boldsymbol{\beta}_0,\phi_0)A_{1n}(t)-s_f(t;\hat{\phi}_n-\phi_0,\boldsymbol{\beta}_0,\phi_0)A_{2n}(t)}{S_n^{(0)}(t;\boldsymbol{\beta}_0,\phi_0)s^{(0)}(t;\boldsymbol{\beta}_0,\phi_0)},$$

其中

$$A_{1n}(t)=S_{nf}(t;\hat{\phi}_n-\phi_0,\boldsymbol{\beta}_0,\phi_0)-s_f(t;\hat{\phi}_n-\phi_0,\boldsymbol{\beta}_0,\phi_0),$$
$$A_{2n}(t)=S_n^{(0)}(t;\boldsymbol{\beta}_0,\phi_0)-s^{(0)}(t;\boldsymbol{\beta}_0,\phi_0).$$

注意到 $\|\hat{\phi}_n-\phi_0\|_2=o(n^{-\nu/2})$，因此有

$$\sup_{t\in[0,\tau]}|S_{nf}(t;\hat{\phi}_n-\phi_0,\boldsymbol{\beta}_0,\phi_0)|=o(n^{-\nu/2}),$$

且其分母 $s^{(0)}(t;\boldsymbol{\beta}_0,\phi_0)$ 远离零点.

由 $q_n=O(n^{\nu})$，$\delta=\|\hat{\phi}_n-\phi_0\|_2=o(n^{-\nu/2})$，结合 van der Vaart 和 Wellner (1996)引理 3. 4. 2 以及本章中的引理 4. 2. 2 知等式(*)成立. 类似可证等式(**)成立.

定理 4. 2. 2 的证明

首先证明组选择稀疏性. 在此我们用反证法证明组选择的稀疏性. 假设结论不成立，则必存在一个 j_0，(j_0)，使得 $\hat{\boldsymbol{\theta}}_{nj_0}\neq\mathbf{0}$. 定义 $\tilde{\boldsymbol{\theta}}_n=(\tilde{\boldsymbol{\theta}}_{n1}^{\mathrm{T}},\cdots,\tilde{\boldsymbol{\theta}}_{nd}^{\mathrm{T}})^{\mathrm{T}}$，其中

$$\tilde{\boldsymbol{\theta}}_{nj}=\begin{cases}\hat{\boldsymbol{\theta}}_{nj}, & j\neq j_0;\\ \mathbf{0}, & j=j_0.\end{cases}$$

由 $(\hat{\boldsymbol{\beta}}_n,\hat{\boldsymbol{\theta}}_n)$ 为惩罚目标函数的极小值点可知，

$$\frac{\partial\tilde{\ell}_n(\hat{\boldsymbol{\beta}}_n,\hat{\boldsymbol{\theta}}_n)}{\partial\boldsymbol{\theta}_{j_0}}-P'(\|\hat{\boldsymbol{\theta}}_{nj_0}\|;\lambda_n)\frac{\hat{\boldsymbol{\theta}}_{nj_0}}{\|\hat{\boldsymbol{\theta}}_{nj_0}\|}=\mathbf{0}.$$

即，

$$\frac{\partial\tilde{\ell}_n(\hat{\boldsymbol{\beta}}_n,\hat{\boldsymbol{\theta}}_n)}{\partial\boldsymbol{\theta}_{j_0}}=P'(\|\hat{\boldsymbol{\theta}}_{nj_0}\|;\lambda_n)\frac{\hat{\boldsymbol{\theta}}_{nj_0}}{\|\hat{\boldsymbol{\theta}}_{nj_0}\|}.$$

从而有

$$
\begin{aligned}
&\widetilde{Q}_n(\hat{\boldsymbol{\beta}}_n,\hat{\boldsymbol{\theta}}_n) - \widetilde{Q}_n(\hat{\boldsymbol{\beta}}_n,\widetilde{\boldsymbol{\theta}}_n)\\
&=-\widetilde{\ell}_n(\hat{\boldsymbol{\beta}}_n,\hat{\boldsymbol{\theta}}_n)+\widetilde{\ell}_n(\hat{\boldsymbol{\beta}}_n,\widetilde{\boldsymbol{\theta}}_n)+P(\|\hat{\boldsymbol{\theta}}_{nj_0}\|;\lambda_n)\\
&=\frac{\partial\widetilde{\ell}_n(\hat{\boldsymbol{\beta}}_n,\hat{\boldsymbol{\theta}}_n)^{\mathrm{T}}}{\partial\boldsymbol{\theta}_{j_0}}\hat{\boldsymbol{\theta}}_{nj_0}-\frac{1}{2}\hat{\boldsymbol{\theta}}_{nj_0}^{\mathrm{T}}\frac{\partial^2\widetilde{\ell}_n(\hat{\boldsymbol{\beta}}_n,\boldsymbol{\theta}_n^*)}{\partial\boldsymbol{\theta}_{j_0}\partial\boldsymbol{\theta}_{j_0}^{\mathrm{T}}}\hat{\boldsymbol{\theta}}_{nj_0}+P(\|\hat{\boldsymbol{\theta}}_{nj_0}\|;\lambda_n)\\
&=-P'(\|\hat{\boldsymbol{\theta}}_{nj_0}\|;\lambda_n)\frac{\hat{\boldsymbol{\theta}}_{nj_0}^{\mathrm{T}}}{\|\hat{\boldsymbol{\theta}}_{nj_0}\|}\hat{\boldsymbol{\theta}}_{nj_0}+P(\|\hat{\boldsymbol{\theta}}_{nj_0}\|;\lambda_n)-\frac{1}{2}\hat{\boldsymbol{\theta}}_{nj_0}^{\mathrm{T}}\frac{\partial^2\widetilde{\ell}_n(\hat{\boldsymbol{\beta}}_n,\boldsymbol{\theta}_n^*)}{\partial\boldsymbol{\theta}_{j_0}\partial\boldsymbol{\theta}_{j_0}^{\mathrm{T}}}\hat{\boldsymbol{\theta}}_{nj_0}\\
&=-P'(\|\hat{\boldsymbol{\theta}}_{nj_0}\|;\lambda_n)\|\hat{\boldsymbol{\theta}}_{nj_0}\|+P(\|\hat{\boldsymbol{\theta}}_{nj_0}\|;\lambda_n)-\frac{1}{2}\hat{\boldsymbol{\theta}}_{nj_0}^{\mathrm{T}}\frac{\partial^2\widetilde{\ell}_n(\hat{\boldsymbol{\beta}}_n,\boldsymbol{\theta}_n^*)}{\partial\boldsymbol{\theta}_{j_0}\partial\boldsymbol{\theta}_{j_0}^{\mathrm{T}}}\hat{\boldsymbol{\theta}}_{nj_0}\\
&=I_1+I_2,
\end{aligned}
$$

其中

$$I_1=-P'(\|\hat{\boldsymbol{\theta}}_{nj_0}\|;\lambda_n)\|\hat{\boldsymbol{\theta}}_{nj_0}\|+P(\|\hat{\boldsymbol{\theta}}_{nj_0}\|;\lambda_n),$$

$$I_2=-\frac{1}{2}\hat{\boldsymbol{\theta}}_{nj_0}^{\mathrm{T}}\frac{\partial^2\widetilde{\ell}_n(\hat{\boldsymbol{\beta}}_n,\boldsymbol{\theta}_n^*)}{\partial\boldsymbol{\theta}_{j_0}\partial\boldsymbol{\theta}_{j_0}^{\mathrm{T}}}\hat{\boldsymbol{\theta}}_{nj_0},$$

$\boldsymbol{\theta}_n^*$ 介于 $\hat{\boldsymbol{\theta}}_n$ 和 $\widetilde{\boldsymbol{\theta}}_n$ 之间.

当 $t>0$ 时，定义

$$f(t)=P(t;\lambda_n)-P'(t;\lambda_n)t.$$

由 folded concave 惩罚函数(Fan，Lv，2011)的定义可知 $\lim\limits_{t\to 0_+}f(t)=0$，当 $t>0$ 时有 $f(t)\geqslant 0$.

从而 $I_1\geqslant 0$. 注意到

$$\hat{\boldsymbol{\theta}}_{nj_0}^{\mathrm{T}}\frac{\partial^2\widetilde{\ell}_n(\hat{\boldsymbol{\beta}}_n,\boldsymbol{\theta}_n^*)}{\partial\boldsymbol{\theta}_{j_0}\partial\boldsymbol{\theta}_{j_0}^{\mathrm{T}}}\hat{\boldsymbol{\theta}}_{nj_0}=V_n(\hat{\phi}_{nj_0},\hat{\phi}_{nj_0};\hat{\boldsymbol{\beta}}_n,\phi^*),$$

其中 $\phi^*(\boldsymbol{X})=\boldsymbol{b}(\boldsymbol{X})^{\mathrm{T}}\boldsymbol{\theta}_n^*$. 由本章定理 4.2.1 可知

$$\|\hat{\boldsymbol{\beta}}_n-\boldsymbol{\beta}_0\|=O_p(n^{-\nu p}+n^{-(1-\nu)/2}),\quad \|\phi^*-\phi_0\|_2=O_p(n^{-\nu p}+n^{-(1-\nu)/2}).$$

当 $j>s$ 时，由 $\phi_{0j_0}=0$ 可知 $\|\hat{\phi}_{nj_0}\|_2=O(n^{-(1-\nu)/2}+n^{-\nu p})$. 从而由引理 4.2.1，

$$V_n(\hat{\phi}_{nj_0},\hat{\phi}_{nj_0};\hat{\boldsymbol{\beta}}_n,\phi^*)=V(\hat{\phi}_{nj_0},\hat{\phi}_{nj_0};\boldsymbol{\beta}_0,\phi_0)+o(n^{-2\nu p}+n^{-(1-\nu)}).$$

进一步地，由引理 A.1 (Du，Ma，Liang，2010)得 $I_2>0$. 从而

$$\widetilde{Q}_n(\hat{\boldsymbol{\beta}}_n, \hat{\boldsymbol{\theta}}_n) > \widetilde{Q}_n(\hat{\boldsymbol{\beta}}_n, \tilde{\boldsymbol{\theta}}_n),$$

该结论与 $(\hat{\boldsymbol{\beta}}_n, \hat{\boldsymbol{\theta}}_n)$ 是目标函数 $\widetilde{Q}_n(\boldsymbol{\beta}, \boldsymbol{\theta})$ 的极小值矛盾. 证毕!

参数部分的渐进正态性的证明

由惩罚偏似然估计 $(\hat{\boldsymbol{\beta}}_n, \hat{\boldsymbol{\theta}}_n)$ 的定义，知下式成立：

$$(\hat{\boldsymbol{\beta}}_n, \hat{\boldsymbol{\theta}}_n) = \arg\min_{(\boldsymbol{\beta}, \boldsymbol{\theta})} \{\widetilde{Q}_n(\boldsymbol{\beta}, \boldsymbol{\theta})\}.$$

因此 $\hat{\boldsymbol{\beta}}_n$ 一定是以下估计方程的根：

$$\frac{\partial \widetilde{Q}_n(\boldsymbol{\beta}, \hat{\boldsymbol{\theta}}_n)}{\partial \boldsymbol{\beta}} = \frac{\partial \tilde{\ell}_n(\boldsymbol{\beta}, \hat{\boldsymbol{\theta}}_n)}{\partial \boldsymbol{\beta}}.$$

简单起见，令 $\boldsymbol{W} \triangleq (X, \Delta, \boldsymbol{Z})$ 以及

$$U(\boldsymbol{W}; \boldsymbol{\beta}, \hat{\boldsymbol{\theta}}_n) \triangleq \frac{\partial \widetilde{Q}_n(\boldsymbol{\beta}, \hat{\boldsymbol{\theta}}_n)}{\partial \boldsymbol{\beta}} = -\Delta\left\{\boldsymbol{Z} - \frac{S_n^{(1)}(T; \boldsymbol{\beta}, \hat{\boldsymbol{\theta}}_n)}{S_n^{(0)}(T; \boldsymbol{\beta}, \hat{\boldsymbol{\theta}}_n)}\right\}.$$

进一步地，令

$$\hat{U}_n(\boldsymbol{\beta}) \triangleq \frac{1}{n}\sum_{i=1}^{n} U(\boldsymbol{W}_i; \boldsymbol{\beta}, \hat{\boldsymbol{\theta}}_n),$$

其中 $\hat{\phi}_n(\boldsymbol{Z}) = \sum_{j=1}^{d}\sum_{k=1}^{q_n}\hat{\boldsymbol{\theta}}_{jk}\psi_k(\boldsymbol{X}_j)$，从而 $\hat{\boldsymbol{\beta}}_n$ 是估计方程 $\hat{U}_n(\boldsymbol{\beta})$ 的实根.

为了证明 $\hat{\boldsymbol{\beta}}_n$ 的渐近正态性，仿照 Du, Ma 和 Liang (2010) 的做法，只需说明 $\hat{\boldsymbol{\beta}}_n$ 和 $\tilde{\boldsymbol{\beta}}_n$ 具有相同的分布，其中 $\tilde{\boldsymbol{\beta}}_n$ 是下式的根：

$$U_n(\boldsymbol{\beta}) = \frac{1}{n}\sum_{i=1}^{n} U(\boldsymbol{W}_i; \boldsymbol{\beta}, \phi_0).$$

类似于 Du, Ma 和 Liang (2010) 定理 2.2 的证明，只需验证条件 5.1 ~ 5.3 (Newey, 1994) 成立. 由 $U(\boldsymbol{W}; \boldsymbol{\beta}, \phi)$ 的定义可知

$$\begin{aligned} U(\boldsymbol{W}; \boldsymbol{\beta}, \phi) &= -\Delta\left\{\boldsymbol{X} - \frac{S_n^{(1)}(T; \boldsymbol{\beta}, \phi)}{S_n^{(0)}(T; \boldsymbol{\beta}, \phi)}\right\} \\ &= -\int_0^{\tau}\left\{\boldsymbol{X} - \frac{S_n^{(1)}(t; \boldsymbol{\beta}, \phi)}{S_n^{(0)}(t; \boldsymbol{\beta}, \phi)}\right\} \mathrm{d}N(t), \end{aligned}$$

其中 $N(t)$ 为计数过程.

记 $U(\boldsymbol{W}, \phi) \triangleq U(\boldsymbol{W}; \boldsymbol{\beta}_0, \phi)$,

$$D(\boldsymbol{W}, h) = \lim_{\alpha\to 0}\frac{U(\boldsymbol{W}; \boldsymbol{\beta}_0, \phi_0 + \alpha h) - U(\boldsymbol{W}; \boldsymbol{\beta}_0, \phi_0)}{\alpha}$$

$$= -\lim_{\alpha\to 0}\frac{1}{\alpha}\int_0^\tau\left[\frac{S_n^{(1)}(t;\boldsymbol{\beta}_0,\phi_0)}{S_n^{(0)}(t;\boldsymbol{\beta}_0,\phi_0)}-\frac{S_n^{(1)}(t;\boldsymbol{\beta}_0,\phi_0+\alpha h)}{S_n^{(0)}(t;\boldsymbol{\beta}_0,\phi_0+\alpha h)}\right]\mathrm{d}N(t)$$

$$= \int_0^\tau\left\{\frac{S_{nf}(t;h\boldsymbol{X},\boldsymbol{\beta}_0,\phi_0)}{S_n^{(0)}(t;\boldsymbol{\beta}_0,\phi_0)}-\frac{S_n^{(1)}(t;\boldsymbol{\beta}_0,\phi_0)}{S_n^{(0)}(t;\boldsymbol{\beta}_0,\phi_0)}\frac{S_{nf}(t;h,\boldsymbol{\beta}_0,\phi_0)}{S_n^{(0)}(t;\boldsymbol{\beta}_0,\phi_0)}\right\}\mathrm{d}N(t).$$

从而

$$D(\boldsymbol{W},h) = \int_0^\tau\left\{\frac{S_{nf}(t;h\boldsymbol{X},\boldsymbol{\beta}_0,\phi_0)}{S_n^{(0)}(t;\boldsymbol{\beta}_0,\phi_0)}-\frac{S_n^{(1)}(t;\boldsymbol{\beta}_0,\phi_0)}{S_n^{(0)}(t;\boldsymbol{\beta}_0,\phi_0)}\frac{S_{nf}(t;h,\boldsymbol{\beta}_0,\phi_0)}{S_n^{(0)}(t;\boldsymbol{\beta}_0,\phi_0)}\right\}\mathrm{d}N(t).$$

为 $U(\boldsymbol{W},\ \boldsymbol{\beta}_0,\ \phi)$ 在 ϕ_0 处的沿 h 方向的 Fréchet 导数. 由于

$$\|\hat{\phi}_n-\phi_0\|_2 = O_p(n^{-\nu p}+n^{-(1-\nu)/2}) = o_p(n^{-1/4}),$$

从而 Newey（1994）关于线性化(linearization)的假设条件 5. 1 满足.

记 F_0 代表 $\boldsymbol{W}$ 的真实测度，则

$$\frac{1}{\sqrt{n}}\left[\sum_{i=1}^n D(\boldsymbol{W}_i,\ \hat{\phi}_n-\phi_0)-\int D(\boldsymbol{W},\ \hat{\phi}_n-\phi_0)DF_0\right]$$

$$= \sqrt{n}(\mathbb{P}_n-\mathbb{P})D(\boldsymbol{W},\ \hat{\phi}_n-\phi_0).$$

由引理 4. 2. 3，

$$D(\boldsymbol{W};,\ \hat{\phi}_n-\phi_0) = o_p(n^{-1/4}),$$

从而

$$(\mathbb{P}_n-\mathbb{P})D(\boldsymbol{W},\ \hat{\phi}_n-\phi_0) = n^{-1/4}\sqrt{n}(\mathbb{P}_n-\mathbb{P})O_p(1)\to_p 0.$$

Newey（1994)关于线性化(linearization)的假设条件 5. 1 满足.

直接运算可得：当 ϕ 充分靠近 ϕ_0 时，$ED(\boldsymbol{W},\ \phi-\phi_0)=0$. 从而关于均方连续性(mean-square continuity)要求的假设条件 5. 3 成立(Newey，1994). 参数部分估计量的渐近正态性得证.

附录二　本书中所用到的数据集

第三章用到的 NKI70 数据集

ID	time	event	Diam	N	ER	Grade
125	7. 748118	0	<=2cm	1--3	Positive	Intermediate
127	4. 66256	1	<=2cm	1--3	Positive	Well diff
128	8. 73922	0	>2cm	1--3	Positive	Well diff
129	7. 56742	0	<=2cm	1--3	Positive	Intermediate
130	7. 296372	0	<=2cm	1--3	Negative	Poorly diff
132	6. 718686	0	<=2cm	1--3	Positive	Intermediate
134	6. 995209	1	<=2cm	1--3	Positive	Poorly diff
135	9. 330595	0	<=2cm	1--3	Negative	Poorly diff
136	3. 438741	1	>2cm	1--3	Negative	Poorly diff
137	15. 32923	0	<=2cm	1--3	Positive	Well diff
145	5. 486653	0	<=2cm	1--3	Positive	Intermediate
146	3. 655031	1	>2cm	>=4	Positive	Poorly diff
147	1. 609856	1	<=2cm	1--3	Negative	Intermediate
149	17. 24025	0	>2cm	1--3	Negative	Intermediate
150	0. 960986	1	<=2cm	>=4	Positive	Intermediate
151	14. 01232	1	>2cm	>=4	Positive	Poorly diff
156	17. 65914	0	>2cm	>=4	Positive	Poorly diff
157	7. 874059	0	>2cm	1--3	Positive	Well diff
158	2. 811773	1	>2cm	1--3	Negative	Poorly diff
159	4. 44627	1	<=2cm	1--3	Positive	Intermediate
160	16. 14784	0	>2cm	>=4	Positive	Well diff

ID	time	event	Diam	N	ER	Grade
161	8. 128679	1	>2cm	>=4	Positive	Well diff
162	15. 3128	0	>2cm	1--3	Positive	Poorly diff
163	15. 8193	0	<=2cm	>=4	Positive	Poorly diff
166	1. 612594	1	>2cm	1--3	Positive	Poorly diff
169	14. 88569	0	>2cm	1--3	Positive	Intermediate
170	13. 34976	0	>2cm	1--3	Positive	Well diff
172	1. 38809	1	>2cm	1--3	Positive	Poorly diff
174	13. 74949	0	<=2cm	1--3	Positive	Poorly diff
176	12. 57221	0	>2cm	1--3	Positive	Intermediate
177	8. 925394	1	>2cm	1--3	Negative	Poorly diff
178	13. 17454	0	>2cm	1--3	Positive	Intermediate
180	2. 614648	1	>2cm	>=4	Positive	Poorly diff
182	11. 31828	0	<=2cm	1--3	Positive	Well diff
184	1. 21013	1	>2cm	1--3	Negative	Poorly diff
186	11. 7399	1	>2cm	1--3	Negative	Intermediate
187	12. 50376	0	<=2cm	1--3	Positive	Intermediate
188	11. 26352	0	<=2cm	1--3	Positive	Well diff
190	11. 92334	0	<=2cm	1--3	Positive	Well diff
192	2. 696783	1	<=2cm	1--3	Positive	Intermediate
194	12. 46543	1	<=2cm	1--3	Positive	Intermediate
195	11. 54552	0	<=2cm	1--3	Negative	Intermediate
196	11. 19507	0	>2cm	1--3	Positive	Well diff
197	11. 04723	0	<=2cm	1--3	Negative	Well diff
198	11. 14305	0	<=2cm	1--3	Positive	Intermediate

ID	time	event	Diam	N	ER	Grade
200	10. 76797	0	<=2cm	1--3	Positive	Intermediate
203	11. 03628	0	>2cm	1--3	Positive	Poorly diff
208	10. 67488	0	>2cm	1--3	Positive	Poorly diff
209	6. 565366	1	>2cm	>=4	Positive	Well diff
210	11. 20329	0	>2cm	1--3	Positive	Well diff
213	1. 97399	1	<=2cm	1--3	Positive	Poorly diff
217	1. 716632	1	>2cm	>=4	Negative	Poorly diff
218	2. 340862	1	>2cm	1--3	Positive	Poorly diff
220	10. 32717	0	<=2cm	1--3	Positive	Well diff
236	2. 483231	0	<=2cm	1--3	Negative	Poorly diff
243	9. 982204	0	<=2cm	1--3	Positive	Intermediate
245	11. 54552	0	>2cm	>=4	Positive	Poorly diff
247	5. 637235	0	<=2cm	1--3	Positive	Intermediate
249	5. 316906	0	<=2cm	1--3	Positive	Intermediate
256	8. 988364	1	>2cm	>=4	Positive	Well diff
257	2. 297057	1	>2cm	>=4	Negative	Poorly diff
258	5. 117043	1	<=2cm	1--3	Positive	Intermediate
260	8. 303901	1	<=2cm	1--3	Positive	Intermediate
261	8. 594114	0	<=2cm	1--3	Positive	Well diff
263	2. 223135	1	>2cm	1--3	Positive	Poorly diff
264	7. 252567	0	>2cm	>=4	Positive	Intermediate
265	6. 78987	0	>2cm	>=4	Negative	Poorly diff
267	6. 9295	0	>2cm	1--3	Positive	Poorly diff
269	0. 936328	1	>2cm	>=4	Negative	Poorly diff

ID	time	event	Diam	N	ER	Grade
272	7.252567	0	<=2cm	>=4	Positive	Poorly diff
273	6.997947	0	<=2cm	1--3	Positive	Intermediate
275	0.054757	0	>2cm	>=4	Positive	Intermediate
276	0.648871	1	>2cm	>=4	Negative	Poorly diff
277	5.114305	0	<=2cm	1--3	Positive	Well diff
280	5.292266	0	<=2cm	1--3	Positive	Well diff
281	7.340178	0	<=2cm	1--3	Positive	Intermediate
282	5.744011	0	<=2cm	1--3	Positive	Well diff
283	5.32512	0	>2cm	>=4	Positive	Poorly diff
284	3.915127	1	>2cm	>=4	Positive	Intermediate
287	6.067077	0	>2cm	1--3	Positive	Intermediate
288	0.353183	1	>2cm	1--3	Positive	Poorly diff
290	4.971937	0	<=2cm	1--3	Positive	Well diff
291	11.65229	0	<=2cm	1--3	Positive	Intermediate
293	6.313484	0	<=2cm	1--3	Positive	Well diff
294	6.143737	0	>2cm	>=4	Positive	Intermediate
297	9.596167	0	>2cm	>=4	Positive	Intermediate
298	9.456537	0	>2cm	1--3	Positive	Well diff
300	2.852841	1	<=2cm	>=4	Positive	Intermediate
301	9.330595	0	<=2cm	1--3	Positive	Well diff
303	9.193703	0	>2cm	1--3	Positive	Intermediate
307	1.965777	1	>2cm	>=4	Negative	Poorly diff
308	9.322382	0	<=2cm	1--3	Positive	Intermediate
309	8.561259	1	>2cm	>=4	Positive	Intermediate

ID	time	event	Diam	N	ER	Grade
310	9.097878	0	<=2cm	1--3	Negative	Poorly diff
311	4.219028	1	>2cm	>=4	Positive	Intermediate
314	3.219713	1	<=2cm	1--3	Positive	Intermediate
315	8.240931	0	<=2cm	1--3	Positive	Well diff
318	2.335387	1	<=2cm	1--3	Positive	Well diff
320	9.894593	0	<=2cm	1--3	Positive	Poorly diff
321	1.500342	1	>2cm	>=4	Positive	Intermediate
322	6.704997	0	>2cm	1--3	Positive	Intermediate
324	8.859685	0	>2cm	1--3	Negative	Poorly diff
325	8.854209	0	<=2cm	>=4	Positive	Well diff
327	4.621492	1	<=2cm	1--3	Positive	Intermediate
328	5.577002	0	<=2cm	1--3	Positive	Well diff
330	5.199179	0	<=2cm	>=4	Negative	Poorly diff
332	7.991786	0	>2cm	1--3	Negative	Poorly diff
334	7.693361	0	>2cm	1--3	Positive	Intermediate
335	7.477071	0	>2cm	1--3	Negative	Poorly diff
337	6.819986	0	<=2cm	1--3	Positive	Well diff
340	3.12115	1	>2cm	1--3	Positive	Intermediate
341	1.73306	1	>2cm	>=4	Negative	Intermediate
343	6.609172	0	<=2cm	1--3	Positive	Well diff
345	6.995209	0	>2cm	>=4	Positive	Intermediate
346	7.12115	0	>2cm	1--3	Positive	Intermediate
347	4.720055	0	<=2cm	>=4	Positive	Well diff
350	3.285421	0	<=2cm	1--3	Negative	Well diff

ID	time	event	Diam	N	ER	Grade
351	6. 527036	0	<=2cm	1--3	Positive	Poorly diff
353	6. 551677	0	<=2cm	1--3	Positive	Intermediate
357	5. 823409	0	<=2cm	1--3	Positive	Well diff
359	6. 017796	0	<=2cm	1--3	Positive	Intermediate
360	5. 549624	0	>2cm	1--3	Positive	Well diff
361	5. 347023	0	<=2cm	1--3	Positive	Well diff
362	5. 259411	0	>2cm	>=4	Positive	Poorly diff
363	4. 971937	1	>2cm	>=4	Positive	Intermediate
370	9. 998631	1	<=2cm	1--3	Positive	Well diff
373	7. 772758	0	>2cm	1--3	Positive	Intermediate
374	2. 680356	1	<=2cm	1--3	Positive	Well diff
375	17. 42094	0	>2cm	1--3	Positive	Poorly diff
377	8. 528405	1	<=2cm	>=4	Negative	Poorly diff
378	13. 91923	0	>2cm	1--3	Positive	Poorly diff
381	12. 2601	0	>2cm	1--3	Positive	Intermediate
383	11. 08282	0	<=2cm	1--3	Positive	Intermediate
385	1. 946612	1	>2cm	1--3	Positive	Poorly diff
387	8. 213552	0	<=2cm	1--3	Positive	Intermediate
389	3. 419576	1	>2cm	>=4	Positive	Poorly diff
390	6. 803559	0	<=2cm	1--3	Positive	Well diff
392	6. 171116	0	<=2cm	1--3	Positive	Intermediate
393	5. 574264	0	<=2cm	1--3	Positive	Well diff
395	11. 2115	1	>2cm	>=4	Positive	Intermediate
396	10. 23135	0	>2cm	1--3	Negative	Poorly diff

ID	time	event	Diam	N	ER	Grade
403	6. 754278	0	>2cm	1--3	Positive	Well diff
404	7. 570157	0	<=2cm	1--3	Positive	Well diff
117	5. 303217	0	<=2cm	1--3	Positive	Poorly diff

ID	Age	TSPYL5	Contig63649_RC	DIAPH3	NUSAP1	AA555029_RC
125	50	−0. 18753	−0. 15305	−0. 29514	−0. 56583	−0. 21864
127	42	0. 15099	−0. 21006	0. 033551	0. 036547	−0. 06475
128	50	0. 11695	−0. 25814	0. 077918	−0. 08834	−0. 31974
129	43	0. 104933	−0. 13687	−0. 01984	−0. 27212	−0. 05067
130	47	0. 308217	0. 035445	0. 155896	0. 172818	−0. 13446
132	47	−0. 09644	−0. 03772	−0. 05883	0. 101738	−0. 19559
134	38	0. 088543	−0. 1813	0. 090893	−0. 15011	−0. 11338
135	45	0. 327735	0. 033381	0. 54099	0. 192698	0. 021941
136	31	−0. 40614	0. 328742	0. 045602	0. 12568	−0. 31679
137	41	0. 254381	−0. 21922	−0. 21852	−0. 32697	−0. 12638
145	48	−0. 22642	−0. 50768	−0. 40306	−0. 16732	−0. 27348
146	47	0. 01889	−0. 47532	−0. 03228	0. 203631	0. 013857
147	38	0. 335911	0. 29608	0. 122863	0. 021036	0. 13359
149	44	0. 099262	0. 174856	−0. 20766	−0. 06659	−0. 02563
150	36	−0. 73928	−0. 00312	0. 276466	0. 358043	0. 082145
151	42	−0. 04307	0. 22627	0. 061328	0. 058752	−0. 0182
156	42	−0. 16892	0. 011421	−0. 13955	−0. 15251	−0. 13133
157	45	−0. 39151	−0. 26789	−0. 01051	−0. 11708	−0. 28974
158	49	0. 415169	0. 014423	0. 040736	0. 099515	−0. 19089

ID	Age	TSPYL5	Contig63649_RC	DIAPH3	NUSAP1	AA555029_RC
159	44	-0.67623	-0.40503	0.133143	0.252445	-0.21722
160	32	-0.45981	0.04873	-0.07229	-0.12223	-0.05318
161	46	-0.52405	-0.1331	-0.11208	-0.19609	-0.0783
162	50	-0.07574	-0.2554	0.161712	0.147215	-0.1003
163	38	0.47525	-0.31406	0.036933	0.043207	0.037861
166	43	0.335453	-0.03137	0.176738	0.164675	-0.37234
169	40	-0.94476	0.242413	0.229843	0.305664	-0.45026
170	42	-0.41182	-0.24772	-0.34304	-0.28533	-0.03889
172	46	0.225332	-0.07549	-0.1132	0.45317	0.021908
174	41	-0.17896	-0.36596	-0.20057	-0.09574	0.08376
176	46	0.180474	0.024507	-0.338	-0.42219	-0.08053
177	48	-0.89372	0.591132	0.051604	-0.05414	0.210838
178	48	-0.23017	-0.36497	-0.1907	-0.29703	0.059642
180	36	0.051644	0.234094	-0.1286	0.179164	-0.07418
182	43	-0.11982	0.106699	-0.29479	-0.31532	-0.04134
184	44	0.043728	-0.03064	0.38092	0.22589	-0.03756
186	47	0.096475	0.082212	0.190934	0.197051	0.111932
187	40	-0.02888	-0.2342	-0.25255	-0.17412	-0.04606
188	41	-0.16841	-0.05606	-0.0253	-0.02258	-0.10421
190	48	-0.43335	-0.25045	0.341521	-0.10174	0.000976
192	41	0.081043	-0.05317	0.087643	0.174454	0.210016
194	45	-0.1092	-0.11685	-0.14359	-0.23075	-0.10145
195	45	0.148765	0.121774	0.319712	-0.07489	0.263271
196	47	0.036837	-0.14899	-0.252	-0.54131	0.045533

ID	Age	TSPYL5	Contig63649_RC	DIAPH3	NUSAP1	AA555029_RC
197	37	-0. 18368	-0. 03086	-0. 45648	-0. 66866	0. 267056
198	43	-0. 51885	-0. 28625	-0. 01489	-0. 11937	0. 101778
200	43	0. 186731	0. 037902	-0. 22708	-0. 25389	0. 02611
203	49	-0. 40253	-0. 21956	0. 068184	0. 065961	-0. 05551
208	45	-0. 13634	-0. 10793	0. 191564	0. 001134	-0. 07321
209	41	-0. 12798	-0. 10919	-0. 05875	-0. 18413	-0. 10784
210	50	-0. 06884	-0. 24836	0. 290583	0. 067338	-0. 03181
213	49	-0. 24954	-0. 31687	0. 147566	0. 179384	0. 099104
217	43	-0. 19097	0. 403929	-0. 12483	-0. 32959	-0. 23522
218	38	0. 195768	0. 147751	-0. 0412	0. 363817	-0. 12779
220	42	-0. 14018	-0. 08124	-0. 20281	-0. 31451	-0. 07298
236	49	-0. 25572	0. 156774	0. 013771	-0. 0029	0. 250474
243	44	-0. 4144	0. 423029	-0. 5272	-0. 37904	-0. 08782
245	48	0. 102114	0. 280704	0. 130631	0. 056531	-0. 05605
247	50	-0. 57068	-0. 24056	0. 171192	0. 206494	-0. 07806
249	44	-0. 30272	-0. 15971	0. 202492	-0. 0115	-0. 284
256	49	-0. 42787	-0. 23969	-0. 31326	-0. 05873	0. 027867
257	32	-0. 33028	-0. 23635	-0. 21027	-0. 04739	0. 349742
258	43	-0. 03451	0. 025877	-0. 16835	-0. 15945	-0. 2475
260	42	-0. 16567	0. 121007	-0. 25899	-0. 35904	-0. 14396
261	50	-0. 42435	-0. 16826	-0. 67892	-0. 79678	-0. 2268
263	39	0. 118272	0. 363432	0. 125947	0. 045141	0. 177107
264	42	-0. 23401	-0. 24314	0. 115495	-0. 07741	-0. 01237
265	41	0. 545616	-0. 19272	0. 059575	-0. 09865	0. 219267

ID	Age	TSPYL5	Contig63649_RC	DIAPH3	NUSAP1	AA555029_RC
267	49	0. 100344	0. 26521	0. 013019	0. 120486	−0. 02734
269	38	0. 29681	−0. 33602	−0. 06721	0. 030865	−0. 03305
272	43	0. 040932	−0. 09784	0. 176814	0. 193447	−0. 253
273	50	−0. 51738	−0. 10845	0. 055896	0. 286572	−0. 16326
275	49	0. 146491	−0. 21294	−0. 02621	−0. 19084	−0. 18388
276	37	−0. 01634	0. 775673	0. 227549	0. 371237	0. 041372
277	37	−0. 32022	−0. 04723	−0. 2111	−0. 08234	0. 064795
280	48	−0. 09721	−0. 23017	−0. 30968	−0. 35409	−0. 10312
281	48	−0. 33559	0. 114896	−0. 13288	−0. 23721	−0. 10445
282	48	−0. 04879	−0. 23094	−0. 05977	−0. 22141	0. 00729
283	49	0. 277544	−0. 06435	0. 091373	0. 332294	0. 37411
284	45	−0. 63407	−0. 1	−0. 00728	0. 167906	−0. 08914
287	44	−0. 05986	0. 159522	−0. 4431	−0. 6292	−0. 20739
288	35	−0. 26033	0. 062552	−0. 02358	−0. 02616	−0. 02657
290	49	−0. 76328	−0. 09387	−0. 36436	−0. 21312	−0. 23573
291	39	0. 136195	−0. 41851	0. 04277	−0. 07158	−0. 05382
293	46	−0. 33256	0. 208475	0. 280677	0. 205515	0. 104325
294	49	0. 186928	−0. 03773	0. 175681	0. 002839	−0. 21356
297	37	0. 051956	−0. 16346	−0. 0645	−0. 37325	0. 068659
298	50	−0. 23154	0. 403187	−0. 05698	−0. 36549	0. 063159
300	35	−0. 3302	0. 483184	0. 085839	0. 020206	−0. 02861
301	47	−0. 01305	0. 144168	0. 072351	0. 03435	0. 263901
303	43	−0. 02201	0. 15076	−0. 50038	−0. 31685	−0. 14757
307	44	0. 082104	−0. 20522	0. 161821	−0. 49537	0. 282347

ID	Age	TSPYL5	Contig63649_RC	DIAPH3	NUSAP1	AA555029_RC
308	41	-0. 44308	-0. 22296	-0. 02627	0. 213869	-0. 01174
309	43	-0. 57063	0. 080913	0. 014611	-0. 13873	-0. 09565
310	45	0. 383007	-0. 40799	0. 315695	0. 129372	0. 093309
311	42	0. 399072	-0. 45498	0. 027918	0. 053564	-0. 38775
314	39	0. 412277	0. 176394	0. 386646	0. 149605	0. 275764
315	40	-0. 38411	-0. 33566	-0. 47722	-0. 66575	0. 058195
318	37	-0. 09806	-0. 49198	-0. 30718	-0. 09666	-0. 02375
320	44	0. 077719	0. 529756	-0. 13225	-0. 03703	-0. 20139
321	39	0. 273491	0. 396894	-0. 17374	-0. 46632	-0. 07799
322	45	0. 582464	0. 122656	0. 381531	0. 437884	-0. 47784
324	46	0. 265907	-0. 00777	-0. 10065	0. 222763	0. 142211
325	42	-0. 43141	0. 059164	-0. 08157	-0. 07929	-0. 08598
327	49	-1. 08275	0. 072476	0. 242872	0. 424441	-0. 36284
328	41	-0. 11761	-0. 17124	-0. 56204	-0. 68495	-0. 23371
330	26	0. 102902	0. 08022	0. 197564	0. 008191	0. 188102
332	49	0. 309512	-0. 18615	0. 427054	-0. 21232	0. 152884
334	36	-0. 08195	-0. 37879	-0. 49003	-0. 58683	-0. 26828
335	48	0. 169131	0. 090539	0. 278204	0. 175903	0. 117071
337	29	-0. 31047	-0. 10115	0. 093888	0. 151627	-0. 18226
340	43	0. 1682	-0. 32777	0. 617846	0. 506722	-0. 15698
341	45	0. 211181	-0. 12978	-0. 10787	0. 174628	-0. 22066
343	45	-0. 31688	-0. 29699	-0. 06712	-0. 09106	-0. 14872
345	47	-0. 09419	-0. 08129	-0. 17599	-0. 21003	-0. 03864
346	49	-0. 40114	0. 244764	-0. 17638	-0. 24847	-0. 17607

ID	Age	TSPYL5	Contig63649_RC	DIAPH3	NUSAP1	AA555029_RC
347	41	−0. 01224	−0. 13677	−0. 16043	−0. 19798	−0. 10342
350	46	−0. 67347	−0. 21342	−0. 04478	0. 009177	−0. 03895
351	41	−0. 65824	0. 094197	0. 237942	0. 457754	−0. 06045
353	36	0. 601789	−0. 21191	−0. 07312	0. 082682	0. 066733
357	38	−0. 35338	−0. 23172	−0. 312	−0. 50258	−0. 16829
359	49	−0. 23208	0. 246491	−0. 08894	−0. 20662	0. 15082
360	49	−0. 02019	−0. 37789	−0. 4709	−0. 41089	−0. 32383
361	42	−0. 16328	0. 021504	−0. 24805	−0. 44328	0. 025054
362	46	−0. 87847	0. 095607	0. 184658	−0. 01256	−0. 34926
363	42	−0. 01602	−0. 27465	0. 174081	0. 017047	−0. 33938
370	51	−0. 36188	−0. 15164	−0. 26685	−0. 29181	−0. 12916
373	51	0. 251111	0. 012084	−0. 15302	−0. 37395	0. 162858
374	52	0. 13389	0. 146121	0. 001143	0. 119467	0. 127772
375	52	−0. 54246	−0. 05272	−0. 16866	0. 032144	0. 086032
377	52	0. 108547	−0. 14894	−0. 39195	0. 168797	0. 310321
378	52	0. 243355	−0. 32698	0. 458095	0. 331597	−0. 22593
381	52	0. 386566	−0. 31553	−0. 0066	0. 053165	−0. 25419
383	52	0. 090275	−0. 09733	−0. 00275	0. 053156	0. 003132
385	53	−0. 60081	−0. 11617	0. 030759	0. 097543	0. 009127
387	52	−0. 17289	−0. 31216	0. 015756	0. 077878	−0. 06723
389	51	−0. 0238	0. 20556	0. 025159	0. 233339	−0. 076
390	51	−0. 1126	0. 0216	−0. 33279	−0. 21645	−0. 07976
392	51	0. 222697	−0. 1736	0. 058091	0. 251068	−0. 27806
393	51	−0. 08392	−0. 16124	0. 151101	0. 38911	0. 154465

ID	Age	TSPYL5	Contig63649_RC	DIAPH3	NUSAP1	AA555029_RC
395	51	-0.62752	0.216298	0.029022	-0.07081	-0.16728
396	51	-0.15747	0.060461	0.158548	-0.08546	0.213543
403	47	-0.26681	-0.25079	-0.18526	-0.25735	-0.17923
404	39	-0.45681	-0.32118	-0.42734	-0.62811	-0.34353
117	51	0.036608	0.198379	-0.03481	0.083371	-0.0356

ID	ALDH4A1	QSCN6L1	GF18	DIAPH3.1	Contig32125_RC
125	-0.18038	-0.18779	-0.31683	-0.30118	-0.11341
127	-0.04813	-0.02584	-0.4251	0.204498	0.016093
128	0.12525	-0.08741	-0.23622	0.236517	0.160249
129	0.032153	-0.18071	-0.14191	-0.02986	0.135193
130	0.368575	0.173492	-0.44456	0.109816	-0.03809
132	0.464241	0.212049	-0.24259	0.03225	-0.27079
134	-0.07758	0.042322	-0.05644	-0.04821	-0.04322
135	-0.22028	0.479631	-0.44559	0.655284	-0.19231
136	-0.04724	0.100489	-0.09683	0.079523	-0.14087
137	-0.05243	-0.10519	0.209654	-0.27156	0.13085
145	-0.08327	-0.05913	-0.21645	-0.18555	-0.00342
146	-0.14417	-0.06835	0.704889	-0.11174	-0.09609
147	0.242181	0.163994	-0.28777	0.166035	-0.22239
149	0.017502	0.000222	-0.24883	0.009486	-0.12908
150	-0.11496	-0.05455	-0.3758	0.342475	-0.09618
151	-0.18524	-0.14467	0.028135	0.030151	-0.09806
156	0.145197	-0.14652	0.075243	-0.10451	-0.06908

ID	ALDH4A1	QSCN6L1	GF18	DIAPH3. 1	Contig32125_RC
157	0. 044308	−0. 24914	−0. 04463	−0. 00728	0. 107747
158	0. 066366	0. 025841	−0. 0502	0. 041931	0. 042804
159	−0. 06641	−0. 28833	0. 124215	0. 215019	−0. 07979
160	0. 303555	−0. 19903	0. 12984	−0. 06665	0. 055387
161	0. 145811	−0. 11277	−0. 05201	−0. 12528	0. 005386
162	−0. 21373	0. 345901	−0. 30348	0. 294388	0. 025815
163	0. 126107	0. 104764	−0. 2365	−0. 0463	−0. 11199
166	0. 33994	0. 112415	−0. 50568	0. 213332	−0. 24804
169	−0. 03267	−0. 30671	−0. 76818	0. 275818	−0. 03916
170	−0. 17283	−0. 28073	0. 053029	−0. 19271	−0. 02686
172	0. 061169	−0. 13529	0. 007728	−0. 21947	0. 244043
174	0. 053924	0. 255614	−0. 27877	0. 118429	−0. 12146
176	−0. 00652	−0. 42626	0. 51452	−0. 40184	−0. 13076
177	−0. 15944	0. 207669	−0. 28163	0. 054565	−0. 06339
178	−0. 03006	−0. 21846	0. 164055	−0. 19226	0. 02725
180	0. 042388	0. 020093	−0. 40213	−0. 16112	−0. 12582
182	−0. 05971	−0. 05377	−0. 06756	−0. 33487	0. 119377
184	−0. 16746	0. 102697	−0. 33026	0. 419648	0. 028584
186	−0. 06419	0. 196885	−0. 45682	0. 245147	−0. 0665
187	0. 064802	−0. 07656	−0. 08402	−0. 19465	−0. 13301
188	−0. 02757	−0. 01259	−0. 05539	−0. 04125	0. 278897
190	0. 051911	−0. 20912	0. 298273	−0. 08743	0. 084197
192	−0. 0296	0. 135055	−0. 42491	0. 010692	−0. 21896
194	−0. 15776	−0. 1047	0. 235494	−0. 06718	0. 129433

ID	ALDH4A1	QSCN6L1	GF18	DIAPH3. 1	Contig32125_RC
195	−0. 03689	0. 151379	0. 103936	0. 35651	0. 0905
196	−0. 16245	−0. 18759	0. 224577	−0. 21644	0. 058862
197	−0. 25424	−0. 21735	0. 367768	−0. 3577	−0. 15333
198	0. 078499	−0. 29131	−0. 01939	0. 03638	0. 057032
200	0. 132912	−0. 25758	0. 458249	−0. 13704	0. 241881
203	0. 159893	−0. 02065	−0. 26399	0. 147371	0. 365071
208	−0. 06577	0. 02778	−0. 12064	0. 268017	−0. 27018
209	0. 030281	−0. 01556	−0. 01694	−0. 02602	0. 027957
210	0. 063461	−0. 0762	0. 007688	0. 18565	−0. 30351
213	0. 202662	0. 414464	−0. 04889	0. 12922	0. 017963
217	0. 298061	0. 282994	0. 23235	−0. 24543	0. 5607
218	−0. 00409	0. 220864	−0. 32815	−0. 01134	0. 122939
220	−0. 02407	−0. 1668	−0. 06902	−0. 23575	−0. 01519
236	−0. 05029	0. 226288	−0. 15906	0. 005275	−0. 13199
243	0. 118934	−0. 03375	−0. 08057	0. 159511	0. 044189
245	0. 023445	0. 083966	−0. 30324	0. 234228	−0. 45852
247	−0. 06416	−0. 21791	−0. 14805	0. 16419	0. 16575
249	0. 034939	0. 120243	−0. 04189	−0. 1292	0. 082371
256	−0. 27711	−0. 08011	0. 094924	0. 007056	0. 049292
257	0. 367739	0. 03391	0. 248651	−0. 17275	−0. 07208
258	0. 06249	0. 608978	0. 146411	−0. 16061	0. 20161
260	0. 202547	−0. 09319	−0. 07182	−0. 31271	0. 006491
261	−0. 02054	−0. 33754	−0. 18079	−0. 5863	0. 108443
263	0. 188773	−0. 11403	0. 015311	0. 084565	0. 094363

ID	ALDH4A1	QSCN6L1	GF18	DIAPH3. 1	Contig32125_RC
264	−0. 13281	−0. 04417	0. 141806	0. 122372	−0. 08808
265	−0. 01043	0. 480214	−0. 16067	0. 077815	−0. 0896
267	0. 327598	−0. 11156	−0. 08363	0. 13073	−0. 20099
269	0. 036592	0. 389197	−0. 31756	−0. 09041	0. 192253
272	−0. 02301	0. 033159	−0. 10971	0. 067205	−0. 12827
273	0. 070187	−0. 10756	0. 436003	0. 130479	0. 09984
275	−0. 12118	−0. 03548	0. 137093	−0. 07546	−0. 22418
276	−0. 032	0. 15229	−0. 27844	0. 328298	−0. 19172
277	−0. 04981	−0. 32144	0. 243089	−0. 15758	0. 140725
280	0. 038172	−0. 11054	0. 238751	−0. 43255	0. 206177
281	0. 04374	−0. 24635	0. 058116	−0. 15756	−0. 07175
282	−0. 1597	−0. 26587	0. 311359	−0. 13332	0. 060142
283	−0. 16163	−0. 00321	−0. 011	0. 086549	0. 27344
284	−0. 10651	−0. 09047	−0. 07344	−0. 04172	0. 01672
287	−0. 00124	−0. 07607	0. 179353	−0. 34232	−0. 10296
288	−0. 03887	−0. 19539	−0. 1757	0. 166864	−0. 19534
290	−0. 0466	−0. 24671	−0. 03002	−0. 33704	−0. 05851
291	0. 06327	−0. 18947	0. 187893	−0. 0954	0. 008828
293	−0. 1831	−0. 44234	−0. 36562	−0. 03353	0. 09132
294	0. 234248	−0. 09987	−0. 32784	0. 074644	−0. 05421
297	0. 251609	−0. 2513	0. 107072	−0. 21719	−0. 1027
298	0. 045837	−0. 206	0. 186739	−0. 20381	−0. 06489
300	0. 138312	0. 213224	−0. 08243	0. 195634	0. 104307
301	−0. 16891	−0. 23247	0. 329593	−0. 11264	0. 00845

ID	ALDH4A1	QSCN6L1	GF18	DIAPH3. 1	Contig32125_RC
303	0. 124631	−0. 23738	0. 526814	−0. 20596	0. 159074
307	0. 094764	0. 465521	0. 481533	0. 209748	−0. 1367
308	0. 05812	−0. 09779	0. 114955	−0. 06578	−0. 00579
309	0. 076959	−0. 13535	−0. 1263	−0. 02601	0. 169116
310	0. 06245	0. 539071	−0. 51059	0. 339679	−0. 3263
311	−0. 10056	0. 051327	0. 127973	−0. 02126	0. 008397
314	0. 086808	−0. 31259	−0. 29596	0. 229061	0. 104002
315	0. 036107	−0. 15965	0. 261985	−0. 49263	0. 194867
318	0. 197244	−0. 00123	0. 368643	−0. 31766	0. 37141
320	−0. 21479	0. 319226	0. 115752	−0. 05954	−0. 25569
321	0. 073941	−0. 04734	0. 431678	−0. 11594	−0. 06009
322	0. 22571	−0. 12218	−0. 27767	0. 312239	−0. 08116
324	−0. 06659	0. 226238	−0. 43099	0. 450962	−0. 34981
325	0. 314392	−0. 19238	0. 287197	−0. 18534	0. 077847
327	0. 424379	0. 27618	−0. 4718	0. 216516	−0. 18312
328	−0. 05575	−0. 42361	−0. 22048	−0. 54823	0. 223385
330	−0. 27998	0. 103384	0. 048487	0. 359646	−0. 17956
332	−0. 37156	0. 095303	−0. 20328	0. 439343	−0. 36401
334	−0. 04516	−0. 07211	−0. 19254	−0. 55045	0. 094503
335	−0. 28462	0. 207286	−0. 5565	0. 251819	−0. 3668
337	0. 032622	−0. 0111	−0. 11607	0. 101442	0. 143433
340	0. 129507	0. 010837	−0. 36598	0. 38048	0. 141302
341	0. 098341	0. 276265	−0. 41515	0. 10864	−0. 18501
343	−0. 01632	−0. 01067	−0. 06988	0. 042452	−0. 02852

ID	ALDH4A1	QSCN6L1	GF18	DIAPH3. 1	Contig32125_RC
345	−0. 10521	−0. 38631	−0. 25635	−0. 2545	−0. 06817
346	−0. 05308	−0. 20648	−0. 11762	−0. 0992	−0. 17063
347	0. 009793	−0. 07	0. 607935	−0. 11449	−0. 06161
350	−0. 14831	−0. 01656	−0. 5383	−0. 05467	−0. 15494
351	−0. 04143	−0. 08348	−0. 18053	0. 259644	−0. 17166
353	0. 183978	−0. 09285	−0. 12672	−0. 02237	−0. 04685
357	−0. 07817	−0. 20402	0. 033033	−0. 27111	−0. 02506
359	0. 009985	−0. 28487	−0. 08909	0. 051988	0. 034939
360	−0. 13415	−0. 01593	−0. 00632	−0. 37519	−0. 12279
361	−0. 18318	−0. 18212	0. 186025	−0. 32661	−0. 07814
362	0. 00228	−0. 05664	−0. 33953	0. 676529	−0. 20451
363	−0. 18115	0. 023146	0. 098463	0. 230531	0. 181643
370	0. 047625	−0. 13976	0. 036927	−0. 12458	0. 129441
373	0. 119235	−0. 0421	−0. 2564	−0. 16271	0. 13016
374	0. 048971	0. 157198	−0. 22791	0. 237511	−0. 09956
375	0. 109926	0. 02395	0. 088383	−0. 16103	0. 13539
377	−0. 06502	0. 386999	−0. 07862	−0. 4154	−0. 09394
378	−0. 01329	−0. 37942	−0. 37153	0. 358548	0. 263777
381	−0. 05637	−0. 21026	−0. 08342	0. 089726	−0. 1189
383	0. 026706	−0. 19382	0. 201002	0. 065665	−0. 32319
385	−0. 15085	−0. 21419	−0. 06971	−0. 03266	−0. 16188
387	−0. 0403	−0. 34234	−0. 11751	0. 06657	−0. 23605
389	0. 048856	−0. 01892	−0. 42259	0. 007228	−0. 05528
390	−0. 10956	−0. 32071	0. 299566	−0. 26741	0. 119542

ID	ALDH4A1	QSCN6L1	GF18	DIAPH3. 1	Contig32125_RC
392	0. 250805	0. 192775	−0. 32413	0. 080734	−0. 14079
393	0. 137607	0. 015347	−0. 06572	0. 256567	−0. 14058
395	0. 025783	−0. 13336	0. 081958	0. 147373	0. 017842
396	0. 369063	0. 015374	−0. 56525	0. 094424	−0. 14189
403	−0. 17479	−0. 43776	0. 1069	0. 081355	−0. 00554
404	−0. 32645	−0. 1777	−0. 00137	0. 221173	0. 016441
117	0. 019421	−0. 05308	0. 066402	−0. 09526	0. 010661

ID	BBC3	DIAPH3. 2	RP5. 860F19. 3	C16orf61	SCUBE2
125	0. 018417	−0. 12126	−0. 15465	−0. 27192	−0. 53094
127	0. 075051	0. 059131	−0. 06156	−0. 04153	0. 27553
128	0. 119026	0. 076615	0. 232429	−0. 18314	0. 256927
129	0. 072152	−0. 00672	−0. 09624	−0. 1503	0. 446084
130	−0. 29778	0. 061856	−0. 20635	0. 192034	−1. 01157
132	0. 020572	0. 01688	0. 241474	0. 125351	−0. 14607
134	−0. 14414	−0. 05428	−0. 02584	−0. 22808	0. 448231
135	0. 051228	0. 394462	−0. 34136	0. 032819	−1. 07652
136	0. 008236	0. 062412	−0. 17862	−0. 07391	−0. 84271
137	0. 12153	−0. 19666	0. 222209	−0. 26596	0. 710491
145	0. 09896	−0. 04229	−0. 24423	−0. 35317	−0. 83965
146	0. 019068	−0. 01257	0. 049178	−0. 16166	−0. 40487
147	0. 052821	0. 199032	−0. 08164	0. 045236	−0. 83055
149	−0. 41301	−0. 00819	−0. 07028	−0. 12541	−0. 73966
150	0. 205516	0. 143723	0. 080736	0. 125409	−0. 72724

ID	BBC3	DIAPH3. 2	RP5. 860F19. 3	C16orf61	SCUBE2
151	0. 087975	0. 038285	−0. 10859	−0. 13335	−0. 00467
156	0. 14849	−0. 02288	0. 423578	−0. 16239	0. 283622
157	0. 083175	−0. 00196	−0. 15597	−0. 21347	0. 040986
158	0. 123874	−0. 00672	0. 139092	−0. 08617	−0. 86184
159	0. 18553	0. 116944	−0. 30741	−0. 05793	−0. 44321
160	0. 150507	−0. 04906	0. 013451	−0. 22929	0. 304672
161	−0. 13494	−0. 0859	0. 014776	−0. 19185	0. 744841
162	−0. 24809	0. 207232	−0. 23796	0. 072472	−0. 12438
163	−0. 14985	0. 024396	−0. 18114	0. 050653	−0. 2891
166	−0. 08174	0. 156273	−0. 08791	0. 143537	−0. 00639
169	0. 273762	0. 268588	−0. 22092	−0. 02525	−0. 48678
170	−0. 01451	−0. 10544	−0. 12059	−0. 13207	0. 441655
172	0. 07699	−0. 1006	0. 076982	0. 241877	−0. 73017
174	−0. 22677	0. 111339	−0. 11679	0. 014489	0. 08923
176	−0. 10988	−0. 56359	0. 272671	−0. 03425	−0. 48347
177	−0. 15611	0. 08431	−0. 30135	0. 29426	−0. 38713
178	−0. 01088	−0. 12563	0. 187163	−0. 16524	0. 192382
180	−0. 06193	−0. 04426	−0. 22786	0. 011462	−0. 67569
182	0. 018196	−0. 11292	0. 080623	−0. 17231	0. 345124
184	−0. 28174	0. 305116	−0. 34424	−0. 06115	−1. 04351
186	−0. 16258	0. 153448	−0. 4427	0. 199538	−0. 93281
187	−0. 2551	−0. 0915	0. 066474	−0. 09294	−0. 2654
188	0. 334739	−0. 03102	−0. 14201	−0. 14965	0. 256483
190	0. 077476	−0. 0367	0. 050236	0. 072129	0. 661971

ID	BBC3	DIAPH3. 2	RP5. 860F19. 3	C16orf61	SCUBE2
192	−0. 186	0. 016506	0. 065933	0. 024065	0. 252425
194	0. 008901	−0. 02605	0. 097413	−0. 1256	0. 053365
195	−0. 20532	0. 230794	0. 088082	−0. 02662	−0. 86155
196	0. 150262	−0. 07764	0. 161197	−0. 19538	0. 342308
197	−0. 26145	−0. 23855	−0. 40155	0. 061192	−0. 80975
198	0. 132721	0. 03738	−0. 1458	0. 172778	−0. 44962
200	0. 073363	−0. 03106	0. 403451	−0. 24693	0. 354907
203	0. 225108	0. 175489	0. 099617	−0. 08741	−0. 20577
208	0. 020851	0. 127782	0. 005186	−0. 04596	−0. 43922
209	0. 026329	−0. 0338	−0. 05771	−0. 04087	−0. 23901
210	−0. 03786	0. 103158	0. 041264	−0. 03074	−0. 53048
213	−0. 16789	0. 074542	0. 083863	0. 053418	−0. 35301
217	−0. 23071	−0. 04052	−0. 08494	−0. 15092	−0. 92237
218	0. 014682	−0. 05125	−0. 00846	0. 08217	−0. 20914
220	0. 219079	−0. 14134	0. 063841	−0. 22631	−0. 02861
236	−0. 16882	−0. 02668	−0. 27827	0. 226607	−0. 98912
243	0. 240535	−0. 22597	0. 098233	−0. 14809	0. 371404
245	−0. 16834	0. 029615	−0. 42834	−0. 07103	−0. 38118
247	0. 150179	0. 11417	−0. 14407	−0. 21545	0. 381465
249	−0. 08061	0. 014141	−0. 0886	−0. 07126	−0. 16739
256	−0. 08352	−0. 01063	0. 050142	0. 075994	−0. 40695
257	0. 036171	−0. 10379	−0. 00999	−0. 02011	−0. 84226
258	0. 06522	−0. 06276	0. 183058	−0. 06284	−0. 36122
260	−0. 18596	−0. 13862	0. 121968	−0. 17828	0. 107326

ID	BBC3	DIAPH3. 2	RP5. 860F19. 3	C16orf61	SCUBE2
261	0. 124386	−0. 38093	0. 301842	−0. 42309	−0. 13029
263	0. 006409	0. 109233	0. 29988	−0. 10936	0. 13883
264	0. 007434	0. 15029	0. 214113	0. 080166	0. 149328
265	0. 007782	0. 077974	−0. 23669	0. 018932	−1. 17001
267	−0. 04252	0. 061051	0. 516794	−0. 06605	−0. 55501
269	0. 008756	0. 044841	−0. 4753	−0. 20851	−1. 16578
272	0. 295978	0. 107261	0. 269257	0. 149713	0. 299314
273	0. 15303	0. 060815	−0. 11268	0. 002201	−0. 6474
275	0. 217452	−0. 03113	−0. 22327	−0. 12826	0. 195208
276	−0. 37095	0. 22923	−0. 34777	0. 313488	−0. 84997
277	−0. 00903	−0. 14629	−0. 08276	0. 046239	0. 765764
280	−0. 08572	−0. 15972	0. 087405	−0. 18303	0. 330979
281	−0. 09595	−0. 04867	0. 124067	−0. 09327	−0. 05174
282	0. 19578	−0. 09989	−0. 01495	−0. 17642	0. 196824
283	−0. 23785	0. 060908	−0. 39736	0. 197967	0. 137408
284	0. 027913	0. 016305	−0. 03709	0. 15743	0. 477242
287	0. 150151	−0. 15384	−0. 10623	−0. 27699	0. 134799
288	0. 027376	0. 140301	0. 112976	−0. 07792	−0. 52701
290	0. 159749	−0. 17339	0. 4453	−0. 00163	0. 135855
291	0. 156175	−0. 07407	−0. 0629	−0. 02853	−0. 28116
293	−0. 02261	0. 011055	−0. 33489	0. 033339	0. 337988
294	−0. 39634	0. 034202	−0. 27335	−0. 04592	−0. 34788
297	−0. 04277	−0. 09285	0. 21636	0. 04181	−0. 0593
298	0. 080494	−0. 14238	0. 253665	−0. 2287	0. 310008

ID	BBC3	DIAPH3. 2	RP5. 860F19. 3	C16orf61	SCUBE2
300	0. 229758	0. 009299	−0. 12015	−0. 13508	0. 310108
301	−0. 0059	−0. 07487	−0. 16161	0. 111462	0. 326602
303	0. 121229	−0. 23073	0. 345511	−0. 27663	0. 041512
307	0. 106963	0. 084164	−0. 15174	−0. 09066	−0. 85512
308	0. 022921	−0. 03293	0. 07512	0. 193547	−0. 61083
309	0. 25548	0. 040108	0. 000319	−0. 18054	0. 461076
310	−0. 12187	0. 217358	−0. 29401	0. 096916	−1. 1069
311	−0. 0131	−0. 00014	−0. 02412	0. 0081	0. 177269
314	−0. 14042	0. 12935	0. 042588	0. 484221	0. 358755
315	0. 110734	−0. 12432	0. 21969	−0. 1707	0. 115533
318	0. 066878	−0. 24996	0. 110269	−0. 22843	0. 334529
320	0. 114706	0. 038949	−0. 11443	0. 125459	−0. 22315
321	0. 36688	−0. 08285	0. 086239	−0. 14447	−0. 51909
322	−0. 01242	0. 344578	0. 258897	0. 423796	−0. 18575
324	−0. 17273	0. 204876	−0. 4309	0. 103025	−0. 92091
325	−0. 0317	−0. 03069	−0. 04689	0. 012297	0. 138451
327	0. 344046	0. 18766	0. 267424	0. 128501	−0. 11183
328	0. 281867	−0. 25818	0. 082952	−0. 10111	0. 153726
330	0. 012786	0. 177461	−0. 32709	0. 18479	−0. 94988
332	−0. 0035	0. 369275	−0. 31303	0. 237742	−1. 26453
334	0. 000866	−0. 39134	−0. 16017	0. 085395	−0. 8545
335	−0. 37653	0. 211639	−0. 44037	0. 463861	−0. 85048
337	0. 01569	0. 041333	0. 004542	−0. 04667	0. 290289
340	0. 004259	0. 356317	−0. 09199	0. 159725	−1. 05198

ID	BBC3	DIAPH3. 2	RP5. 860F19. 3	C16orf61	SCUBE2
341	−0. 26328	0. 066395	−0. 05509	−0. 02319	−0. 99504
343	0. 013623	0. 053178	−0. 155	−0. 23736	−0. 34568
345	0. 062012	−0. 21993	−0. 0848	−0. 11222	0. 488869
346	0. 100006	−0. 03427	−0. 06104	−0. 20762	−0. 14405
347	0. 144814	−0. 04345	−0. 00494	−0. 10806	−0. 16044
350	0. 052849	−0. 01512	−0. 31308	0. 022177	−1. 23902
351	0. 194638	0. 162476	−0. 21325	0. 134553	−0. 68764
353	0. 069513	0. 014833	0. 296939	0. 08126	0. 22323
357	−0. 00283	−0. 08234	−0. 03184	−0. 15472	−0. 1378
359	−0. 1324	−0. 00186	0. 240866	−0. 13039	−0. 11481
360	−0. 14442	−0. 35505	0. 087939	−0. 22386	0. 563276
361	0. 00777	−0. 2393	−0. 05727	−0. 19886	0. 258507
362	−0. 1275	0. 479069	0. 19804	0. 217396	0. 417339
363	0. 032942	0. 198788	−0. 06935	−0. 05461	0. 164907
370	−0. 0192	−0. 05292	0. 21684	−0. 16476	0. 580271
373	−0. 06195	−0. 13471	−0. 03256	−0. 09283	−0. 33603
374	−0. 04071	0. 125442	−0. 05518	−0. 04122	−0. 43144
375	−0. 12277	−0. 07723	−0. 04161	−0. 14522	−0. 37968
377	−0. 45102	−0. 09344	0. 06909	0. 064378	−0. 64239
378	−0. 1564	0. 217506	−0. 49427	0. 160568	−0. 18012
381	−0. 14338	0. 094777	−0. 04878	0. 047189	−0. 04402
383	0. 218822	0. 035361	−0. 07201	−0. 07095	0. 106708
385	−0. 02454	−0. 04006	−0. 24048	0. 054447	−0. 47144
387	0. 031631	0. 113846	−0. 15554	0. 075486	0. 014808

ID	BBC3	DIAPH3. 2	RP5. 860F19. 3	C16orf61	SCUBE2
389	−0. 15555	0. 068353	−0. 1191	0. 243598	−1. 179
390	−0. 02202	−0. 12518	0. 199263	−0. 0261	0. 496238
392	−0. 27493	0. 070601	−0. 24211	0. 264106	−0. 71092
393	0. 08129	0. 212639	0. 016642	0. 297736	−0. 6602
395	0. 164381	0. 103556	−0. 04833	−0. 20295	0. 091048
396	0. 112095	0. 071261	−0. 39004	0. 272689	−1. 20098
403	0. 114332	−0. 12596	−0. 08149	−0. 37222	0. 463795
404	0. 17549	−0. 18812	0. 115742	−0. 44439	0. 891892
117	−0. 02954	−0. 04059	−0. 19603	−0. 31576	0. 10346

ID	EXT1	FLT1	GNAZ	OXCT1	MMP9
125	−0. 22933	0. 029282	−0. 16906	−0. 17994	−0. 06217
127	−0. 20714	−0. 14842	−0. 0292	−0. 19714	−0. 34565
128	−0. 27431	0. 046483	−0. 13085	−0. 21275	−0. 58432
129	0. 046367	−0. 20512	0. 110257	−0. 23951	−0. 34801
130	−0. 04521	0. 080847	−0. 34581	0. 027784	−0. 3355
132	−0. 18754	0. 124857	−0. 01082	0. 12974	−0. 58004
134	−0. 00541	0. 234047	−0. 1366	−0. 06205	0. 138929
135	0. 115941	−0. 17744	−0. 33969	0. 012929	−0. 52504
136	−0. 11199	0. 100695	−0. 24842	−0. 1214	−0. 19743
137	0. 117939	−0. 03541	−0. 13352	−0. 11	−0. 54462
145	−0. 15804	0. 354887	0. 26379	−0. 1271	−0. 48971
146	−0. 06535	−0. 01357	0. 144808	−0. 0954	−0. 19045
147	0. 012079	0. 201596	−0. 12455	−0. 00405	−0. 10274

ID	EXT1	FLT1	GNAZ	OXCT1	MMP9
149	−0. 04317	0. 034804	−0. 17026	0. 053416	−0. 20536
150	−0. 02881	−0. 00993	−0. 23844	−0. 00211	−0. 07325
151	0. 025251	0. 004699	−0. 0488	−0. 02718	−0. 17817
156	−0. 0398	−0. 09893	−0. 09687	−0. 31439	−0. 41353
157	−0. 04066	0. 087608	−0. 00625	−0. 22343	−0. 62226
158	0. 238798	−0. 06146	0. 369004	0. 296906	−0. 1836
159	−0. 25651	−0. 09652	0. 145545	0. 06053	−0. 7221
160	0. 048169	−0. 01193	−0. 02029	−0. 0498	−0. 56891
161	−0. 05711	−0. 01033	−0. 07834	−0. 14636	−0. 66943
162	0. 0541	−0. 19326	−0. 10691	−0. 37417	−0. 14991
163	−0. 05511	−0. 18601	−0. 21178	−0. 33639	−0. 58271
166	−0. 00531	0. 1267	−0. 0215	−0. 12186	−0. 31363
169	−0. 35519	−0. 16966	−0. 45944	−0. 10392	−0. 70756
170	−0. 10153	0. 287745	−0. 01568	0. 027858	−0. 32612
172	−0. 06694	0. 177826	−0. 38066	0. 248798	−0. 16289
174	0. 074489	−0. 44931	0. 024014	−0. 3929	−0. 49628
176	−0. 1809	−0. 07282	−0. 27199	0. 034582	−0. 4759
177	0. 135376	0. 0397	0. 045446	0. 152982	−0. 50322
178	−0. 02299	0. 085483	0. 166375	0. 009807	−0. 65852
180	0. 03272	0. 11123	0. 214746	0. 123376	−0. 27822
182	0. 175459	0. 290527	−0. 20494	−0. 00869	−0. 31157
184	0. 137221	−0. 18409	−0. 14225	0. 243918	0. 169942
186	0. 315865	0. 066632	0. 060008	0. 239772	−0. 22991
187	0. 05255	0. 30245	0. 027467	0. 043301	−0. 24281

ID	EXT1	FLT1	GNAZ	OXCT1	MMP9
188	−0. 05404	0. 070442	−0. 03184	−0. 0577	−0. 68621
190	−0. 09093	−0. 06471	−0. 0295	−0. 01065	−0. 37697
192	0. 16628	−0. 29416	0. 275461	−0. 09096	−0. 61836
194	0. 039795	0. 012826	0. 030529	−0. 05468	−0. 20221
195	0. 036642	−0. 0722	0. 071438	−0. 10407	−0. 13306
196	−0. 0098	0. 10922	−0. 06007	−0. 05021	−0. 36554
197	−0. 01349	0. 098701	−0. 78982	0. 044525	−0. 3451
198	−0. 19932	−0. 20572	−0. 03187	0. 109578	−0. 53114
200	−0. 04112	0. 220513	−0. 02047	−0. 00198	−0. 53827
203	−0. 08144	0. 128374	−0. 15206	−0. 11842	−0. 42434
208	0. 271851	−0. 14847	−0. 07918	−0. 22624	−0. 27429
209	−0. 01973	0. 020067	−0. 0055	0. 044108	−0. 11725
210	0. 22285	0. 047324	−0. 0898	−0. 11333	−0. 34033
213	0. 01886	0. 142135	−0. 15161	−0. 15793	−0. 42634
217	0. 115758	0. 106245	0. 519608	−0. 01076	−0. 52282
218	−0. 08468	−0. 13431	−0. 02122	−0. 05261	−0. 41238
220	−0. 16429	0. 063524	−0. 30823	−0. 14171	−0. 57236
236	0. 095216	0. 040834	0. 064416	−0. 3453	0. 066814
243	−0. 0138	−0. 30598	0. 064111	−0. 12756	−0. 38147
245	0. 330555	0. 258842	−0. 12003	0. 221347	−0. 04907
247	0. 093688	0. 16322	0. 319328	0. 032041	−0. 0284
249	0. 05764	−0. 00158	−0. 21383	0. 014253	−0. 20271
256	−0. 31507	0. 066874	−0. 11307	0. 184612	−0. 31905
257	−0. 02528	0. 05043	−0. 30837	0. 028949	−0. 34976

ID	EXT1	FLT1	GNAZ	OXCT1	MMP9
258	0. 113785	0. 006616	−0. 11654	−0. 16822	−0. 01716
260	0. 218963	−0. 02944	−0. 08294	−0. 12299	−0. 5414
261	−0. 29549	0. 109305	−0. 15892	−0. 20335	−0. 71571
263	−0. 00628	0. 304986	−0. 01261	0. 088084	−0. 02208
264	0. 051811	−0. 03565	−0. 35358	−0. 14851	−0. 5784
265	−0. 08632	0. 101767	−0. 07779	0. 133131	−0. 02621
267	0. 086677	0. 059153	0. 078142	−0. 07268	−0. 37064
269	−0. 10239	−0. 25945	−0. 09858	0. 254594	−0. 65891
272	0. 080363	0. 218147	−0. 4725	−0. 01674	−0. 13948
273	−0. 06069	0. 184521	−0. 00705	0. 010288	−0. 25473
275	0. 078983	−0. 03714	−0. 37015	−0. 01974	−0. 72894
276	0. 235975	0. 210051	0. 085736	0. 055048	0. 160101
277	−0. 03062	−0. 35039	−0. 2481	0. 067808	−0. 90866
280	0. 024879	0. 25502	−0. 17259	0. 151281	−0. 55895
281	−0. 04431	0. 220193	−0. 09572	0. 045911	0. 033256
282	−0. 08233	0. 208026	0. 019698	−0. 04209	−0. 89018
283	−0. 07036	−0. 01662	−0. 27701	0. 039126	−0. 18081
284	0. 067586	−0. 08462	−0. 45288	0. 037894	−0. 53785
287	−0. 00638	0. 057548	−0. 24758	−0. 27225	−0. 04905
288	−0. 04827	−0. 17481	−0. 55428	−0. 12238	−0. 09811
290	−0. 09316	−0. 26994	−0. 11452	−0. 07105	−0. 47039
291	−0. 09375	−0. 11965	0. 17807	0. 017998	−0. 05406
293	−0. 28936	0. 044695	0. 233911	−0. 0009	−0. 83447
294	0. 152918	−0. 01024	0. 079305	−0. 11709	−0. 52435

ID	EXT1	FLT1	GNAZ	OXCT1	MMP9
297	-0. 05668	-0. 20365	0. 818929	-0. 18849	-0. 30227
298	-0. 17626	-0. 13035	0. 181732	-0. 15361	0. 097345
300	0. 192267	-0. 14012	0. 250853	-0. 20772	-0. 29255
301	-0. 09881	-0. 05808	-0. 12405	0. 128608	0. 196802
303	0. 091924	0. 142534	-0. 00373	-0. 02779	-0. 12639
307	0. 066301	0. 293958	0. 173793	0. 013412	-0. 25
308	-0. 00344	-0. 1293	-0. 09196	0. 01822	-0. 47097
309	0. 057332	-0. 15317	-0. 21282	-0. 21117	-0. 51198
310	-0. 09536	-0. 4073	0. 057249	0. 070772	-0. 47623
311	0. 073423	0. 06086	-0. 11116	-0. 10125	-0. 36312
314	-0. 02484	0. 051055	0. 18877	-0. 22365	-0. 7621
315	0. 071242	-0. 08583	-0. 16117	-0. 17379	-0. 33677
318	0. 139602	0. 091541	0. 193755	-0. 05434	-0. 09279
320	-0. 02291	-0. 04683	0. 406734	0. 11299	-0. 29929
321	0. 012009	0. 192283	-0. 28603	-0. 15579	0. 268952
322	-0. 06141	0. 197486	0. 07163	-0. 01257	-0. 55052
324	0. 150107	-0. 31692	-0. 19763	0. 047874	-0. 41721
325	0. 021656	-0. 23387	-0. 18108	0. 082811	0. 005155
327	0. 036781	-0. 11035	0. 073132	-0. 07029	-0. 61877
328	0. 228566	-0. 19998	-0. 61699	0. 05491	0. 598492
330	0. 151337	-0. 12281	0. 233504	-0. 03989	0. 071235
332	-0. 04652	0. 019521	0. 005872	0. 016706	0. 178535
334	-0. 20573	0. 183007	-0. 23643	0. 34319	-0. 58512
335	-0. 0194	-0. 208	0. 530074	0. 458047	-0. 61027

ID	EXT1	FLT1	GNAZ	OXCT1	MMP9
337	-0.01388	0.060069	-0.21886	0.055317	-0.29538
340	-0.15796	-0.0878	0.226292	-0.12799	-0.54952
341	-0.22849	-0.43114	-0.06773	-0.11034	-0.34022
343	-0.02154	-0.03563	-0.08935	0.024569	-0.56779
345	-0.06939	-0.01367	-0.30501	-0.01306	0.078088
346	-0.04405	-0.01798	-0.30727	-0.13314	-0.39814
347	0.036246	-0.09411	-0.12223	0.011553	-0.2803
350	0.031375	-0.16194	-0.38868	0.118946	0.491907
351	-0.06494	0.119942	-0.27554	0.105899	-0.318
353	0.008743	-0.07203	0.119589	-0.15332	-0.18305
357	-0.10087	0.018029	-0.18674	-0.00516	-0.69903
359	0.015902	-0.05516	0.279616	-0.22315	-0.3793
360	-0.0222	0.050941	-0.03603	-0.26457	-0.51413
361	-0.0713	0.257221	0.0822	0.09966	-0.68027
362	-0.07997	-0.41171	-0.06378	-0.33702	-0.29593
363	-0.26905	0.03889	-0.00496	-0.01822	-0.45218
370	0.045391	0.201739	-0.03607	0.024534	-0.40681
373	-0.06868	-0.02015	0.363779	-0.20288	-0.51404
374	-0.02141	0.033113	0.302098	-0.15227	-0.11376
375	-0.0966	0.029958	0.004644	-0.04377	0.008791
377	0.001614	0.069048	0.3067	0.276842	-0.31173
378	-0.34496	-0.07502	0.091719	-0.16166	-0.45659
381	-0.26432	-0.16031	-0.02587	-0.17642	-0.33929
383	0.096298	-0.10556	0.208333	-0.15547	-0.45415

ID	EXT1	FLT1	GNAZ	OXCT1	MMP9
385	−0. 06529	0. 058006	0. 222284	−0. 26908	0. 114043
387	0. 126857	−0. 04653	−0. 27097	0. 280644	0. 508936
389	−0. 17821	−0. 43459	−0. 11077	0. 231597	−0. 53571
390	−0. 1026	−0. 00148	−0. 01714	−0. 00505	−0. 59036
392	−0. 28348	−0. 02224	−0. 29335	0. 126007	−0. 40425
393	−0. 07107	−0. 26825	0. 171985	−0. 1164	−0. 2167
395	0. 053687	−0. 01341	0. 176708	−0. 3081	−0. 03391
396	0. 043295	−0. 09451	−0. 10362	−0. 23891	−0. 52785
403	−0. 1392	−0. 11711	−0. 36076	−0. 4715	−0. 25204
404	0. 100658	−0. 37713	−0. 29848	−0. 48045	−0. 30372
117	−0. 02842	0. 064131	−0. 0622	−0. 31193	−0. 27478

ID	RUNDC1	Contig35251_RC	ECT2	GMPS	KNTC2
125	0. 087715	−0. 03749	−0. 14786	−0. 25709	−0. 12767
127	−0. 18203	−0. 04763	0. 480572	−0. 13851	0. 203597
128	0. 131815	−0. 13577	0. 128468	−0. 4022	0. 277333
129	0. 052871	−0. 05992	−0. 01444	0. 126041	−0. 02531
130	−0. 04808	0. 597481	0. 146476	0. 059125	−0. 09804
132	0. 159266	−0. 32725	−0. 03544	−0. 05018	−0. 02104
134	0. 114208	0. 096547	−0. 26259	−0. 2737	0. 010804
135	−0. 31064	0. 045983	0. 337877	0. 135488	0. 341737
136	−0. 22008	−0. 09261	0. 096572	0. 204826	0. 078187
137	0. 051993	−0. 18366	−0. 21569	−0. 1711	−0. 02223
145	0. 023249	−0. 07716	0. 017259	−0. 26254	−0. 03337

ID	RUNDC1	Contig35251_RC	ECT2	GMPS	KNTC2
146	0. 35518	-0. 33625	-0. 00946	-0. 01121	0. 088737
147	-0. 23106	0. 404126	0. 205958	0. 139934	-0. 09755
149	-0. 20205	0. 079777	-0. 04093	-0. 3724	0. 305975
150	-0. 0816	-0. 10038	0. 238537	0. 03789	0. 293058
151	-0. 0527	0. 057437	0. 109215	0. 115959	0. 061026
156	0. 084049	-0. 19596	-0. 25605	-0. 01284	0. 008029
157	0. 218431	-0. 21852	-0. 02821	-0. 22028	0. 059449
158	-0. 19779	-0. 06894	0. 038136	0. 131657	0. 218863
159	0. 272168	-0. 2943	0. 067659	-0. 1084	0. 091448
160	0. 067074	-0. 0465	-0. 0535	-0. 07101	0. 066254
161	0. 121167	-0. 13159	-0. 08283	-0. 21647	0. 103575
162	-0. 29618	-0. 05232	0. 161867	0. 594077	0. 298861
163	-0. 04341	0. 16984	-0. 15792	0. 180762	-0. 00629
166	-0. 01825	-0. 32832	0. 450633	0. 093038	-0. 1801
169	-0. 10898	-0. 43109	0. 37846	0. 254735	0. 14043
170	0. 026173	-0. 01309	-0. 15126	-0. 30381	-0. 06457
172	0. 087542	0. 084394	0. 084768	-0. 26051	0. 182951
174	-0. 3151	0. 223839	0. 332768	-0. 19582	0. 320032
176	0. 023415	-0. 3279	-0. 21922	-0. 33769	-0. 01814
177	-0. 12261	0. 069685	-0. 14964	0. 483271	-0. 04657
178	0. 058707	-0. 24379	-0. 16404	-0. 09794	-0. 17968
180	0. 149847	0. 165055	-0. 10145	0. 048582	-0. 11255
182	0. 045715	-0. 14708	-0. 3456	-0. 26473	-0. 23513
184	-0. 22675	0. 021776	0. 295379	0. 33841	0. 117604

ID	RUNDC1	Contig35251_RC	ECT2	GMPS	KNTC2
186	−0. 34367	−0. 05916	0. 132017	0. 295579	0. 223692
187	−0. 12705	−0. 17204	−0. 14552	−0. 12817	−0. 14037
188	0. 153358	−0. 29215	−0. 15773	−0. 06242	−0. 10426
190	0. 089308	−0. 24179	−0. 25992	−0. 03838	−0. 10922
192	0. 2413	−0. 21313	−0. 01426	0. 126074	0. 040858
194	0. 013095	−0. 02942	−0. 0668	−0. 07021	−0. 10992
195	−0. 40494	0. 453776	0. 164027	0. 089148	0. 246919
196	0. 190633	−0. 01336	−0. 18596	−0. 14082	−0. 15769
197	−0. 43073	−0. 16488	−0. 3305	−0. 21205	−0. 28768
198	−0. 21844	−0. 0917	−0. 04786	−0. 24083	−0. 06628
200	0. 212979	−0. 14037	−0. 21178	−0. 30901	−0. 16665
203	−0. 16829	0. 134809	0. 086485	−0. 09536	−0. 0551
208	−0. 11038	−0. 03561	0. 182481	0. 158955	0. 002392
209	−0. 05381	0. 010619	0. 009814	−0. 0472	−0. 01254
210	−0. 16605	−0. 06479	0. 124895	0. 169144	−0. 05808
213	−0. 02443	−0. 18531	−0. 00024	−0. 03036	0. 043924
217	−0. 1873	−0. 02071	−0. 23846	0. 1831	−0. 10046
218	−0. 21	−0. 21431	−0. 05194	0. 111383	0. 079095
220	0. 021925	−0. 24815	−0. 22477	−0. 12219	−0. 16373
236	−0. 27288	0. 17694	−0. 13411	−0. 16357	0. 057561
243	−0. 03072	0. 01852	−0. 08988	−0. 23297	−0. 18351
245	0. 06587	−0. 09196	−0. 15162	0. 257161	0. 593821
247	0. 056817	−0. 14855	0. 229424	−0. 1012	0. 038438
249	0. 006447	−0. 00028	−0. 01347	−0. 1279	0. 09244

ID	RUNDC1	Contig35251_RC	ECT2	GMPS	KNTC2
256	0. 069113	−0. 15957	0. 191106	−0. 47749	0. 03653
257	0. 063329	−0. 01413	−0. 32611	−0. 05173	−0. 2641
258	−0. 08306	0. 208386	−0. 07867	−0. 21946	−0. 09706
260	0. 112025	0. 103691	−0. 20811	−0. 08775	−0. 31994
261	0. 280479	−0. 12935	−0. 25057	−0. 22647	−0. 40786
263	0. 007845	0. 019794	−0. 30534	−0. 1026	−0. 02306
264	0. 059426	0. 031993	0. 077775	0. 05128	0. 098361
265	−0. 31383	0. 065242	−0. 10094	0. 165002	0. 231598
267	−0. 13923	0. 009211	0. 189555	0. 045312	−0. 02015
269	−0. 28468	−0. 21553	−0. 10392	0. 40244	0. 118578
272	−0. 08532	−0. 05805	0. 013525	−0. 10191	0. 020432
273	−0. 04285	−0. 33362	−0. 075	−0. 15178	0. 177385
275	0. 250979	−0. 236	−0. 0264	−0. 13618	−0. 10659
276	−0. 3116	0. 161196	0. 095949	−0. 07253	0. 307445
277	0. 01531	−0. 07944	−0. 02783	−0. 24754	0. 044945
280	0. 220818	−0. 03545	−0. 15208	−0. 32165	−0. 24231
281	0. 133125	−0. 05472	−0. 15732	−0. 11068	−0. 11845
282	0. 299757	−0. 18085	−0. 17644	−0. 22459	−0. 21458
283	−0. 31478	−0. 19819	0. 122753	−0. 311	0. 215595
284	0. 002698	0. 049783	0. 012121	−0. 28528	0. 143966
287	0. 18455	−0. 22317	−0. 34493	−0. 11536	−0. 24036
288	−0. 12873	0. 063311	0. 147628	0. 129562	−0. 05235
290	0. 082799	−0. 26998	−0. 18917	−0. 06466	−0. 09108
291	0. 058228	−0. 09131	−0. 10589	−0. 27583	0. 091966

ID	RUNDC1	Contig35251_RC	ECT2	GMPS	KNTC2
293	−0. 01001	−0. 24829	0. 028904	−0. 15033	0. 102899
294	0. 167024	−0. 04303	−0. 19175	0. 169628	0. 037606
297	0. 202793	−0. 19932	−0. 20449	−0. 1639	−0. 1673
298	0. 286195	−0. 21318	−0. 11283	−0. 27068	0. 065309
300	0. 115235	0. 259789	0. 092684	−0. 1897	0. 050336
301	−0. 14008	0. 301	−0. 14552	−0. 18864	0. 036312
303	0. 007429	0. 092072	−0. 11462	−0. 18533	−0. 19343
307	−0. 2817	0. 498272	−0. 03151	0. 048009	0. 004498
308	−0. 09393	0. 005225	0. 065648	−0. 05007	0. 141893
309	0. 064626	−0. 13393	−0. 00982	−0. 11296	−0. 03549
310	−0. 15354	−0. 19298	0. 556137	0. 224027	0. 497575
311	−0. 01492	0. 080716	0. 057038	0. 050237	0. 00935
314	−0. 0623	0. 246498	0. 043776	−0. 15232	0. 197625
315	0. 090739	−0. 04705	−0. 29965	−0. 09244	−0. 34697
318	0. 144135	−0. 00305	−0. 15151	−0. 18525	−0. 16627
320	−0. 09636	0. 423598	0. 341426	0. 335883	0. 102861
321	0. 001563	−0. 05235	−0. 07984	−0. 19542	−0. 12848
322	0. 046751	−0. 3491	0. 249389	0. 053614	0. 247219
324	−0. 3746	0. 498417	0. 520276	0. 058504	0. 173394
325	0. 171844	−0. 11027	−0. 09121	−0. 08171	−0. 09504
327	−0. 03147	0. 518258	0. 217197	0. 241536	0. 183096
328	0. 165977	−0. 09726	−0. 04984	−0. 13357	−0. 42416
330	−0. 36114	0. 090101	0. 044608	0. 026556	0. 514259
332	−0. 33608	0. 084479	−0. 04229	0. 086105	−0. 0709

ID	RUNDC1	Contig35251_RC	ECT2	GMPS	KNTC2
334	0. 110199	−0. 21491	−0. 16183	−0. 22017	−0. 41147
335	−0. 30435	0. 351418	0. 112745	0. 200078	0. 44925
337	−0. 13192	0. 124812	0. 120024	−0. 15137	0. 060011
340	−0. 21321	−0. 24756	0. 200829	−0. 09149	0. 411425
341	0. 820083	0. 172887	0. 543331	0. 195089	0. 017527
343	0. 066763	−0. 13611	−0. 06188	−0. 09369	−0. 0751
345	−0. 03937	−0. 18248	−0. 14479	−0. 10807	−0. 19994
346	0. 106647	−0. 29189	−0. 08515	0. 014213	−0. 12799
347	−0. 06734	0. 103414	−0. 13603	−0. 00426	−0. 11724
350	−0. 20037	0. 063812	−0. 00104	−0. 21527	0. 532763
351	−0. 1613	−0. 068	0. 359106	0. 188214	0. 054196
353	−0. 14415	0. 117609	0. 026079	−0. 0228	−0. 04079
357	0. 141719	−0. 1007	0. 073831	−0. 12084	−0. 19294
359	−0. 03056	0. 168276	0. 16743	−0. 14417	0. 038452
360	0. 165335	−0. 15928	−0. 17952	−0. 19854	−0. 34192
361	0. 120749	−0. 17233	−0. 23286	−0. 25428	−0. 34626
362	−0. 00613	0. 066272	0. 512041	−0. 15161	0. 583877
363	0. 163164	−0. 16792	0. 106523	−0. 17146	0. 010127
370	0. 162444	0. 039624	−0. 0568	−0. 30276	−0. 13814
373	0. 152078	−0. 11443	0. 142968	−0. 31546	0. 003752
374	0. 090903	−0. 1188	0. 349048	−0. 04635	0. 069494
375	−0. 11519	0. 171155	0. 107796	0. 090503	−0. 16346
377	−0. 25539	0. 105521	−0. 01376	0. 149378	0. 084208
378	−0. 27922	−0. 23598	0. 168902	−0. 0165	0. 133846

ID	RUNDC1	Contig35251_RC	ECT2	GMPS	KNTC2
381	-0. 16991	-0. 33398	-0. 00494	-0. 04549	-0. 05938
383	0. 020194	-0. 19716	-0. 12162	-0. 00932	-0. 09318
385	0. 069923	-0. 11024	0. 042529	-0. 01011	0. 047134
387	0. 157655	-0. 06687	0. 254286	-0. 03414	-0. 01709
389	-0. 16679	0. 014407	0. 147746	0. 206612	0. 069138
390	0. 217343	-0. 22844	-0. 13576	-0. 26363	-0. 27589
392	-0. 22143	0. 412627	0. 424439	-0. 11013	0. 147058
393	-0. 02712	-0. 06399	0. 286679	-0. 10407	0. 182199
395	0. 044497	-0. 18876	-0. 12138	-0. 16734	0. 02555
396	-0. 15956	0. 276467	-0. 05003	0. 102287	-0. 01997
403	0. 008701	-0. 16907	0. 141232	-0. 61186	0. 261664
404	-0. 18523	-0. 22955	0. 117109	-0. 52992	0. 307135
117	-0. 00365	-0. 01754	-0. 35945	-0. 11377	-0. 08793

ID	WISP1	CDC42BPA	SERF1A	AYTL2	GSTM3
125	-0. 10397	-0. 2244	-0. 13624	-0. 00944	0. 189681
127	0. 059727	0. 177741	0. 088628	-0. 07273	-0. 32644
128	-0. 10437	-0. 30139	-0. 17445	-0. 02608	-0. 06175
129	-0. 01975	-0. 01415	0. 047167	0. 022049	0. 175645
130	-0. 11515	-0. 10022	0. 070472	0. 081808	-0. 13777
132	-0. 00337	0. 281155	-0. 03168	0. 118698	0. 494234
134	-0. 08097	0. 057106	0. 06296	0. 113154	0. 072263
135	-0. 12634	0. 191161	0. 334877	-0. 02047	-0. 57695
136	0. 084764	-0. 08257	-0. 14666	0. 127452	-0. 51944

ID	WISP1	CDC42BPA	SERF1A	AYTL2	GSTM3
137	0. 155628	−0. 16971	−0. 20497	0. 266593	0. 011791
145	−0. 23798	−0. 00877	−0. 19141	0. 015102	−0. 62585
146	−0. 08535	−0. 04399	−0. 11901	0. 096866	−0. 20266
147	−0. 03555	0. 120418	−0. 03259	0. 211402	−0. 14884
149	−0. 29745	−0. 37154	−0. 14901	0. 168269	−0. 21726
150	−0. 14741	−0. 34795	0. 187168	−0. 07263	−0. 21848
151	0. 175883	0. 047232	−0. 06094	−0. 12038	−0. 32553
156	0. 08891	−0. 06492	−0. 10204	0. 068451	0. 229517
157	0. 208492	−0. 09268	−0. 07461	−0. 0465	0. 064621
158	0. 137459	0. 105306	−0. 03508	0. 282085	0. 425231
159	−0. 13024	−0. 12048	−0. 13085	−0. 04491	−0. 06453
160	0. 047836	−0. 00934	−0. 06446	−0. 02665	0. 040556
161	0. 057549	−0. 11097	−0. 10939	−0. 00095	−0. 11761
162	0. 007897	0. 008764	0. 045521	−0. 0723	−0. 36909
163	−0. 13568	−0. 16679	0. 022677	0. 000707	−0. 03544
166	−0. 27824	0. 079083	−0. 07009	−0. 09293	−0. 34169
169	−0. 2957	0. 439253	−0. 00463	0. 104288	−0. 39541
170	−0. 111	−0. 1188	−0. 02663	−0. 14337	−0. 01282
172	0. 075156	−0. 06366	−0. 06059	−0. 05944	−0. 07468
174	0. 276164	0. 096677	0. 243914	−0. 05287	−0. 22867
176	0. 327577	0. 148553	−0. 13607	0. 044776	−0. 28704
177	−0. 13902	0. 0509	0. 210125	0. 054315	−0. 33291
178	0. 1667	0. 220424	−0. 18647	−0. 0493	−0. 22416
180	0. 078521	0. 201471	0. 058181	−0. 01456	−0. 09058

ID	WISP1	CDC42BPA	SERF1A	AYTL2	GSTM3
182	0.229257	0.019323	−0.0565	0.001925	0.222438
184	−0.26066	−0.03423	0.188689	0.186538	−0.36429
186	−0.08235	−0.26017	0.148792	0.032933	−0.37047
187	−0.05234	0.083625	−0.01615	0.016629	0.076995
188	0.018248	0.093626	0.011992	0.004457	0.482961
190	0.09188	0.047212	0.064296	0.008054	−0.43668
192	−0.24888	−0.12392	0.030666	−0.05048	−0.18432
194	0.37553	0.034959	−0.06643	−0.03154	−0.114
195	0.02953	0.022545	−0.10979	0.118121	−0.08751
196	0.129126	0.145175	−0.16276	−0.06358	−0.03712
197	0.329868	0.095351	−0.085	−0.17617	−0.57371
198	0.043988	0.092666	0.106889	−0.10296	−0.36192
200	0.224164	0.084429	−0.29203	−0.02324	0.314511
203	−0.10439	0.19665	−0.1157	0.060731	0.112403
208	0.121411	−0.12001	−0.18621	0.067519	−0.33793
209	0.032884	0.040105	−0.09434	−0.06253	0.040088
210	0.149936	−0.18737	−0.14708	−0.05361	−0.36392
213	0.180729	0.030968	−0.0798	0.049689	0.157575
217	−0.14568	−0.17264	−0.03975	0.377754	−0.04681
218	−0.05086	−0.13655	0.183201	−0.17766	−0.00287
220	0.109366	0.114719	−0.11716	0.134721	−0.02377
236	0.050494	−0.37971	0.198777	0.270554	−0.09834
243	0.279777	−0.32857	−0.02298	−0.19901	−0.33726
245	−0.23761	0.095577	−0.17506	0.147943	−0.3503

ID	WISP1	CDC42BPA	SERF1A	AYTL2	GSTM3
247	−0. 12627	−0. 27604	−0. 19852	−0. 10365	−0. 28556
249	0. 029758	0. 069594	−0. 06608	0. 062422	0. 018567
256	0. 104997	−0. 17007	−0. 09957	−0. 37061	−0. 4752
257	−0. 02485	−0. 18052	−0. 18244	0. 015002	0. 014795
258	0. 31411	−0. 21305	−0. 07634	0. 005133	0. 058239
260	−0. 24744	−0. 32441	0. 032423	0. 062185	0. 265138
261	−0. 36953	0. 253082	−0. 31745	−0. 02682	−0. 03735
263	0. 278351	0. 071209	−0. 21358	0. 026346	−0. 33533
264	0. 32342	−0. 11215	0. 039648	0. 087261	0. 367428
265	0. 12214	−0. 24244	0. 126815	0. 078555	−0. 39629
267	0. 008396	−0. 1359	0. 224618	−0. 04581	0. 072794
269	−0. 15702	−0. 10273	−0. 15049	0. 020861	−0. 54191
272	0. 172125	0. 202091	−0. 01657	0. 144296	0. 03253
273	0. 157143	0. 208508	−0. 10126	0. 125258	−0. 07906
275	−0. 00137	−0. 04256	0. 013512	0. 213977	−0. 16125
276	0. 418517	0. 04241	0. 010327	0. 022847	−0. 51481
277	0. 229302	−0. 05204	0. 245304	−0. 05705	0. 086898
280	−0. 09564	−0. 01632	0. 021009	0. 220191	0. 319198
281	−0. 24198	−0. 09139	−0. 09334	−0. 03168	0. 264651
282	0. 100388	0. 239726	−0. 08007	0. 020731	0. 250311
283	0. 155638	−0. 13749	0. 204088	−0. 25128	−0. 14574
284	0. 280222	−0. 04578	0. 139713	0. 001398	0. 132256
287	0. 211986	−0. 01157	−0. 15503	−0. 09422	0. 137737
288	0. 228224	−0. 09443	−0. 01147	−0. 11186	−0. 04449

ID	WISP1	CDC42BPA	SERF1A	AYTL2	GSTM3
290	−0. 0974	0. 208682	0. 018714	0. 019279	−0. 10075
291	0. 107475	−0. 21702	0. 13733	−0. 0524	−0. 39101
293	−0. 201	−0. 0756	0. 402314	0. 019329	−0. 21334
294	−0. 17809	−0. 23848	−0. 08473	0. 037545	−0. 47965
297	−0. 03077	−0. 29941	−0. 06602	−0. 09229	−0. 22241
298	0. 157842	−0. 18161	−0. 06365	−0. 02113	0. 033308
300	−0. 06102	−0. 00454	0. 101555	0. 021551	0. 06728
301	0. 115862	−0. 16479	0. 430606	−0. 10392	0. 484499
303	0. 381775	−0. 09927	0. 041704	−0. 13953	0. 240208
307	0. 024563	−0. 0582	−0. 06506	0. 166716	−0. 11288
308	0. 091993	0. 06117	0. 194109	0. 202064	−0. 07448
309	0. 074367	−0. 15326	0. 020861	−0. 16048	0. 189892
310	−0. 313	−0. 12699	0. 257109	−0. 21286	−0. 67564
311	0. 044311	−0. 31134	−0. 10058	0. 106309	0. 078436
314	−0. 0527	−0. 15181	0. 37173	−0. 13628	−0. 07936
315	0. 162461	−0. 26684	−0. 10623	0. 104296	−0. 23545
318	−0. 1422	−0. 104	−0. 04862	−0. 10397	0. 00539
320	0. 079517	−0. 21077	0. 314121	0. 213821	0. 640555
321	0. 266267	0. 130432	−0. 0601	−0. 15015	0. 038948
322	−0. 47153	0. 101506	0. 107245	−0. 11676	0. 046392
324	−0. 17846	0. 101344	−0. 19697	−0. 03325	−0. 31312
325	0. 236941	−0. 21759	−0. 04045	0. 024943	0. 36051
327	−0. 19657	0. 106613	0. 194662	−0. 2639	0. 521831
328	−0. 07228	−0. 31157	0. 065905	−0. 09265	0. 054429

ID	WISP1	CDC42BPA	SERF1A	AYTL2	GSTM3
330	0. 123754	0. 029609	0. 245861	−0. 19845	−0. 60196
332	−0. 12333	0. 233941	0. 063163	0. 137045	−0. 64584
334	−0. 36599	−0. 01444	0. 02223	−0. 41523	−0. 16991
335	−0. 23613	0. 089172	0. 324829	0. 325777	−0. 2796
337	−0. 11543	−0. 0361	0. 056052	−0. 09076	0. 180773
340	−0. 28012	−0. 08748	0. 011569	0. 141103	0. 008369
341	−0. 30541	0. 117287	−0. 13306	0. 439666	−0. 49768
343	−0. 05475	−0. 00163	−0. 05009	−0. 13346	−0. 02213
345	0. 030809	0. 271366	0. 069396	−0. 18704	0. 107619
346	−0. 1137	0. 021765	−0. 08468	0. 126818	−0. 2771
347	0. 209171	−0. 01567	−0. 05751	−0. 02694	−0. 06746
350	−0. 20285	−0. 05972	0. 028871	0. 0855	−0. 55324
351	0. 061566	0. 047795	0. 181612	0. 042492	−0. 22624
353	0. 062826	0. 132906	−0. 03943	0. 047765	−0. 28003
357	0. 04796	0. 111705	0. 053722	−0. 10677	0. 14593
359	0. 224964	0. 124038	−0. 05028	−0. 08131	0. 142779
360	0. 169617	−0. 11034	−0. 03688	−0. 15777	−0. 254
361	0. 020781	0. 232989	−0. 05894	−0. 21059	0. 243427
362	0. 015298	0. 255392	0. 381924	−0. 34657	−0. 37225
363	−0. 15517	0. 037028	−0. 01194	−0. 30957	0. 60984
370	−0. 08374	−0. 15685	−0. 14795	−0. 04731	−0. 00883
373	−0. 09884	−0. 16774	0. 119212	−0. 0282	0. 01494
374	0. 095331	0. 145983	0. 028494	−0. 21978	−0. 09386
375	0. 095108	−0. 18925	0. 047712	−0. 00968	0. 45848

ID	WISP1	CDC42BPA	SERF1A	AYTL2	GSTM3
377	0. 030063	0. 09023	0. 006244	0. 275151	−0. 38433
378	−0. 26067	−0. 02181	0. 07731	0. 079864	−0. 31197
381	−0. 07448	0. 090316	0. 057167	0. 057375	−0. 14385
383	0. 08831	0. 307194	−0. 1546	−0. 08898	−0. 3802
385	−0. 06842	0. 03491	0. 168568	−0. 06202	0. 008053
387	0. 095011	0. 270521	0. 202918	−0. 12916	−0. 26298
389	−0. 17093	−0. 0325	0. 11843	−0. 05098	−0. 3899
390	−0. 01391	0. 194105	0. 046011	−0. 12591	0. 401685
392	−0. 12542	−0. 27843	0. 124028	0. 17595	−0. 22388
393	−0. 15801	0. 284364	0. 312917	0. 150426	0. 156117
395	0. 046008	0. 126171	−0. 16044	−0. 08299	−0. 13255
396	−0. 30712	−0. 29525	0. 350521	0. 079044	0. 117304
403	0. 109667	−0. 21761	0. 054869	−0. 16271	0. 200766
404	−0. 0147	−0. 00586	−0. 12614	−0. 05749	−0. 19752
117	0. 077151	0. 164097	−0. 21651	0. 122038	−0. 13648

ID	GPR180	RAB6B	ZNF533	RTN4RL1	UCHL5
125	−0. 09527	−0. 33732	0. 240776	−0. 03657	−0. 12389
127	−0. 11082	−0. 21529	−0. 65758	−0. 04677	−0. 15672
128	−0. 11274	−0. 2238	−0. 25407	0. 203232	−0. 25513
129	−0. 10824	−0. 22653	0. 628243	−0. 06702	−0. 05643
130	−0. 0299	0. 86482	−0. 51905	0. 03135	0. 029619
132	−0. 22674	0. 015752	−0. 53192	0. 163348	0. 004188
134	−0. 20834	−0. 1476	−0. 34003	0. 056949	0. 050403

ID	GPR180	RAB6B	ZNF533	RTN4RL1	UCHL5
135	0. 10271	−0. 20651	−0. 62581	−0. 20544	0. 294421
136	−0. 25781	0. 288493	−0. 64323	−0. 13898	0. 026706
137	−0. 357	−0. 15576	0. 543885	0. 087045	−0. 30373
145	−0. 41343	−0. 35965	−0. 55083	−0. 18275	−0. 131
146	−0. 14749	−0. 44187	−0. 74101	0. 249183	−0. 04399
147	−0. 06695	−0. 02673	−0. 59487	−0. 19107	0. 034175
149	0. 070182	0. 185722	−0. 53077	−0. 02575	−0. 08392
150	−0. 3703	−0. 27042	−0. 76403	0. 12379	−0. 08034
151	0. 158448	−0. 14801	−0. 40103	−0. 09467	0. 173152
156	−0. 2055	−0. 12415	0. 353951	0. 323148	−0. 0331
157	−0. 22944	−0. 26996	−0. 08015	0. 214141	−0. 10944
158	0. 214574	0. 500212	−0. 63329	−0. 03811	0. 088699
159	−0. 30818	−0. 29294	−0. 6587	−0. 04062	−0. 0453
160	−0. 20309	−0. 05276	0. 372347	0. 218112	−0. 13839
161	−0. 22126	−0. 30232	0. 633848	0. 154751	−0. 15032
162	0. 006018	0. 120104	0. 372094	−0. 01925	0. 126792
163	−0. 18646	0. 49461	−0. 9177	−0. 04404	−0. 04859
166	0. 051868	0. 483645	−0. 81772	−0. 12839	−0. 19258
169	−0. 06413	−0. 33064	−0. 44163	0. 02716	0. 266069
170	−0. 04527	−0. 44426	0. 423281	−0. 10268	−0. 17861
172	0. 191556	−0. 3795	−0. 6383	0. 010292	0. 10963
174	−0. 12592	−0. 29985	−0. 04633	−0. 12257	−0. 02402
176	−0. 11453	−0. 11134	0. 017855	0. 327195	−0. 04333
177	0. 039853	0. 492377	−0. 7773	−0. 40078	0. 078642

ID	GPR180	RAB6B	ZNF533	RTN4RL1	UCHL5
178	−0. 01928	0. 039537	−0. 18777	−0. 07582	−0. 05026
180	−0. 00861	−0. 37445	−0. 84726	−0. 05701	0. 084029
182	−0. 32957	−0. 03319	−0. 26813	0. 026809	−0. 14505
184	0. 28146	−0. 26189	−0. 46569	−0. 26211	0. 279509
186	0. 189613	0. 01311	−0. 71248	0. 052314	−0. 09864
187	−0. 19618	−0. 03415	−0. 09162	0. 009477	−0. 07007
188	−0. 20889	−0. 25566	−0. 37397	0. 150317	−0. 0411
190	−0. 07614	−0. 08675	0. 142423	0. 182982	−0. 08728
192	0. 108967	0. 600594	−0. 67732	0. 036914	−0. 04378
194	0. 02405	−0. 09676	0. 313939	−0. 04389	−0. 04951
195	0. 400639	0. 542389	−0. 3483	−0. 23191	0. 13228
196	−0. 02322	−0. 10059	−0. 12865	0. 093809	−0. 07244
197	0. 310359	−0. 15184	−0. 85703	−0. 42784	−0. 24097
198	0. 341738	−0. 15008	−0. 05944	−0. 21017	−0. 05577
200	−0. 13497	−0. 10571	−0. 42701	0. 0514	−0. 15003
203	−0. 06096	−0. 39499	−0. 42157	−0. 09047	−0. 02177
208	−0. 01934	0. 087843	0. 090814	0. 009041	0. 009849
209	0. 04894	−0. 02276	0. 045201	−0. 0101	−0. 06238
210	0. 028557	0. 04554	0. 048775	−0. 01218	0. 039338
213	−0. 30802	−0. 07709	−0. 42327	0. 100487	−0. 01768
217	−0. 43198	0. 281712	−0. 51359	−0. 04673	−0. 16286
218	−0. 49034	−0. 30375	0. 175958	−0. 07281	−0. 14672
220	−0. 13174	−0. 27821	0. 328644	−0. 02276	−0. 02572
236	−0. 15313	0. 185322	−0. 82057	−0. 009	−0. 12904

ID	GPR180	RAB6B	ZNF533	RTN4RL1	UCHL5
243	-0. 233	-0. 06516	-0. 43716	0. 098088	-0. 31694
245	0. 228276	0. 6438	-0. 8245	-0. 10888	-0. 13741
247	-0. 15637	-0. 29347	0. 709736	-0. 11185	-0. 0445
249	-0. 0292	-0. 08414	-0. 47721	0. 001836	-0. 04016
256	0. 121431	0. 135765	-0. 82852	-0. 04087	-0. 22543
257	-0. 06528	-0. 15995	-0. 65738	-0. 16335	-0. 23818
258	-0. 41803	0. 055658	0. 412039	0. 297175	-0. 17809
260	-0. 23772	0. 442811	0. 193272	0. 018304	-0. 16533
261	-0. 29826	-0. 32603	0. 236949	0. 062416	-0. 06863
263	-0. 04316	-0. 05723	-0. 19708	-0. 07651	-0. 03344
264	0. 097469	-0. 32348	-0. 49065	0. 019011	-0. 07866
265	0. 146481	0. 508893	-0. 44896	-0. 2663	0. 114267
267	-0. 26366	0. 307379	0. 043207	0. 123244	-0. 05935
269	-0. 18873	-0. 10627	-0. 50051	-0. 28064	0. 099924
272	0. 004905	-0. 18472	0. 015663	0. 085313	0. 052047
273	-0. 01419	-0. 20202	-0. 52478	0. 073178	-0. 02031
275	-0. 00216	-0. 2382	-0. 46744	-0. 24303	0. 089598
276	0. 131912	0. 001797	-0. 5923	-0. 17797	0. 091578
277	0. 175665	-0. 22816	0. 588855	0. 219445	0. 033225
280	-0. 10303	-0. 18977	-0. 20948	0. 20984	0. 110635
281	-0. 07902	-0. 23071	0. 219835	-0. 05238	0. 11217
282	-0. 01081	-0. 24357	-0. 54739	0. 088573	0. 14724
283	0. 229687	-0. 42845	0. 71487	-0. 15638	0. 132977
284	0. 059367	-0. 15576	-0. 56121	-0. 0019	0. 12671

ID	GPR180	RAB6B	ZNF533	RTN4RL1	UCHL5
287	−0. 25558	−0. 07922	0. 994359	0. 104253	−0. 1074
288	0. 021743	−0. 14935	−0. 64942	−0. 20095	0. 053144
290	0. 034023	−0. 15526	−0. 37315	0. 254721	0. 134279
291	−0. 07677	−0. 14284	0. 204938	−0. 06351	−0. 04448
293	0. 348296	−0. 38146	−0. 59805	0. 018114	0. 112959
294	−0. 15628	0. 448395	−0. 71003	0. 302282	−0. 05967
297	−0. 3642	−0. 11506	−0. 13613	−0. 00367	−0. 36541
298	−0. 29913	−0. 03196	0. 000815	0. 289159	−0. 10281
300	−0. 47695	−0. 00922	−0. 5938	−0. 09055	−0. 11021
301	0. 061872	−0. 27711	0. 425546	−0. 16051	−0. 0368
303	−0. 1911	0. 078583	0. 129698	0. 185141	−0. 08817
307	0. 023513	0. 494447	−0. 59324	−0. 23275	−0. 01009
308	−0. 0197	−0. 14739	−0. 44725	−0. 03303	0. 124597
309	−0. 1251	−0. 27718	−0. 40743	0. 319287	−0. 06731
310	0. 041085	−0. 00934	−0. 70735	0. 06344	0. 105178
311	−0. 0563	−0. 11993	−0. 40419	−0. 14086	0. 202597
314	0. 06123	−0. 26566	−0. 66823	0. 154277	−0. 09828
315	−0. 37294	−0. 13321	−0. 15824	0. 160384	−0. 2145
318	−0. 30876	0. 482733	−0. 56264	0. 227647	−0. 29051
320	0. 077626	0. 742061	−0. 18991	0. 379456	0. 127314
321	−0. 30004	−0. 1017	−0. 10947	0. 07058	−0. 04113
322	−0. 06504	0. 609213	0. 588709	0. 138696	0. 016984
324	0. 140166	0. 090362	−0. 50332	−0. 22847	0. 316732
325	−0. 07014	−0. 27069	−0. 29439	0. 301576	−0. 23135

ID	GPR180	RAB6B	ZNF533	RTN4RL1	UCHL5
327	-0. 13665	-0. 00627	0. 628687	0. 00962	0. 112213
328	-0. 02721	-0. 32089	0. 340984	0. 649058	0. 001004
330	0. 09472	0. 418024	-0. 47112	-0. 33026	0. 172055
332	0. 352057	0. 110819	-0. 72233	-0. 36907	0. 301432
334	-0. 1865	-0. 5109	-0. 64675	0. 069803	-0. 098
335	0. 560178	0. 471187	-0. 62231	-0. 23863	0. 319234
337	-0. 09947	-0. 24447	-0. 34029	0. 065861	0. 056226
340	0. 106527	-0. 3293	-0. 38544	0. 303593	-0. 10115
341	-0. 16284	-0. 14346	-0. 56316	-0. 24534	0. 062111
343	-0. 19322	-0. 22906	0. 781616	0. 109877	0. 026992
345	0. 145359	-0. 20649	-0. 19579	0. 055779	0. 15432
346	-0. 06967	0. 102838	-0. 01956	-0. 08309	0. 162447
347	0. 009598	-0. 10087	-0. 06204	0. 058878	0. 066755
350	-0. 0229	-0. 04153	-0. 68234	0. 01853	0. 003128
351	0. 115865	-0. 08063	-0. 56284	0. 318352	0. 152366
353	0. 062321	-0. 21489	0. 05228	0. 154799	-0. 0323
357	-0. 10245	-0. 18912	-0. 05205	0. 017227	0. 057672
359	0. 009102	-0. 23563	-0. 3958	-0. 02477	-0. 115
360	-0. 345	-0. 4203	-0. 43768	0. 018256	-0. 28763
361	0. 063872	-0. 27753	0. 357116	0. 081872	-0. 01629
362	-0. 09766	-0. 40881	-0. 50244	-0. 00915	0. 010186
363	-0. 00248	-0. 22953	-0. 49461	0. 081279	-0. 17005
370	-0. 21225	-0. 1996	0. 696466	0. 140663	-0. 13417
373	-0. 57532	-0. 13026	-0. 49167	0. 215445	-0. 07071

ID	GPR180	RAB6B	ZNF533	RTN4RL1	UCHL5
374	−0. 2326	0. 037576	−0. 54422	−0. 01977	0. 007324
375	−0. 28912	0. 44713	−0. 3952	−0. 01793	0. 016493
377	0. 269732	0. 141122	−0. 40113	−0. 2859	0. 120561
378	0. 295259	−0. 37556	−0. 27006	0. 419582	0. 091378
381	−0. 06779	−0. 26108	−0. 48178	−0. 03017	−0. 09656
383	−0. 06487	−0. 22379	0. 594796	0. 165134	0. 077067
385	−0. 03076	−0. 03682	−0. 69292	−0. 01086	−0. 14821
387	0. 118427	−0. 33879	0. 130463	−0. 01414	0. 128366
389	0. 054322	−0. 16987	−0. 58759	−0. 17375	0. 320536
390	0. 075544	−0. 19345	−0. 12306	0. 034094	−0. 10083
392	0. 099136	−0. 13178	−0. 63227	0. 138965	0. 047511
393	0. 221709	−0. 31008	−0. 67432	−0. 25385	0. 24586
395	−0. 0494	−0. 17118	0. 12522	−0. 27665	−0. 02993
396	0. 080018	−0. 17081	0. 26773	0. 007362	0. 177377
403	−0. 5987	−0. 29729	−0. 06225	0. 233969	−0. 23611
404	−0. 36251	0. 645765	−0. 64645	−0. 03603	−0. 01104
117	−0. 07303	−0. 47939	−0. 64072	0. 484269	0. 067251

ID	PECI	MTDH	Contig40831_RC	TGFB3	MELK
125	0. 06761	−0. 20642	−0. 07429	−0. 06136	−0. 21345
127	−0. 22302	−0. 18877	−0. 01618	−0. 05714	0. 093873
128	0. 03641	−0. 30562	−0. 23946	−0. 04796	−0. 08149
129	0. 085113	0. 11851	−0. 11258	0. 045099	−0. 11172
130	−0. 08379	−0. 08777	0. 461414	−0. 16287	0. 166749

ID	PECI	MTDH	Contig40831_RC	TGFB3	MELK
132	0. 106748	-0. 09681	0. 018566	0. 200057	0. 098453
134	0. 062658	-0. 11336	-0. 14251	0. 121891	0. 067148
135	-0. 52384	0. 108756	0. 325444	-0. 64421	0. 603046
136	-0. 01786	-0. 18639	-0. 08731	0. 028158	0. 159746
137	-0. 15846	-0. 29762	-0. 27515	0. 385966	-0. 11071
145	0. 073775	-0. 26878	-0. 32269	-0. 3602	-0. 33968
146	-0. 07863	-0. 01678	-0. 25197	-0. 05181	-0. 12898
147	0. 101544	0. 239115	0. 421764	-0. 11022	0. 190962
149	-0. 01393	-0. 1622	0. 127555	-0. 23671	-0. 33867
150	0. 09721	0. 0585	0. 079465	-0. 09801	0. 416543
151	-0. 05025	-0. 0599	-0. 24957	-0. 01607	-0. 0064
156	0. 103145	-0. 0596	-0. 0784	0. 282643	-0. 02505
157	0. 023265	-0. 11714	-0. 02205	0. 016662	-0. 08777
158	-0. 23627	-0. 17937	-0. 05572	-0. 14744	0. 198778
159	0. 050338	-0. 22789	-0. 17408	-0. 0779	-0. 00256
160	0. 171839	-0. 03624	0. 009825	0. 311649	-0. 10839
161	0. 209441	-0. 19325	-0. 03149	0. 23296	-0. 17269
162	-0. 01623	0. 512843	0. 164472	-0. 10974	0. 204715
163	0. 045358	0. 103071	0. 170259	-0. 23967	0. 115924
166	-0. 25757	0. 19603	0. 390387	-0. 20875	0. 009643
169	0. 238886	0. 034289	-0. 30072	-0. 59651	0. 079378
170	0. 14769	-0. 1478	-0. 15018	0. 1733	-0. 10119
172	0. 263204	-0. 15435	0. 494647	0. 31958	0. 005491
174	0. 234773	0. 077757	0. 127957	-0. 45404	0. 167756

ID	PECI	MTDH	Contig40831_RC	TGFB3	MELK
176	−0. 09928	0. 014191	−0. 05142	0. 187485	−0. 31411
177	−0. 20898	0. 017791	−0. 09125	−0. 51785	0. 250375
178	−0. 06743	−0. 01098	−0. 22551	0. 16775	−0. 30084
180	0. 149363	0. 321181	0. 107349	0. 00942	0. 05265
182	−0. 08953	−0. 21742	−0. 15506	0. 422587	−0. 21441
184	−0. 16187	0. 221493	0. 151218	−0. 6064	0. 308194
186	−0. 24244	−0. 13873	0. 051055	−0. 33147	0. 376652
187	0. 00452	−0. 21911	−0. 06715	0. 372947	−0. 11354
188	0. 007931	−0. 10137	−0. 15071	0. 141933	−0. 06941
190	−0. 05869	−0. 07518	−0. 1094	0. 318942	−0. 00037
192	−0. 26351	0. 215991	0. 339599	−0. 47022	−0. 11866
194	−0. 12258	−0. 0379	−0. 12859	0. 181691	−0. 06268
195	−0. 5219	0. 204311	0. 245567	−0. 30962	0. 09607
196	−0. 17791	−0. 04536	−0. 053	0. 065465	−0. 19618
197	−0. 2859	−0. 04822	−0. 56918	0. 095146	−0. 45094
198	0. 090352	0. 032945	0. 044158	0. 092101	−0. 20135
200	−0. 27891	0. 066411	−0. 07471	0. 257259	−0. 16497
203	−0. 08678	0. 113575	−0. 10101	0. 161762	0. 035317
208	−0. 34072	−0. 12464	−0. 13836	−0. 26099	0. 007662
209	−0. 06664	−0. 05488	0. 019009	−0. 01105	−0. 00184
210	−0. 20045	−0. 12462	−0. 11992	−0. 14696	−0. 00571
213	−0. 02333	−0. 11186	−0. 21596	0. 102076	0. 064847
217	−0. 22116	−0. 23346	0. 312223	0. 015753	0. 019514
218	0. 184347	0. 443458	0. 402198	0. 064173	0. 201453

ID	PECI	MTDH	Contig40831_RC	TGFB3	MELK
220	0. 073125	−0. 09189	−0. 13829	0. 074077	−0. 20346
236	−0. 2166	−0. 03439	−0. 09218	0. 004092	0. 175609
243	−0. 05049	−0. 23489	−0. 07882	0. 064977	−0. 26878
245	−0. 12676	−0. 00592	0. 016257	−0. 18741	0. 198935
247	−0. 01081	−0. 04263	−0. 15403	−0. 05749	−0. 16704
249	0. 030524	0. 024003	−0. 15769	0. 266638	0. 158624
256	−0. 03199	−0. 16098	−0. 06401	0. 015075	−0. 20949
257	0. 085221	0. 04723	0. 030538	0. 254973	−0. 16573
258	0. 076954	−0. 35571	−0. 02016	0. 044817	0. 000527
260	7. 64E−05	0. 165125	−0. 0281	−0. 0544	−0. 10057
261	0. 032767	0. 030071	−0. 08238	0. 087435	−0. 44645
263	−0. 11775	0. 059771	−0. 05538	−0. 07737	0. 137564
264	0. 012517	0. 016267	−0. 01239	0. 080929	0. 172061
265	−0. 12379	0. 149682	0. 157329	−0. 38997	0. 454051
267	0. 15331	−0. 28064	0. 004617	−0. 26657	0. 020267
269	−0. 00288	−0. 08028	−0. 15788	−0. 62188	0. 027948
272	−0. 02338	−0. 13338	−0. 03108	0. 121706	−0. 01968
273	−0. 18553	−0. 10703	−0. 26457	0. 258084	0. 072072
275	−0. 17636	0. 013891	−0. 11839	0. 005093	−0. 07646
276	−0. 35862	0. 037116	−0. 01916	−0. 07427	0. 03082
277	0. 310817	0. 168034	−0. 05549	0. 428095	−0. 10632
280	0. 282102	−0. 08236	−0. 15692	0. 314446	−0. 28136
281	0. 20137	−0. 06605	−0. 09378	−0. 01903	−0. 22372
282	0. 019917	−0. 0696	−0. 08203	0. 23427	−0. 21097

ID	PECI	MTDH	Contig40831_RC	TGFB3	MELK
283	−0. 01713	0. 148585	0. 392088	−0. 10645	0. 042479
284	−0. 16942	0. 137891	0. 302831	−0. 09791	0. 116633
287	−0. 02754	−0. 19918	−0. 19432	0. 14663	−0. 3134
288	−0. 10159	0. 039267	−0. 04019	0. 028691	0. 221062
290	0. 006688	−0. 01269	−0. 04378	0. 03963	−0. 21212
291	−0. 08425	−0. 09484	−0. 049	0. 350425	−0. 0017
293	0. 262932	0. 131437	0. 018591	−0. 29771	−0. 03064
294	0. 332884	−0. 15925	−0. 0446	−0. 16108	−0. 14305
297	0. 048433	−0. 23156	−0. 10947	−0. 00724	−0. 19112
298	0. 162946	−0. 30709	−0. 20233	0. 17792	−0. 23685
300	−0. 09806	−0. 35637	0. 005744	0. 120069	−0. 04276
301	0. 016632	−0. 0259	0. 336344	0. 153765	0. 145431
303	0. 074527	−0. 01927	−0. 20716	0. 098617	−0. 06661
307	−0. 55629	−0. 03768	−0. 17524	−0. 50478	0. 234485
308	0. 021479	−0. 15673	0. 072917	0. 095115	0. 025331
309	−0. 02531	−0. 00336	0. 008928	−0. 07234	−0. 06094
310	−0. 03381	0. 092078	0. 18358	−0. 46654	0. 27403
311	−0. 03556	0. 092188	−0. 13034	0. 128483	−0. 16579
314	0. 259324	0. 081015	0. 249694	−0. 05174	0. 158149
315	0. 005205	−0. 17638	−0. 09196	0. 226304	−0. 42475
318	0. 051826	−0. 14942	−0. 1587	0. 064594	−0. 27463
320	0. 060129	0. 042084	0. 347152	−0. 29977	0. 251652
321	0. 099726	−0. 18077	0. 085455	0. 220578	−0. 29179
322	0. 356074	0. 045406	0. 412814	−0. 14493	0. 13504

ID	PECI	MTDH	Contig40831_RC	TGFB3	MELK
324	-0. 2299	0. 025002	0. 296887	-0. 64658	0. 063535
325	0. 035359	-0. 21837	-0. 08447	0. 235337	-0. 1625
327	0. 089875	-0. 06678	0. 104114	-0. 00107	0. 424449
328	-0. 02098	-0. 10214	-0. 04777	-0. 23006	-0. 4451
330	-0. 2377	-0. 17373	-0. 02438	-0. 21477	0. 185562
332	-0. 28453	0. 077211	0. 203833	-0. 42858	0. 273217
334	0. 133349	-0. 11172	-0. 06061	0. 2306	-0. 59403
335	-0. 12391	0. 322344	0. 309058	-0. 66457	0. 412424
337	0. 23078	-0. 06205	0. 006437	0. 052535	0. 11427
340	0. 182116	0. 104809	0. 116705	-0. 41906	0. 08772
341	-0. 09432	-0. 18998	-0. 04672	-0. 14533	0. 048803
343	0. 301709	-0. 1502	-0. 15321	0. 027527	-0. 121
345	0. 136157	-0. 00759	-0. 46577	0. 037484	-0. 23169
346	0. 017917	0. 05718	-0. 17231	-0. 11846	-0. 23527
347	-0. 09946	-0. 05662	-0. 13609	0. 193159	-0. 05105
350	-0. 21336	-0. 07723	-0. 40306	-0. 24054	-0. 0003
351	0. 026191	0. 086472	-0. 25664	0. 211842	0. 204832
353	-0. 15145	0. 086374	-0. 14365	0. 149362	0. 234056
357	0. 133989	-0. 08112	-0. 08811	0. 038306	-0. 32805
359	-0. 05887	-0. 04763	0. 076422	-0. 13613	-0. 13912
360	0. 109753	-0. 32356	0. 033726	0. 115793	-0. 45877
361	0. 010062	-0. 03504	-0. 13606	0. 175347	-0. 42279
362	0. 068086	-0. 42901	0. 109999	-0. 20448	0. 164051
363	-0. 02756	-0. 07744	-0. 20669	-0. 31065	0. 025257

ID	PECI	MTDH	Contig40831_RC	TGFB3	MELK
370	0. 076394	−0. 00837	0. 012378	−0. 01262	−0. 23582
373	0. 134149	0. 132181	−0. 10619	−0. 32939	−0. 259
374	−0. 04645	0. 007279	−0. 18165	−0. 01617	0. 152535
375	0. 084721	−0. 01871	0. 040218	−0. 0602	−0. 05636
377	−0. 1794	0. 004808	0. 167278	−0. 06628	0. 15181
378	0. 310618	−0. 07639	0. 225357	−0. 58114	0. 001124
381	−0. 01369	−0. 14233	−0. 12567	0. 019155	0. 064451
383	−0. 09362	−0. 115	0. 119674	0. 093616	−0. 09482
385	−0. 0603	0. 165447	−0. 14289	−0. 26232	−0. 07224
387	0. 043467	0. 030577	−0. 22191	−0. 1659	−0. 09015
389	0. 064551	0. 397866	0. 392962	−0. 08471	0. 192858
390	0. 041649	0. 093158	0. 040911	0. 097515	−0. 18153
392	0. 063506	0. 223054	0. 477529	−0. 25667	0. 138644
393	0. 266824	0. 259202	−0. 09887	−0. 27366	0. 336459
395	0. 011608	−0. 28761	−0. 16367	0. 041354	−0. 21754
396	0. 078002	0. 07567	0. 101838	−0. 28435	0. 12147
403	0. 207424	−0. 25214	−0. 37598	0. 201886	−0. 39909
404	0. 303467	−0. 43361	−0. 52429	−0. 33519	−0. 76794
117	−0. 08774	−0. 00911	−0. 26318	0. 066084	−0. 08769

ID	COL4A2	DTL	STK32B	DCK	FBXO31
125	−0. 12703	−0. 18928	0. 018299	−0. 09026	−0. 18289
127	−0. 02267	0. 088657	−0. 04945	−0. 05271	−0. 04913
128	0. 124977	0. 116359	0. 086098	−0. 12256	−0. 00443

ID	COL4A2	DTL	STK32B	DCK	FBXO31
129	-0.00666	0.0184	0.102283	-0.01966	-0.07715
130	-0.05592	-0.0482	-0.12462	-0.01327	0.006056
132	0.169	0.273821	0.265587	-0.01326	0.09757
134	0.066975	0.034701	0.095739	-0.07877	-0.12583
135	-0.03037	0.103912	-0.08283	-0.02356	0.08587
136	0.063499	0.189825	-0.08197	-0.10416	-0.14412
137	-0.01398	-0.1991	0.256575	-0.16398	0.003582
145	0.228155	-0.27352	0.540118	-0.24613	0.106681
146	-0.08849	0.04183	-0.13989	-0.00777	0.099363
147	0.124	-0.17011	-0.02264	0.060213	-0.1406
149	0.066546	-0.07672	0.138277	0.197974	-0.34974
150	0.060927	0.23836	0.19565	-0.0393	0.035341
151	-0.09926	0.004448	-0.06758	-0.02015	-0.04555
156	0.072802	0.049814	0.02109	-0.00721	0.021044
157	0.054008	-0.19277	0.019217	-0.13924	-0.15902
158	0.057691	0.198231	0.141942	0.036756	-0.00176
159	-0.02013	0.256124	0.147476	0.061905	0.121643
160	0.064188	-0.1286	0.144215	-0.20779	-0.08271
161	-0.0438	-0.1227	0.058723	0.010592	-0.20091
162	0.02041	0.064162	0.110831	0.386172	-0.01983
163	-0.1158	0.051205	-0.0491	0.112228	-0.00867
166	0.105143	0.114123	-0.08217	0.270003	0.110655
169	-0.26271	0.408672	0.008061	0.149222	-0.0775
170	-0.05645	-0.27873	-0.02195	0.05662	-0.15722

ID	COL4A2	DTL	STK32B	DCK	FBXO31
172	−0. 11989	0. 04272	−0. 01186	0. 159472	−0. 07908
174	0. 157298	−0. 09367	0. 265884	−0. 26449	−0. 10452
176	−0. 01714	−0. 38253	0. 170435	0. 179813	−0. 15404
177	−0. 14946	0. 157397	−0. 19805	0. 048942	−0. 16188
178	−0. 05	−0. 24528	0. 069539	−0. 04155	−0. 15453
180	0. 034936	0. 107648	−0. 16326	0. 023708	0. 136069
182	0. 12437	−0. 21177	0. 156912	−0. 10791	0. 050688
184	0. 3021	0. 182945	−0. 01276	0. 456306	−0. 01652
186	0. 213007	0. 137358	−0. 02973	0. 063796	0. 130026
187	0. 121301	−0. 10467	0. 075592	−0. 02639	0. 100984
188	0. 071482	0. 143853	0. 11151	0. 159868	−0. 11431
190	0. 024069	0. 068583	−0. 05302	0. 14308	0. 227119
192	−0. 12944	0. 09475	0. 133108	0. 263951	−0. 02543
194	0. 03532	−0. 13736	−0. 01413	0. 066496	−0. 01527
195	−0. 04554	−0. 10082	−0. 00339	0. 019394	0. 084891
196	0. 024327	−0. 16641	0. 113912	−0. 03474	−0. 10315
197	0. 176747	−0. 43419	0. 045424	0. 203978	−0. 10098
198	−0. 25822	−0. 22561	0. 016198	0. 178055	−0. 15169
200	0. 091587	−0. 1496	−0. 01033	0. 044079	−0. 15299
203	0. 10142	0. 215401	0. 242789	0. 078154	−0. 16784
208	0. 078161	0. 107182	−0. 0161	0. 052254	−0. 11424
209	0. 030449	−0. 0546	0. 022751	0. 008109	0. 007986
210	0. 077441	0. 22553	−0. 12329	0. 172652	0. 037615
213	0. 145511	0. 082236	0. 027124	−0. 09803	−0. 04824

ID	COL4A2	DTL	STK32B	DCK	FBXO31
217	0. 064297	−0. 05611	0. 117554	−0. 17331	−0. 09437
218	0. 114087	0. 177753	−0. 05515	0. 040476	0. 148313
220	0. 007475	0. 033206	−0. 02311	−0. 07422	−0. 3175
236	−0. 00668	−0. 02616	−0. 02635	0. 090315	0. 165846
243	0. 257863	−0. 2294	0. 085428	−0. 19546	−0. 05797
245	0. 199042	0. 073815	−0. 07588	−0. 14918	−0. 00062
247	0. 100459	0. 112026	0. 071448	−0. 01779	−0. 15467
249	0. 051854	−0. 04145	0. 173638	0. 001466	−0. 09494
256	0. 353077	−0. 16116	0. 056857	−0. 07582	−0. 00226
257	0. 058341	−0. 01501	−0. 03015	−0. 20555	0. 065244
258	0. 236402	0. 088597	0. 082076	−0. 31585	0. 153183
260	−0. 04722	−0. 27778	0. 060954	−0. 26594	0. 060146
261	−0. 22209	−0. 37801	0. 264882	−0. 14707	−0. 08931
263	0. 305834	0. 07036	−0. 06751	−0. 09815	0. 005408
264	−0. 19004	0. 047009	0. 178728	0. 092001	0. 009008
265	0. 243986	0. 123946	−0. 07474	0. 022057	0. 174525
267	0. 010174	−0. 06657	0. 011724	−0. 11144	−0. 2111
269	0. 320452	0. 10688	−0. 05387	0. 071775	0. 027153
272	0. 277952	0. 099919	0. 038215	0. 090873	−0. 11115
273	0. 174069	0. 117733	0. 048713	0. 056735	0. 127466
275	−0. 09564	0. 032736	−0. 05849	0. 023686	−0. 1507
276	0. 011173	0. 025348	−0. 02003	−0. 12673	0. 228212
277	−0. 18714	−0. 22086	0. 00572	0. 056575	−0. 01129
280	−0. 1056	−0. 29221	0. 008364	−0. 01024	−0. 13323

ID	COL4A2	DTL	STK32B	DCK	FBXO31
281	0. 020864	−0. 11083	0. 08394	−0. 07119	−0. 0029
282	−0. 18413	0. 007175	0. 078427	0. 037867	−0. 23267
283	−0. 28128	−0. 01219	0. 080976	0. 012284	−0. 25221
284	−0. 0664	0. 103795	−0. 08541	0. 100595	0. 118081
287	0. 270985	−0. 22468	0. 363394	−0. 12058	−0. 03201
288	0. 057199	0. 012918	0. 022427	−0. 02304	−0. 03817
290	−0. 16107	0. 04216	−0. 00412	0. 037893	0. 087618
291	−0. 11007	−0. 09779	0. 260343	0. 209935	0. 023721
293	−0. 23815	−0. 00144	−0. 02784	0. 200451	0. 087436
294	0. 037885	0. 067429	0. 012297	−0. 25383	0. 065999
297	−0. 04725	−0. 03716	−0. 00967	−0. 13723	0. 269041
298	0. 07338	−0. 05527	0. 189679	−0. 07404	−0. 01124
300	0. 171909	−0. 02021	0. 040712	−0. 12664	−0. 0943
301	−0. 20361	−0. 11834	0. 003462	0. 06672	−0. 1155
303	0. 089608	−0. 2275	0. 153646	−0. 09647	−0. 05548
307	0. 508278	0. 087516	−0. 05801	−0. 0804	0. 153307
308	−0. 13108	0. 169812	0. 001507	0. 000489	0. 035734
309	−0. 13715	−0. 02777	−0. 00323	−0. 0571	0. 020066
310	0. 094405	0. 482246	−0. 25699	−0. 10316	0. 098909
311	0. 0554	0. 137993	−0. 33706	0. 115482	0. 143616
314	−0. 21547	−0. 1643	−0. 18503	−0. 03814	0. 104454
315	0. 104054	−0. 42781	0. 120361	−0. 25065	0. 054598
318	−0. 0921	−0. 34532	0. 008705	−0. 31836	−0. 06979
320	−0. 02728	0. 135631	0. 081967	−0. 13872	0. 051118

ID	COL4A2	DTL	STK32B	DCK	FBXO31
321	0. 267032	−0. 18944	0. 007463	−0. 20922	−0. 17345
322	0. 017292	0. 314596	−0. 36966	0. 271784	0. 190365
324	−0. 14353	0. 063472	−0. 14698	0. 003649	0. 006248
325	−0. 2703	−0. 11048	0. 28484	−0. 1219	0. 12855
327	−0. 20875	0. 205279	0. 134671	0. 100836	0. 08798
328	−0. 26533	−0. 56854	−0. 24534	−0. 14862	−0. 1498
330	0. 036113	0. 026667	−0. 16477	−0. 09934	0. 437167
332	0. 149005	−0. 12627	−0. 16356	0. 052759	0. 38623
334	−0. 29971	−0. 59779	−0. 37944	−0. 16624	0. 340906
335	−0. 28889	0. 165123	−0. 04699	0. 056243	0. 428661
337	0. 026487	0. 152732	−0. 00379	−0. 01475	−0. 07312
340	−0. 26736	0. 319438	−0. 09633	0. 294225	0. 353765
341	−0. 05767	0. 124993	−0. 18999	−0. 15052	0. 001787
343	−0. 02067	−0. 02926	0. 173887	−0. 09946	−0. 04649
345	−0. 08572	−0. 30745	−0. 01965	0. 071266	−0. 02542
346	−0. 08649	−0. 00721	−0. 09406	−0. 13422	0. 036873
347	0. 035045	−0. 01554	−0. 04291	−0. 05963	−0. 06818
350	0. 083844	−0. 11016	−0. 04486	0. 206711	0. 088185
351	−0. 07421	0. 434579	−0. 04183	0. 148433	−0. 02545
353	−0. 05838	0. 09122	−0. 04808	−0. 02806	−0. 07211
357	−0. 15641	−0. 29997	0. 055222	−0. 1196	−0. 14585
359	−0. 04413	−0. 24917	0. 053667	−0. 13194	−0. 21533
360	0. 067628	−0. 30876	−0. 00362	−0. 17877	−0. 17426
361	0. 068967	−0. 27588	−0. 03526	−0. 06848	−0. 19738

ID	COL4A2	DTL	STK32B	DCK	FBXO31
362	−0. 48259	0. 168823	0. 039846	−0. 36812	−0. 16308
363	−0. 09285	−0. 10059	−0. 0465	0. 010668	−0. 47475
370	0. 166293	−0. 11913	0. 105183	−0. 00111	−0. 12864
373	−0. 14324	−0. 31574	0. 027374	0. 017603	−0. 13067
374	0. 089953	0. 17647	0. 067724	0. 100068	−0. 07122
375	−0. 03439	−0. 03988	0. 056586	0. 149534	0. 036283
377	0. 062382	−0. 00511	−0. 04375	−0. 14017	0. 044105
378	−0. 01705	0. 077529	−0. 0796	0. 11597	0. 071583
381	−0. 03725	0. 135977	−0. 01306	0. 051744	−0. 05433
383	−0. 12081	0. 051718	−0. 04379	−0. 18548	−0. 08046
385	−0. 02425	0. 152167	0. 115926	0. 331396	−0. 16564
387	−0. 31167	0. 006933	0. 139149	0. 208888	−0. 27547
389	−0. 28238	0. 013646	−0. 04256	−0. 05216	0. 01322
390	−0. 1869	−0. 24505	0. 213138	−0. 03902	−0. 1857
392	−0. 1336	−0. 00695	0. 111107	0. 116138	−0. 2405
393	−0. 1314	0. 07652	−0. 03337	0. 227755	−0. 22966
395	0. 090156	0. 059922	0. 039561	−0. 26651	−0. 10344
396	−0. 07163	0. 311173	−0. 07284	0. 113345	0. 153275
403	0. 106595	−0. 48094	0. 227539	−0. 31008	−0. 34371
404	0. 065119	−0. 31111	0. 160786	−0. 53211	−0. 51521
117	0. 066017	−0. 06833	−0. 00561	−0. 06792	−0. 10107

ID	GPR126	SLC2A3	PECI. 1	ORC6L	RFC4
125	−0. 2666	−0. 09184	0. 086508	−0. 40347	−0. 07141

ID	GPR126	SLC2A3	PECI. 1	ORC6L	RFC4
127	-0. 25239	-0. 15137	-0. 26519	-0. 12146	-0. 06349
128	-0. 57278	-0. 00182	0. 126027	-0. 24355	-0. 21301
129	-0. 33506	-0. 17129	0. 152326	-0. 2134	0. 027118
130	0. 558363	-0. 04141	-0. 00498	0. 218053	0. 239288
132	-0. 35885	-0. 13522	0. 217921	0. 185736	0. 015661
134	0. 129924	0. 03523	0. 071256	0. 040435	-0. 12755
135	-0. 07181	0. 060708	-0. 44042	0. 237124	0. 533615
136	-0. 00765	0. 264016	0. 119424	0. 178363	0. 117094
137	-0. 49522	-0. 01361	-0. 16618	-0. 33843	-0. 05131
145	-0. 87038	-0. 16291	0. 136423	-0. 49483	-0. 21828
146	-0. 57962	-0. 18839	-0. 04475	-0. 25749	0. 113778
147	-0. 06329	0. 139953	0. 067892	-0. 22011	0. 089928
149	0. 419931	0. 150494	-0. 18808	0. 283194	-0. 11161
150	-0. 4318	0. 182857	0. 130508	0. 166277	0. 103079
151	-0. 11366	0. 123413	-0. 00747	0. 000488	-0. 08335
156	-0. 08284	-0. 06792	0. 135969	-0. 29365	-0. 1114
157	-0. 49943	-0. 21597	0. 049409	-0. 35189	-0. 09652
158	0. 166022	0. 013911	-0. 18019	0. 125053	0. 053388
159	-0. 48992	-0. 2207	0. 040787	-0. 02045	0. 00465
160	0. 117756	0. 101548	0. 153974	-0. 35162	-0. 04729
161	-0. 24091	-0. 09186	0. 187448	-0. 36925	-0. 14125
162	0. 21481	0. 069616	0. 000842	0. 082738	-0. 06158
163	-0. 06656	-0. 07257	0. 088576	0. 327347	-0. 01765
166	-0. 71858	-0. 17802	-0. 22616	0. 273136	-0. 0846

ID	GPR126	SLC2A3	PECI. 1	ORC6L	RFC4
169	0. 159688	−0. 36571	0. 252904	−0. 09604	0. 197409
170	−0. 13908	0. 238663	0. 126915	−0. 4196	−0. 22545
172	−0. 46145	−0. 13851	0. 266837	0. 3744	0. 2006
174	0. 448755	−0. 29466	0. 275243	−0. 1607	−0. 22074
176	−0. 44642	−0. 03795	−0. 10441	−0. 19094	−0. 14709
177	0. 414621	0. 314813	−0. 23658	0. 194425	0. 193953
178	−0. 26294	−0. 17741	−0. 06738	−0. 40537	−0. 20595
180	0. 723356	0. 005722	0. 153123	0. 033592	−0. 03734
182	−0. 17576	0. 133911	0. 015656	−0. 41845	−0. 14126
184	0. 001945	0. 026734	−0. 1547	0. 21982	0. 278072
186	−0. 20817	0. 298192	−0. 13328	0. 201861	0. 368276
187	−0. 12308	0. 153895	0. 059399	−0. 28321	−0. 05992
188	−0. 25365	−0. 14476	0. 113147	−0. 23931	−0. 17542
190	−0. 34225	0. 053582	−0. 01819	0. 094232	−0. 09307
192	−0. 28243	−0. 42152	−0. 18945	−0. 04289	0. 136172
194	−0. 2063	0. 253118	−0. 02434	−0. 25505	−0. 07024
195	0. 169269	−0. 05234	−0. 40588	0. 266116	0. 089483
196	−0. 22661	−0. 06837	−0. 09831	−0. 3755	−0. 08831
197	0. 156188	0. 555616	−0. 23726	−0. 26943	−0. 31184
198	−0. 10105	−0. 13272	0. 090252	0. 020994	−0. 07754
200	0. 32616	−0. 10228	−0. 25126	0. 160021	−0. 22299
203	0. 146529	−0. 07066	0. 0103	−0. 0094	−0. 06774
208	0. 163216	0. 256737	−0. 20308	0. 111348	0. 005174
209	0. 026762	−0. 08449	−0. 15385	−0. 14252	−0. 02251

ID	GPR126	SLC2A3	PECI. 1	ORC6L	RFC4
210	-0. 02272	0. 228759	-0. 10527	0. 180517	0. 059311
213	-0. 27376	-0. 13969	-0. 01694	0. 097407	-0. 06218
217	0. 112124	-0. 07319	-0. 14445	-0. 05678	0. 067364
218	-0. 29129	0. 203068	0. 25034	0. 29607	-0. 04394
220	0. 210227	-0. 20898	0. 054469	-0. 45433	0. 052112
236	-0. 09789	0. 189346	-0. 08964	0. 225945	0. 0648
243	-0. 00288	0. 126282	-0. 22117	-0. 34368	-0. 2031
245	-0. 13698	-0. 13343	-0. 15318	-0. 02975	0. 414602
247	-0. 32306	-0. 02513	-0. 01435	-0. 29651	-0. 14486
249	-0. 16415	-0. 13032	0. 090041	-0. 28981	-0. 01575
256	-0. 22817	0. 304889	-0. 05194	0. 229443	-0. 39349
257	0. 197745	-0. 12536	0. 070419	-0. 11253	-0. 21184
258	-0. 27851	0. 144633	0. 121295	-0. 11959	-0. 09297
260	0. 0314	-0. 20098	-0. 00578	-0. 03681	-0. 12868
261	-0. 01578	-0. 22824	-0. 03743	-0. 48612	-0. 23132
263	0. 365547	0. 320861	-0. 08672	0. 307623	0. 044367
264	-0. 39836	-0. 12381	0. 090497	-0. 0704	0. 031554
265	-0. 01832	-0. 00213	-0. 01025	-0. 04736	0. 207062
267	0. 131032	0. 042486	0. 178881	0. 027747	-0. 02375
269	0. 014112	-0. 15762	0. 040221	0. 112411	0. 273318
272	-0. 04379	0. 159812	0. 046233	-0. 12322	-0. 17597
273	-0. 19261	-0. 06017	-0. 19031	-0. 04968	-0. 06072
275	-0. 33728	0. 127102	-0. 13966	-0. 25017	0. 041059
276	-0. 1302	0. 012139	-0. 25447	0. 259905	0. 051097

ID	GPR126	SLC2A3	PECI. 1	ORC6L	RFC4
277	−0. 33005	−0. 13171	0. 350976	0. 074894	−0. 15941
280	−0. 27899	−0. 09823	0. 222067	−0. 45974	−0. 14419
281	−0. 07891	−0. 0823	0. 176495	−0. 30285	−0. 1059
282	−0. 3244	0. 203813	−0. 01115	−0. 40085	−0. 12357
283	−0. 12337	−0. 04525	−0. 01179	0. 148949	0. 02044
284	−0. 5242	−0. 07599	−0. 13121	0. 360064	0. 173266
287	−0. 09831	0. 151678	0. 005519	−0. 50857	−0. 15235
288	−0. 0655	0. 264222	−0. 04987	−0. 03	0. 108062
290	0. 322785	−0. 32068	0. 038649	−0. 25567	−0. 0162
291	−0. 20398	−0. 01793	−0. 10357	−0. 17459	0. 038524
293	−0. 42493	−0. 3027	0. 270735	−0. 04185	−0. 05145
294	−0. 4075	−0. 14632	0. 139211	0. 150452	0. 143771
297	−0. 29746	−0. 01729	0. 051064	−0. 02702	−0. 13362
298	−0. 1814	0. 066096	0. 106936	−0. 30075	−0. 10832
300	−0. 25017	−0. 15092	−0. 02734	−0. 14228	−0. 14649
301	−0. 17645	0. 088405	0. 054642	0. 193844	0. 010133
303	−0. 33223	0. 172813	0. 170597	−0. 28076	−0. 25106
307	0. 298155	0. 036491	−0. 42272	0. 104445	0. 024473
308	−0. 41235	0. 029104	0. 15762	0. 08	0. 018512
309	−0. 37326	−0. 11692	−0. 00222	−0. 18094	−0. 04964
310	0. 58617	−0. 23657	−0. 37268	0. 436635	0. 13541
311	−0. 19762	−0. 13199	0. 319623	−0. 05563	0. 216566
314	0. 287376	−0. 32488	−0. 05452	0. 373634	0. 054373
315	−0. 45483	−0. 20646	0. 028469	−0. 527	−0. 08106

ID	GPR126	SLC2A3	PECI. 1	ORC6L	RFC4
318	−0. 58329	−0. 10529	0. 045496	−0. 20458	−0. 23101
320	0. 050977	0. 122328	0. 084755	−0. 01943	0. 427057
321	−0. 09503	0. 109803	−0. 05479	−0. 01283	−0. 07087
322	−0. 1255	0. 000508	0. 359847	0. 451895	−0. 11264
324	0. 380159	−0. 35063	−0. 25378	0. 08085	0. 026939
325	−0. 38716	0. 02009	0. 228474	−0. 08646	−0. 0746
327	0. 025736	−0. 21033	0. 375516	0. 335038	0. 334162
328	−0. 34637	−0. 04969	0. 029467	−0. 34287	−0. 15279
330	0. 263963	0. 085212	−0. 13986	0. 206685	−0. 00594
332	−0. 06383	0. 101186	−0. 17278	−0. 04241	0. 325599
334	−0. 53986	−0. 26244	0. 119922	−0. 4946	−0. 16137
335	0. 100883	−0. 18446	−0. 18892	0. 551931	0. 089042
337	−0. 12603	−0. 11141	0. 170082	−0. 13326	0. 0016
340	−0. 61793	−0. 28715	0. 197315	0. 220901	0. 077603
341	0. 06116	−0. 03429	−0. 15218	0. 094255	0. 262662
343	−0. 04241	−0. 00706	0. 227773	−0. 44223	−0. 14741
345	−0. 30238	−0. 06679	0. 153548	−0. 3922	−0. 09434
346	0. 238954	−0. 07859	0. 06608	−0. 28401	−0. 1228
347	0. 360156	0. 082868	−0. 07081	−0. 20607	−0. 0232
350	−0. 0188	0. 18708	−0. 13221	−0. 06668	−0. 12441
351	−0. 09661	−0. 06349	0. 067665	0. 294339	0. 177569
353	0. 132272	0. 015886	−0. 05194	0. 077914	0. 004999
357	−0. 04093	−0. 20453	0. 149629	−0. 40126	−0. 20449
359	−0. 04781	0. 179908	−0. 0553	−0. 05116	−0. 1542

ID	GPR126	SLC2A3	PECI. 1	ORC6L	RFC4
360	−0. 50286	−0. 01303	0. 086041	−0. 31811	−0. 14809
361	−0. 04886	0. 049915	−0. 00882	−0. 52202	−0. 22898
362	−0. 32877	−0. 15112	0. 104819	0. 213815	−0. 27525
363	−0. 07927	−0. 18015	−0. 03927	−0. 20917	−0. 12894
370	−0. 34449	0. 168792	0. 063493	−0. 39898	−0. 21327
373	0. 228487	−0. 04486	0. 178985	−0. 33101	0. 081438
374	−0. 30324	−0. 02594	−0. 00889	−0. 0651	0. 069332
375	0. 130025	0. 029953	0. 142705	−0. 10096	0. 07319
377	0. 752684	−0. 1146	−0. 22498	0. 126909	0. 077781
378	−0. 40412	0. 04893	0. 268156	0. 011962	0. 076016
381	−0. 42043	0. 016479	0. 062398	0. 208182	−0. 00297
383	−0. 48278	−0. 06777	−0. 07654	−0. 01859	−0. 04275
385	−0. 34123	−0. 02835	−0. 02287	0. 231888	0. 051508
387	−0. 33818	−0. 16327	0. 034857	−0. 2034	−0. 0447
389	0. 70146	−0. 26156	0. 077557	0. 026109	0. 182058
390	−0. 42497	−0. 16544	0. 010556	−0. 29339	−0. 13138
392	0. 346287	−0. 10008	0. 109684	0. 123115	0. 058359
393	−0. 09757	−0. 10601	0. 262713	0. 319319	−0. 11742
395	−0. 12463	0. 05304	0. 01958	−0. 38688	−0. 2214
396	0. 056874	−0. 26002	0. 125467	0. 23691	−0. 04046
403	−0. 51149	−0. 146	0. 152593	−0. 59153	−0. 24986
404	−0. 76325	−0. 0717	0. 048687	−0. 36649	−0. 6943
117	0. 207508	0. 286093	−0. 08691	−0. 28432	−0. 05954

ID	CDCA7	LOC643008	MS4A7	MCM6	AP2B1
125	-0. 7081	-0. 21648	0. 38911	-0. 24465	-0. 00683
127	-0. 37993	-0. 16776	-0. 26397	-0. 03789	-0. 05842
128	-0. 53955	-0. 46657	0. 051189	-0. 03944	0. 149224
129	-0. 7213	-0. 08879	0. 298918	-0. 0386	0. 211246
130	-0. 26514	-0. 047	-0. 31501	-0. 08968	0. 045294
132	-0. 34296	-0. 58302	-0. 20528	0. 109275	0. 212807
134	-0. 18016	-0. 06777	-0. 14462	0. 036726	0. 196231
135	0. 433767	0. 151991	0. 02013	0. 296824	0. 089502
136	-0. 1882	-0. 28332	-0. 15173	0. 17646	0. 042286
137	-0. 66695	-0. 35345	-0. 12989	-0. 09051	0. 108692
145	-0. 92029	-0. 34229	-0. 19523	-0. 36744	0. 113851
146	-0. 57681	-0. 54426	-0. 40632	0. 006739	0. 239127
147	-0. 26252	0. 223689	-0. 14746	0. 037312	-0. 05563
149	-0. 341	0. 870922	-0. 27437	-0. 17273	-0. 12619
150	0. 16176	-0. 25766	-0. 32357	-0. 00082	0. 100518
151	-0. 30891	-0. 30421	0. 140187	-0. 10215	0. 039073
156	-0. 32486	-0. 2199	0. 045418	-0. 07607	0. 165709
157	-0. 83071	-0. 3901	-0. 44164	-0. 34896	0. 370009
158	-0. 1703	0. 265521	-0. 23409	0. 319663	0. 471367
159	-0. 48438	-0. 55064	0. 012629	0. 03909	0. 154752
160	-0. 44883	-0. 12144	0. 192704	-0. 00171	0. 066414
161	-0. 6124	-0. 50779	-0. 04294	-0. 12294	0. 159012
162	0. 389366	0. 013957	-0. 14588	0. 185798	-0. 11677
163	-0. 4879	0. 397006	-0. 06117	0. 055922	0. 02712

ID	CDCA7	LOC643008	MS4A7	MCM6	AP2B1
166	−0. 7367	0. 01554	−0. 59709	−0. 12928	−0. 09144
169	0. 205926	−0. 42619	−0. 23987	0. 22182	−0. 00909
170	−0. 4936	−0. 42988	−0. 06163	−0. 22062	−0. 07296
172	−0. 12949	−0. 30739	0. 098197	0. 021693	−0. 12315
174	−0. 23975	−0. 16891	0. 162283	−0. 08704	−0. 07113
176	−0. 46321	−0. 20858	0. 51958	−0. 05228	0. 271663
177	0. 562657	0. 386023	−0. 25578	0. 484768	0. 064689
178	−0. 40811	−0. 31012	−0. 29152	−0. 21616	0. 165892
180	0. 10486	−0. 13419	−0. 19516	0. 109184	−0. 07284
182	−0. 47334	−0. 28661	0. 228724	−0. 10368	0. 20399
184	0. 539071	0. 39427	−0. 26185	0. 017247	−0. 23333
186	0. 470009	−0. 06192	−0. 10029	0. 365002	−0. 0538
187	−0. 19567	−0. 23516	−0. 05138	0. 047984	−0. 0181
188	−0. 17525	−0. 21549	0. 491725	−0. 02228	0. 34924
190	−0. 43836	−0. 16996	−0. 25039	−0. 01948	0. 1647
192	−0. 80943	0. 474224	−0. 14179	0. 04619	0. 200119
194	−0. 32766	−0. 14186	−0. 00604	−0. 08773	0. 180934
195	0. 004883	0. 521758	−0. 45099	−0. 13071	−0. 33421
196	−0. 49962	−0. 15998	−0. 23928	−0. 25041	0. 124631
197	−0. 45694	−0. 11109	0. 564963	−0. 24589	−0. 2668
198	−0. 43961	−0. 20924	0. 007841	−0. 16451	−0. 10701
200	−0. 66309	−0. 09066	0. 212476	−0. 16964	0. 110138
203	−0. 2317	−0. 34292	−0. 23283	−0. 08275	0. 046175
208	−0. 39742	0. 18598	−0. 17248	0. 016705	−0. 12373

ID	CDCA7	LOC643008	MS4A7	MCM6	AP2B1
209	−0. 10304	0. 013017	−0. 02861	−0. 0685	−0. 06305
210	−0. 15782	−0. 04678	0. 085729	0. 082042	−0. 08286
213	−0. 21668	−0. 38469	−0. 29249	0. 048041	−0. 12952
217	−0. 25053	0. 101551	−0. 34035	−0. 00232	−0. 25102
218	0. 000177	0. 052206	0. 06836	0. 120296	0. 041843
220	−0. 603	−0. 35264	−0. 0174	−0. 17437	0. 220471
236	0. 018153	0. 552201	0. 113318	0. 165949	0. 072711
243	−0. 55325	−0. 14317	0. 336237	−0. 30676	0. 171682
245	0. 002801	0. 072163	0. 043341	0. 180082	0. 248544
247	−0. 63419	−0. 5056	0. 641476	−0. 06491	0. 087373
249	−0. 05438	0. 077361	0. 19319	−0. 05902	0. 141668
256	−0. 542	−0. 31369	−0. 05785	−0. 28483	0. 023541
257	−0. 1622	0. 256578	−0. 2678	−0. 03465	−0. 12106
258	0. 23236	−0. 23438	−0. 55209	−0. 02999	0. 088734
260	−0. 33437	0. 160658	−0. 18922	−0. 16599	0. 113861
261	−0. 77526	0. 096366	−0. 25255	−0. 37461	0. 069051
263	−0. 15527	−0. 16232	−0. 13826	0. 062129	0. 11737
264	−0. 32374	−0. 30923	0. 03882	0. 123519	−0. 05129
265	0. 559877	0. 83656	0. 034956	0. 141006	0. 006498
267	−0. 02009	−0. 17399	0. 042926	0. 016419	0. 545406
269	0. 40251	−0. 32152	−0. 25944	0. 251452	−0. 17111
272	−0. 86626	−0. 10852	−0. 40733	0. 084526	0. 106063
273	−0. 79456	−0. 49649	0. 048287	0. 112388	0. 226592
275	−0. 60728	−0. 41685	0. 01834	−0. 07637	0. 159019

ID	CDCA7	LOC643008	MS4A7	MCM6	AP2B1
276	0. 044476	0. 438086	−0. 53494	0. 093303	−0. 36556
277	−0. 61219	−0. 04899	0. 06379	−0. 12706	−0. 06059
280	−0. 67059	−0. 2168	−0. 17361	−0. 11744	0. 151591
281	−0. 42898	−0. 46069	−0. 16058	−0. 14824	0. 161941
282	−0. 54403	−0. 29911	0. 669152	−0. 07869	0. 074322
283	−0. 4665	−0. 26681	0. 005976	−0. 00549	−0. 27923
284	0. 020195	−0. 45865	−0. 04873	0. 096689	0. 06172
287	−0. 55891	−0. 41983	−0. 39246	−0. 18326	0. 269199
288	−0. 19484	−0. 15789	0. 376971	−0. 1154	−0. 0949
290	−0. 5541	−0. 16659	−0. 28489	−0. 06359	0. 047401
291	−0. 05267	−0. 00551	0. 200128	−0. 08019	0. 021441
293	−0. 55178	0. 010292	0. 137654	−0. 11768	−0. 07654
294	−0. 52775	0. 16944	−0. 23862	0. 109327	0. 294825
297	−0. 22095	0. 592356	−0. 21965	−0. 24021	0. 05712
298	−0. 37617	−0. 20886	0. 05819	−0. 14574	−0. 02125
300	−0. 27471	0. 151396	−0. 1648	−0. 19032	0. 206922
301	−0. 32812	−0. 05737	0. 297138	0. 0116	−0. 32568
303	−0. 55663	0. 232749	0. 188107	−0. 09379	0. 064156
307	0. 424688	0. 38993	−0. 08937	−0. 00129	0. 100137
308	−0. 12699	−0. 04697	−0. 00975	0. 087538	−0. 00362
309	−0. 19585	−0. 0669	0. 41737	0. 049025	0. 198436
310	0. 74331	0. 016256	−0. 09905	0. 488865	−0. 01436
311	−0. 59124	−0. 07458	0. 101223	0. 079486	−0. 1879
314	−0. 83874	0. 358572	−0. 24537	−0. 05435	−0. 0409

ID	CDCA7	LOC643008	MS4A7	MCM6	AP2B1
315	−0. 69999	−0. 30731	0. 156414	−0. 22352	−0. 14442
318	−0. 73604	−0. 22752	−0. 33471	−0. 13094	0. 162782
320	0. 358145	−0. 58516	0. 231519	0. 369311	−0. 14946
321	−0. 18491	−0. 35977	0. 663189	0. 060079	0. 072686
322	−1. 01103	−0. 35971	−0. 52825	0. 158148	−0. 22814
324	0. 421089	0. 042626	−0. 40969	0. 109458	−0. 34263
325	−0. 7003	0. 266322	−0. 24498	0. 11783	0. 053689
327	−0. 67173	0. 478004	−0. 03937	0. 238194	−0. 31365
328	−1. 05266	−0. 33707	−0. 37363	−0. 23283	0. 058924
330	0. 326246	0. 120249	−0. 34371	0. 227361	−0. 1021
332	0. 189806	−0. 16692	−0. 19914	0. 344827	−0. 27792
334	−0. 82873	−0. 57405	−0. 48548	−0. 40043	0. 122099
335	0. 638836	0. 171375	−0. 1852	0. 294821	−0. 30645
337	−0. 34484	0. 34942	0. 005565	0. 030874	−0. 01392
340	−0. 01009	−0. 45521	−0. 48364	0. 220301	0. 007376
341	−0. 12132	−0. 28834	−0. 37337	−0. 21785	0. 084946
343	−0. 34891	−0. 54359	0. 111591	−0. 10926	0. 024082
345	−0. 85628	−0. 32628	−0. 03664	−0. 19004	−0. 14906
346	−0. 46691	−0. 31236	0. 026719	−0. 15206	0. 041005
347	−0. 14852	−0. 1678	0. 044842	−0. 03886	−0. 0627
350	0. 22099	−0. 26363	0. 13933	0. 077543	−0. 19392
351	0. 280127	0. 029796	−0. 29997	0. 149517	−0. 04091
353	−0. 56072	−0. 28344	−0. 20661	−0. 01051	−0. 10677
357	−0. 64754	−0. 45467	0. 07281	−0. 25246	0. 040529

ID	CDCA7	LOC643008	MS4A7	MCM6	AP2B1
359	−0. 67608	0. 133262	0. 570761	−0. 14212	−0. 20196
360	−0. 49372	0. 073686	0. 460668	−0. 15095	−0. 13109
361	−0. 40101	−0. 07709	0. 284138	−0. 23449	−0. 13736
362	−0. 60005	0. 272803	−0. 21626	0. 168768	−0. 55335
363	−0. 6042	0. 242303	0. 002627	−0. 04271	0. 087048
370	−0. 45253	−0. 18754	−0. 11879	−0. 1717	0. 005124
373	−0. 55667	0. 249185	−0. 02375	−0. 14809	0. 216458
374	−0. 70575	0. 503333	−0. 00434	−0. 00313	0. 193533
375	0. 014891	−0. 13998	−0. 07356	0. 045304	0. 03903
377	0. 158376	−0. 14139	−0. 20805	0. 21636	−0. 22047
378	−0. 28394	0. 078819	0. 078448	0. 144941	−0. 18015
381	−0. 21209	−0. 38625	−0. 22817	0. 013779	0. 079342
383	−0. 7908	−0. 47126	0. 370478	0. 004104	−0. 05301
385	−0. 1969	−0. 09133	0. 208585	0. 010861	0. 003926
387	−0. 76349	−0. 34658	0. 143457	0. 047855	0. 048562
389	−0. 21031	0. 232794	0. 654311	−0. 02536	−0. 0904
390	−0. 77465	−0. 15081	0. 522442	−0. 10619	−0. 20151
392	0. 034209	0. 25099	0. 165605	0. 086942	0. 006015
393	0. 186234	0. 11489	−0. 17195	0. 210624	0. 023785
395	−0. 50875	−0. 29952	0. 134199	−0. 09967	0. 121491
396	−0. 3323	1. 100351	−0. 23817	0. 210516	−0. 00228
403	−0. 81643	−0. 39067	−0. 15834	−0. 36594	0. 068872
404	−0. 99572	−0. 33867	−0. 29122	−0. 61626	−0. 00596
117	−0. 4336	−0. 14298	0. 667948	0. 101412	0. 110967

ID	C9orf30	IGFBP5	HRASLS	PITRM1	IGFBP5. 1
125	-0. 15282	-0. 40545	-0. 14276	-0. 10248	-0. 12026
127	-0. 10426	-0. 19129	0. 108492	-0. 1213	-0. 10451
128	-0. 24606	-0. 17018	-0. 10125	-0. 22034	-0. 05874
129	-0. 09966	0. 03333	-0. 00861	-0. 19819	0. 023238
130	0. 140463	-0. 54467	0. 283236	0. 244931	-0. 39493
132	0. 126399	-0. 31159	-0. 14755	0. 088559	-0. 18185
134	0. 020985	-0. 13734	-0. 07094	-0. 04992	-0. 1005
135	0. 201973	-0. 36011	0. 344171	0. 426684	-0. 14288
136	0. 13365	0. 014246	-0. 28191	0. 252982	0. 055203
137	-0. 02708	-0. 11189	0. 023924	-0. 05586	-0. 07456
145	-0. 25667	-0. 35023	-1. 12043	0. 036688	-0. 12244
146	-0. 05341	-0. 51966	-0. 50219	-0. 0783	-0. 30015
147	0. 042099	0. 883071	0. 204631	-0. 00071	0. 843106
149	-0. 16271	-0. 20191	-0. 29653	-0. 00918	-0. 10722
150	-0. 03875	-0. 11695	-0. 25766	-0. 12576	-0. 05453
151	-0. 00219	0. 439414	0. 070567	0. 120467	0. 35165
156	0. 021835	-0. 32217	0. 067895	0. 081686	-0. 224
157	-0. 14565	-0. 17429	-0. 01592	-0. 22621	-0. 17801
158	-0. 06515	0. 181245	-0. 07462	-0. 19206	0. 17775
159	-0. 01976	-0. 42592	-0. 19906	-0. 02666	-0. 29969
160	-0. 18532	-0. 3604	0. 106448	-0. 05193	-0. 2956
161	-0. 1986	-0. 31754	-0. 13864	-0. 0341	-0. 20049
162	0. 038415	-0. 14486	-0. 01427	0. 076985	-0. 05636
163	0. 046668	0. 155842	0. 070533	0. 492229	0. 149008

ID	C9orf30	IGFBP5	HRASLS	PITRM1	IGFBP5. 1
166	-0. 09588	-0. 4104	-0. 34493	-0. 10672	-0. 30431
169	-0. 17733	-0. 61635	-0. 05229	0. 159523	-0. 53508
170	-0. 11285	-0. 03513	-0. 20695	-0. 17733	0. 025441
172	-0. 03785	-0. 46865	-0. 33843	-0. 04244	-0. 39093
174	-0. 22151	1. 103409	-0. 26234	0. 058067	1. 103656
176	-0. 40139	-0. 52284	-0. 15709	-0. 11146	-0. 42502
177	0. 152267	-0. 21549	0. 386144	-0. 12081	-0. 21048
178	-0. 0391	-0. 29963	-0. 18333	-0. 03879	-0. 28856
180	0. 081154	0. 460301	-0. 17223	-0. 02715	0. 426982
182	0. 240571	-0. 18896	0. 041063	-0. 0199	-0. 1284
184	0. 06579	0. 066455	-0. 04527	0. 179001	-0. 01442
186	0. 286342	-0. 4511	-0. 10823	0. 090797	-0. 27982
187	0. 05285	-0. 2258	-0. 04508	-0. 09231	-0. 14011
188	-0. 02962	-0. 33463	-0. 07823	0. 087034	-0. 28672
190	0. 062573	-0. 31432	-0. 06356	0. 064941	-0. 3082
192	-0. 15718	1. 095278	0. 279773	0. 082281	1. 143919
194	0. 021812	0. 114363	-0. 01353	-0. 09905	0. 081954
195	0. 020176	-0. 24262	0. 221063	0. 213321	-0. 18979
196	-0. 05202	0. 039653	-0. 07866	-0. 07875	0. 030607
197	0. 078497	-0. 36029	-0. 26541	-0. 27019	-0. 22289
198	0. 089411	-0. 39294	-0. 08677	-0. 24844	-0. 35248
200	-0. 0879	-0. 1852	-0. 12136	-0. 00002	-0. 11373
203	-0. 09282	-0. 28512	-0. 0614	0. 117797	-0. 1765
208	0. 041455	-0. 2474	-0. 15797	-0. 0713	-0. 1922

ID	C9orf30	IGFBP5	HRASLS	PITRM1	IGFBP5. 1
209	0. 04049	0. 102061	0. 086041	−0. 00921	0. 066186
210	0. 12565	−0. 1528	−0. 04005	−0. 03552	−0. 1259
213	0. 139842	0. 379872	−0. 10952	0. 557508	0. 360094
217	0. 011635	−0. 25961	0. 257651	0. 038781	−0. 11779
218	0. 18477	0. 162609	−0. 02813	0. 15496	0. 208501
220	0. 094375	−0. 49114	−0. 02069	0. 144422	−0. 38282
236	0. 097457	−0. 38966	0. 112249	−0. 2051	−0. 3079
243	0. 025934	0. 207042	0. 028825	−0. 07625	0. 082086
245	0. 152228	0. 321351	0. 705212	0. 146477	0. 269497
247	−0. 11891	−0. 33128	−0. 21868	−0. 05466	−0. 3224
249	0. 055055	−0. 30626	−0. 04487	0. 217597	−0. 19323
256	−0. 19885	−0. 16257	−0. 42933	−0. 04731	−0. 17489
257	0. 015058	−0. 29767	0. 017982	0. 184149	−0. 19191
258	0. 047175	−0. 06804	−0. 07315	0. 10448	−0. 01069
260	−0. 1812	0. 243164	−0. 01361	−0. 07264	0. 206139
261	−0. 26964	−0. 35189	−0. 39593	0. 065856	−0. 23761
263	0. 073933	−0. 3405	0. 244884	0. 136986	−0. 25828
264	−0. 00961	0. 290166	0. 008288	−0. 24222	0. 262498
265	0. 153626	−0. 30944	0. 023751	0. 368825	−0. 21961
267	−0. 05343	−0. 36913	0. 09575	−0. 00899	−0. 27081
269	0. 037498	−0. 54497	0. 270576	0. 166512	−0. 35801
272	0. 064259	−0. 39733	−0. 17523	0. 03432	−0. 15068
273	0. 034684	−0. 25612	−0. 03851	0. 022373	−0. 17547
275	−0. 18661	0. 158647	−0. 11001	0. 099694	0. 154917

ID	C9orf30	IGFBP5	HRASLS	PITRM1	IGFBP5. 1
276	0. 369382	0. 19769	−0. 07946	−0. 07163	0. 238802
277	0. 066095	−0. 36393	−0. 045	−0. 29351	−0. 25612
280	−0. 06598	−0. 34255	−0. 15713	−0. 10822	−0. 34258
281	−0. 03456	−0. 14642	−0. 01324	0. 141879	−0. 09703
282	−0. 00812	−0. 17728	−0. 10286	−0. 15579	−0. 15678
283	0. 005865	−0. 34112	−0. 14595	−0. 22253	−0. 2626
284	0. 068733	−0. 47285	−0. 22641	−0. 10356	−0. 33682
287	−0. 05747	−0. 51974	−0. 10406	0. 077799	−0. 33631
288	−0. 02834	−0. 23919	0. 160183	0. 024431	−0. 14837
290	−0. 11508	−0. 375	−0. 15916	−0. 28817	−0. 25457
291	0. 021464	−0. 44764	−0. 04961	−0. 13868	−0. 28888
293	0. 089951	−0. 63985	−0. 13376	−0. 12902	−0. 45457
294	0. 17788	0. 269	0. 575931	0. 111857	0. 260031
297	−0. 10697	0. 314128	0. 02612	0. 091962	0. 27925
298	0. 055937	−0. 03816	−0. 10598	−0. 09838	−0. 02587
300	0. 029655	0. 283075	0. 073953	0. 059183	0. 24108
301	0. 031373	−0. 5033	−0. 13574	−0. 14818	−0. 38622
303	0. 143919	−0. 02204	−0. 27586	0. 094192	−0. 05327
307	0. 151313	−0. 13251	0. 118783	0. 186647	−0. 00548
308	−0. 0487	0. 070579	−0. 03721	−0. 08501	0. 043045
309	0. 023444	−0. 41978	−0. 25461	−0. 04359	−0. 35797
310	−0. 10438	−0. 67388	0. 378608	0. 298339	−0. 5019
311	0. 076329	0. 071578	0. 133402	0. 024768	0. 172051
314	0. 007017	−0. 46054	−0. 15065	−0. 13278	−0. 4498

ID	C9orf30	IGFBP5	HRASLS	PITRM1	IGFBP5. 1
315	-0. 11287	-0. 1739	0. 115046	-0. 16001	-0. 2409
318	-0. 15186	1. 059476	-0. 35095	-0. 03124	1. 079628
320	0. 108325	-0. 17809	0. 308773	-0. 14196	-0. 18999
321	0. 10098	-0. 05787	0. 17758	-0. 1359	-0. 02678
322	-0. 25013	-0. 28091	-0. 32166	-0. 15399	-0. 27412
324	-0. 08211	-0. 01958	0. 073213	0. 250792	-0. 00875
325	-0. 13821	-0. 382	0. 668116	-0. 08161	-0. 47279
327	-0. 12448	0. 261701	-0. 34055	-0. 05468	0. 321293
328	0. 023307	-0. 53769	-0. 29366	-0. 07589	-0. 49804
330	0. 028241	0. 023087	0. 185427	0. 251491	0. 096777
332	0. 16818	-0. 1301	0. 061812	0. 113846	-0. 06229
334	-0. 00619	-0. 5546	0. 214621	0. 17274	-0. 39782
335	0. 037588	-0. 26693	0. 427828	-0. 04585	-0. 3138
337	-0. 10356	-0. 13133	-0. 06355	0. 037634	-0. 11429
340	0. 00099	-0. 55139	-0. 15569	-0. 07542	-0. 34045
341	0. 230884	-0. 27739	-0. 12642	0. 220052	-0. 20538
343	-0. 16007	-0. 18207	-0. 14249	-0. 01702	-0. 08983
345	-0. 00099	-0. 47942	-0. 11576	-0. 11373	-0. 37432
346	-0. 03534	-0. 25031	-0. 16729	0. 029432	-0. 15447
347	0. 017843	-0. 14592	-0. 03429	0. 03264	-0. 12258
350	0. 189173	-0. 32671	-0. 18931	0. 032802	-0. 1871
351	0. 161503	-0. 32575	-0. 00915	-0. 1495	-0. 19463
353	0. 035361	0. 110022	-0. 14604	-0. 01726	0. 081555
357	-0. 18274	-0. 00499	-0. 20033	-0. 20216	-0. 02121

ID	C9orf30	IGFBP5	HRASLS	PITRM1	IGFBP5.1
359	0.018356	0.110464	-0.19288	-0.27697	0.1155
360	-0.08736	0.458596	-0.3303	-0.26003	0.396585
361	-0.02865	-0.22793	-0.18784	-0.0634	-0.19145
362	-0.13829	0.239901	-0.06227	-0.19047	0.234148
363	-0.26013	0.640695	-0.21823	-0.01305	0.599362
370	-0.1476	-0.19477	-0.16866	-0.22777	-0.191
373	-0.08471	0.546457	-0.24362	-0.05004	0.447245
374	0.056948	0.065667	0.127177	-0.11094	0.061573
375	0.021481	-0.23008	-0.00656	0.046341	-0.14848
377	-0.035	-0.41925	0.303347	0.101442	-0.34904
378	-0.35684	-0.49989	-0.03188	0.251832	-0.24203
381	-0.09743	-0.42916	-0.27083	0.073285	-0.2633
383	-0.05725	-0.29731	-0.29222	-0.09274	-0.15304
385	0.016221	-0.33596	-0.12712	-0.18849	-0.25095
387	0.132727	-0.39702	-0.14031	-0.23191	-0.37593
389	-0.09938	-0.11747	-0.07841	-0.12474	-0.05781
390	-0.00634	-0.45772	-0.20588	-0.38717	-0.32824
392	-0.06119	-0.42823	0.22035	-0.09063	-0.37815
393	-0.00779	-0.1028	-0.28934	0.014687	-0.11029
395	0.021174	0.165566	-0.09936	-0.1159	0.179448
396	0.06941	-0.50723	-0.00765	0.060452	-0.23001
403	-0.23858	0.163618	-0.31977	-0.22483	0.127108
404	-0.11013	0.269241	-0.93972	-0.0809	0.255433
117	0.149711	-0.1128	-0.11093	-0.07371	-0.02733

ID	NMU	PALM2. AKAP2	LGP2	PRC1	Contig20217_RC
125	−0. 14064	0. 145558	−0. 14472	−0. 52684	−0. 29226
127	−0. 15191	−0. 19958	−0. 07023	0. 165824	−0. 00163
128	−0. 42819	−0. 00484	0. 139942	0. 032192	−0. 40881
129	0. 038035	−0. 20719	0. 14901	−0. 28618	−0. 16965
130	−0. 12545	−0. 14454	−0. 29508	0. 053011	0. 100878
132	−0. 15483	0. 045688	−0. 13651	−0. 12681	−0. 23872
134	0. 047408	0. 067485	0. 195776	−0. 10449	−0. 21152
135	−0. 05551	0. 186868	0. 325602	0. 19763	−0. 02432
136	0. 132859	−0. 06978	−0. 00137	0. 010664	−0. 31449
137	−0. 20728	−0. 06519	0. 132892	−0. 30279	−0. 28807
145	−0. 19909	−0. 17022	0. 139299	−0. 18952	−0. 15767
146	0. 006742	−0. 12669	0. 353376	0. 075637	−0. 21311
147	0. 276432	0. 103865	−0. 38105	0. 051832	0. 000161
149	−0. 32346	0. 053161	−0. 22932	−0. 04856	0. 276523
150	−0. 00719	−0. 23611	−0. 00194	0. 255362	−0. 12136
151	−0. 09933	0. 030786	0. 049203	−0. 05392	−0. 17773
156	−0. 12634	0. 000986	0. 099996	−0. 09834	−0. 17803
157	−0. 31162	−0. 33185	0. 063944	−0. 17357	−0. 14027
158	0. 250725	0. 05435	0. 134613	0. 363722	0. 093599
159	−0. 20029	−0. 11439	−0. 02076	0. 173693	−0. 13767
160	−0. 35889	0. 023492	−0. 06297	−0. 06056	−0. 1737
161	0. 127607	0. 008451	0. 093416	−0. 17827	−0. 13617
162	0. 342374	0. 003792	0. 081081	0. 168304	0. 403049
163	0. 105245	−0. 35341	0. 150272	0. 293234	0. 004191

ID	NMU	PALM2. AKAP2	LGP2	PRC1	Contig20217_RC
166	-0. 66231	-0. 25094	-0. 03999	0. 057691	0. 073829
169	0. 433096	-0. 65895	-0. 34807	0. 181412	-0. 08655
170	-0. 27443	0. 108717	-0. 04258	-0. 37008	-0. 21081
172	-0. 09369	-0. 12172	0. 015719	0. 266814	0. 157571
174	0. 119797	0. 167649	0. 180428	-0. 25098	0. 333515
176	-2	-0. 09508	-0. 11229	-0. 35839	-0. 1468
177	0. 001191	-0. 03745	0. 178992	0. 021346	-0. 05267
178	-0. 01624	0. 246361	-0. 20839	-0. 41726	-0. 22224
180	-0. 20471	-0. 05759	0. 40131	0. 175324	0. 083117
182	-0. 20095	0. 011098	-0. 03907	-0. 39098	-0. 11727
184	0. 378628	0. 029042	0. 033269	0. 333379	0. 303357
186	0. 272714	0. 255477	-0. 11593	0. 248467	-0. 06398
187	-0. 06144	0. 140975	-0. 07487	-0. 11541	-0. 0774
188	0. 069668	-0. 12566	0. 063899	-0. 19025	-0. 1555
190	0. 1036	-0. 06989	0. 083076	-0. 07548	0. 096364
192	-0. 19412	-0. 33569	0. 382783	0. 148345	-0. 06535
194	-0. 06884	0. 141238	0. 086081	-0. 32203	-0. 06709
195	-0. 13704	0. 177468	-0. 02137	0. 023892	0. 103305
196	-0. 12591	0. 051766	-0. 05921	-0. 56684	-0. 12026
197	-0. 24353	0. 359335	0. 100383	-0. 57828	-0. 36611
198	-0. 0371	-0. 03592	0. 06151	-0. 31995	-0. 14881
200	-0. 24984	0. 000459	-0. 02245	-0. 1101	-0. 17646
203	0. 107833	0. 002866	-0. 23102	-0. 15381	-0. 09973
208	0. 067764	-0. 01126	0. 391332	-0. 00298	-0. 13631

ID	NMU	PALM2. AKAP2	LGP2	PRC1	Contig20217_RC
209	−0. 05977	−0. 0959	0. 377902	−0. 0644	0. 005007
210	−0. 04492	0. 01184	0. 396313	0. 169727	−0. 2751
213	−0. 23606	0. 087686	−0. 01439	0. 261232	−0. 0101
217	−0. 17396	−0. 21865	0. 118524	0. 112082	−0. 02017
218	−0. 06817	−0. 30002	0. 153423	0. 325304	−0. 01018
220	−0. 08732	−0. 25145	−0. 12369	−0. 3908	−0. 24534
236	0. 239601	0. 131881	−0. 11185	0. 018511	0. 114089
243	2	−0. 22868	0. 075369	−0. 48142	−0. 09731
245	0. 169891	−0. 07446	0. 222966	0. 368919	0. 733052
247	0. 005341	−0. 08458	0. 026956	0. 092789	−0. 34298
249	0. 059192	0. 046627	0. 345236	0. 145817	−0. 16168
256	0. 020858	0. 326346	0. 213838	−0. 02847	0. 052836
257	−0. 01594	0. 056944	−0. 14889	−0. 15928	−0. 25876
258	−0. 06698	−0. 08308	0. 175308	0. 063638	0. 045622
260	−0. 13106	−0. 19156	0. 102809	−0. 27055	−0. 02504
261	−0. 3541	−0. 06675	0. 079325	−0. 8477	−0. 38074
263	−0. 20254	0. 062333	−0. 074	0. 065458	−0. 28184
264	0. 103075	−0. 12894	−0. 23847	−0. 01148	−0. 1762
265	0. 269058	0. 112775	0. 078195	0. 181132	−0. 00411
267	−0. 11278	−0. 07411	−0. 10722	9. 38E−05	0. 253018
269	0. 509194	−0. 27479	−0. 27187	0. 033889	−0. 13217
272	−0. 22483	0. 006141	0. 021884	0. 126588	−0. 08462
273	0. 141626	0. 148738	−0. 05206	0. 270744	0. 197399
275	−0. 18218	−0. 12851	−0. 06913	−0. 24756	−0. 25179

ID	NMU	PALM2. AKAP2	LGP2	PRC1	Contig20217_RC
276	0. 155031	−0. 20518	−0. 19528	0. 285393	−0. 02458
277	−0. 06625	−0. 24307	−0. 08307	−0. 33102	−0. 13404
280	−0. 14392	−0. 07312	−0. 03442	−0. 39214	−0. 2322
281	−0. 1251	0. 060707	0. 002677	−0. 23495	−0. 2003
282	−0. 10033	−0. 07011	−0. 24719	−0. 25373	−0. 23676
283	−0. 06817	−0. 22547	0. 011139	0. 134717	−0. 04457
284	−0. 18916	−0. 10906	0. 039404	0. 261503	0. 15856
287	−0. 09874	−0. 28706	0. 07227	−0. 34111	−0. 21389
288	−0. 04375	−0. 02902	−0. 29572	0. 126011	−0. 1244
290	−0. 08909	−0. 22324	−0. 02234	−0. 22816	0. 13571
291	0. 105228	−0. 20669	0. 234296	−0. 0113	−0. 17496
293	0. 482656	−0. 45504	−0. 08106	0. 095067	−0. 02571
294	−0. 03913	−0. 34567	0. 298051	0. 024166	0. 219227
297	−0. 16377	−0. 19135	−0. 13844	−0. 18802	−0. 0236
298	−0. 12548	−0. 31088	−0. 15604	−0. 38579	−0. 11413
300	−0. 05778	0. 073341	0. 253803	0. 05165	0. 061111
301	−0. 168	−0. 15525	−0. 10131	−0. 03252	−0. 10591
303	−0. 10286	0. 00155	0. 147955	−0. 36333	−0. 18566
307	−0. 06714	0. 325095	0. 238373	0. 297678	−0. 12858
308	−0. 17332	−0. 00821	0. 047706	0. 078913	0. 397597
309	−0. 17105	−0. 24416	−0. 05612	−0. 0976	−0. 11382
310	0. 038891	−0. 23774	−0. 40099	0. 223313	0. 29921
311	−0. 02857	0. 10113	0. 20228	0. 072879	−0. 0186
314	−0. 09469	−0. 24784	0. 034598	0. 161737	−0. 06735

ID	NMU	PALM2. AKAP2	LGP2	PRC1	Contig20217_RC
315	−0. 17257	−0. 14041	−0. 14588	−0. 62165	−0. 21993
318	−0. 32872	−0. 00327	0. 177598	−0. 45349	−0. 28513
320	−0. 31787	−0. 27661	−0. 16068	−0. 13657	−0. 03187
321	−0. 31575	−0. 0159	−0. 21104	−0. 05159	−0. 14244
322	0. 502728	−0. 15328	−0. 31132	0. 60769	0. 595474
324	−0. 03672	0. 240219	−0. 39316	−0. 03192	0. 351019
325	−0. 32994	−0. 2095	−0. 0669	−0. 13563	−0. 0395
327	−0. 33683	0. 156991	0. 332802	0. 260072	0. 364353
328	−0. 41874	−0. 30419	0. 082109	−0. 64864	−0. 32576
330	0. 034736	0. 244161	−0. 16029	0. 035036	0. 226743
332	−0. 07585	0. 457056	−0. 16959	−0. 20222	0. 030567
334	−0. 26366	−0. 30214	−0. 0983	−0. 34509	−0. 32873
335	−0. 12797	0. 301845	−0. 36401	0. 272906	0. 173294
337	0. 218423	−0. 08932	−0. 11318	0. 091925	0. 015514
340	0. 406836	−0. 1889	0. 055117	0. 40132	0. 397418
341	−0. 1727	0. 002574	−0. 01882	0. 194676	0. 280368
343	−0. 0326	−0. 00993	−0. 07896	−0. 13552	−0. 1411
345	−0. 09012	−0. 10033	−0. 11344	−0. 35237	−0. 22741
346	0. 053368	−0. 14221	0. 09544	−0. 12384	−0. 20462
347	−0. 09114	−0. 01609	−0. 01559	−0. 19255	−0. 09049
350	−0. 1238	0. 745666	0. 318327	−0. 1126	−0. 22136
351	0. 601856	−0. 10829	−0. 22105	0. 183866	0. 248972
353	−0. 09813	−0. 06611	0. 047544	0. 04296	0. 084806
357	−0. 09956	0. 074742	−0. 18593	−0. 61373	−0. 04598

ID	NMU	PALM2. AKAP2	LGP2	PRC1	Contig20217_RC
359	−0. 17799	0. 160718	−0. 08852	−0. 31249	−0. 03564
360	−0. 28451	0. 142852	−0. 14824	−0. 40959	−0. 32318
361	−0. 1993	0. 329376	−0. 12318	−0. 48888	−0. 30366
362	−0. 07544	−0. 27098	0. 29577	0. 028817	0. 20483
363	0. 052602	−0. 04486	−0. 05675	−0. 0088	−0. 34446
370	−0. 14532	0. 140682	−0. 07084	−0. 43792	−0. 1513
373	−0. 24872	0. 023736	0. 128157	−0. 33894	−0. 07885
374	0. 048409	0. 13448	0. 292723	0. 101497	−0. 05861
375	−0. 04793	0. 064553	0. 099498	−0. 1538	−0. 07409
377	0. 37989	0. 061263	−0. 16371	0. 040814	−0. 0471
378	0. 430522	−0. 15333	0. 28253	0. 248333	0. 192541
381	−0. 21778	−0. 08254	−0. 0561	−0. 01492	−0. 00155
383	−0. 14805	−0. 03639	0. 133213	−0. 11027	−0. 13061
385	−0. 16059	0. 088327	0. 296136	−0. 03018	−0. 06599
387	0. 257892	−0. 08878	−0. 11477	−0. 08872	−0. 21921
389	−0. 11535	−0. 06499	−0. 08659	−0. 06772	0. 533378
390	−0. 14623	0. 09426	−0. 04052	−0. 32701	−0. 13604
392	−0. 08634	−0. 12202	−0. 09369	0. 063719	0. 075952
393	−0. 31618	−0. 08585	−0. 04412	0. 141974	0. 049526
395	−0. 04013	−0. 08242	−0. 03213	−0. 14591	−0. 13118
396	0. 380452	−0. 41963	0. 029972	0. 111035	0. 346728
403	0. 103632	−0. 1094	0. 176202	−0. 18962	−0. 18941
404	−0. 34603	−0. 15928	−0. 23076	−0. 33987	−0. 30627
117	−0. 30768	−0. 17683	−0. 07664	−0. 18187	−0. 20148

ID	CENPA	EGLN1	NM_004702	ESM1	C20orf46
125	−0. 6629	−0. 07776	−0. 19399	−0. 15086	−0. 26755
127	0. 075595	−0. 02741	0. 277569	−0. 15958	−0. 14436
128	−0. 18531	−0. 03002	−0. 02672	−0. 27083	0. 022451
129	−0. 24486	−0. 20555	−0. 05446	−0. 1425	−0. 21888
130	0. 150044	0. 099075	0. 003167	0. 061278	0. 083252
132	0. 047136	0. 016815	−0. 04896	0. 187457	−0. 106
134	−0. 1635	0. 002537	−0. 17663	−0. 09687	−0. 32729
135	0. 305035	0. 056913	0. 411451	−0. 17377	−0. 05658
136	−0. 17619	−0. 15076	0. 003769	0. 270757	0. 022107
137	−0. 41456	−0. 22802	−0. 48334	−0. 26046	−0. 22028
145	−0. 47544	0. 02244	−0. 52362	0. 255647	−0. 09447
146	−0. 19339	−0. 04057	−0. 2373	0. 135106	−0. 19597
147	0. 041744	−0. 05899	0. 10151	0. 101696	0. 09612
149	−0. 3346	0. 071095	−0. 11161	−0. 44679	0. 241416
150	−0. 00567	−0. 18126	0. 298978	0. 112619	−0. 06154
151	−0. 42986	0. 104567	−0. 21385	0. 078728	−0. 30295
156	−0. 30072	−0. 03288	−0. 2526	−0. 17562	−0. 23967
157	−0. 37189	−0. 18061	−0. 24795	0. 063603	−0. 0949
158	0. 193812	−0. 17356	0. 426071	−0. 08805	−0. 09163
159	−0. 09195	0. 208994	−0. 15049	−0. 26335	−0. 30245
160	−0. 40054	−0. 11549	0. 025958	0. 041864	−0. 33484
161	−0. 41377	−0. 15493	−0. 29684	−0. 52835	−0. 45057
162	0. 309362	−0. 36036	0. 195884	−0. 11587	−0. 13989
163	0. 246431	−0. 11133	−0. 1049	−0. 59399	−0. 05355

ID	CENPA	EGLN1	NM_004702	ESM1	C20orf46
166	0. 308874	−0. 22684	0. 185946	0. 104228	0. 214238
169	0. 023318	0. 236897	0. 06428	0. 025582	−0. 29874
170	−0. 41122	0. 002571	−0. 30113	−0. 11678	−0. 26969
172	0. 00337	0. 034865	0. 22005	0. 445966	−0. 28
174	−0. 12968	−0. 25539	0. 088922	−0. 8972	−0. 21644
176	−0. 36794	−0. 07472	−0. 29042	0. 064152	0. 193794
177	0. 533114	0. 04296	0. 236501	−0. 0047	0. 103907
178	−0. 46909	−0. 01635	−0. 44561	−0. 23039	−0. 34258
180	0. 044794	0. 288864	0. 329209	0. 041764	−0. 29601
182	−0. 55953	0. 124283	−0. 46265	−0. 0383	−0. 18891
184	0. 057635	0. 406226	0. 266475	−0. 12928	−0. 21902
186	0. 416191	0. 126956	−0. 06705	−0. 22498	−0. 04675
187	−0. 32952	0. 251786	−0. 39263	−0. 36977	−0. 11479
188	−0. 29146	0. 131946	−0. 2812	−0. 16097	0. 028401
190	−0. 09327	0. 178108	−0. 30536	−0. 03242	−0. 27669
192	0. 038029	−0. 15832	0. 215868	−0. 31211	0. 218951
194	−0. 35637	0. 05443	−0. 26271	0. 017057	−0. 14117
195	0. 2224	0. 155876	0. 013896	−0. 1311	0. 991481
196	−0. 64435	0. 016994	−0. 44117	0. 09462	−0. 11235
197	−0. 55846	0. 181318	−0. 5229	−0. 47457	0. 076589
198	−0. 19026	−0. 01119	−0. 01402	−0. 05709	−0. 31609
200	−0. 33014	0. 116214	−0. 3726	−0. 21288	−0. 23995
203	0. 141445	−0. 24906	0. 141164	−0. 05491	−0. 26221
208	−0. 12698	−0. 01515	−0. 15959	−0. 0247	0. 289985

ID	CENPA	EGLN1	NM_004702	ESM1	C20orf46
209	−0. 1577	0. 006802	−0. 10014	−0. 00682	−0. 11661
210	−0. 07858	0. 041418	−0. 1461	−0. 14341	0. 146787
213	0. 083345	−0. 11582	−0. 22236	−0. 17109	0. 027058
217	0. 05161	−0. 02121	−0. 42359	0. 109578	−0. 04218
218	0. 356633	0. 167604	−0. 00505	−0. 16339	−0. 08107
220	−0. 41865	0. 259507	−0. 36801	−0. 18783	−0. 1315
236	0. 082648	−0. 05312	−0. 02237	−0. 4271	−0. 06993
243	−0. 6231	0. 13552	−0. 4367	−0. 29575	0. 263874
245	0. 152584	0. 188397	0. 138467	0. 365086	0. 226922
247	−0. 10172	−0. 03661	−0. 11	0. 055949	−0. 39034
249	−0. 09443	−0. 11087	0. 147958	−0. 14532	−0. 12754
256	−0. 33707	−0. 18789	−0. 064	−0. 1949	0. 233474
257	−0. 31122	−0. 21112	−0. 27857	0. 112406	−0. 21839
258	−0. 01796	−0. 24358	−0. 33335	−0. 19591	−0. 0863
260	−0. 25377	−0. 28165	−0. 3279	−0. 31884	−0. 32531
261	−0. 90917	−0. 00392	−0. 43744	−0. 57389	−0. 41557
263	−0. 11977	0. 121612	−0. 07748	0. 630524	−0. 12917
264	0. 069587	0. 030885	−0. 11985	−0. 06125	−0. 26176
265	0. 153055	−0. 30799	0. 022665	−0. 06019	0. 269126
267	−0. 00236	−0. 03515	0. 064237	0. 173242	0. 022285
269	0. 537625	0. 042735	−0. 37247	−0. 2099	−0. 1698
272	−0. 09523	−0. 00701	−0. 00636	0. 504014	0. 054705
273	0. 229797	0. 128842	−0. 0844	0. 053514	−0. 02571
275	−0. 23274	0. 148488	−0. 25382	−0. 2412	0. 936493

ID	CENPA	EGLN1	NM_004702	ESM1	C20orf46
276	0. 31576	−0. 0087	0. 032688	0. 360793	−0. 18803
277	−0. 31395	0. 028981	0. 038577	0. 048824	−0. 28608
280	−0. 5649	0. 058613	−0. 30691	0. 05272	−0. 28487
281	−0. 35911	0. 254179	−0. 30568	0. 359448	−0. 13087
282	−0. 30777	0. 059337	−0. 25876	0. 048344	−0. 34408
283	0. 076013	−0. 07271	0. 601775	0. 307169	−0. 19503
284	−0. 01941	−0. 03685	0. 050567	−0. 06768	−0. 28015
287	−0. 84769	0. 25587	−0. 65137	−0. 11165	−0. 10886
288	−0. 21399	−0. 02988	0. 031385	−0. 03494	−0. 12366
290	−0. 38615	0. 167432	−0. 07327	0. 087773	−0. 38759
291	−0. 14939	−0. 15588	−0. 18	0. 395313	0. 033052
293	−0. 00803	−0. 13404	0. 240724	0. 382849	−0. 23349
294	−0. 22923	−0. 1931	0. 140469	−0. 05225	−0. 2395
297	−0. 39702	−0. 27051	−0. 4546	−0. 40084	−0. 06583
298	−0. 45893	0. 098271	−0. 40965	0. 069046	−0. 01726
300	0. 029731	−0. 15095	0. 180731	−0. 17469	−0. 21396
301	−0. 07192	−0. 02712	0. 180199	0. 352839	−0. 01997
303	−0. 50373	0. 055621	−0. 38742	0. 348477	0. 018922
307	0. 362309	−0. 07285	−0. 02042	−0. 042	0. 108822
308	−0. 00887	−0. 12842	0. 059924	−0. 19166	−0. 2687
309	−0. 17702	−0. 20615	0. 003068	0. 101454	−0. 22914
310	0. 202725	0. 003179	0. 09044	−0. 45481	−0. 11005
311	0. 251568	−0. 01375	−0. 17302	0. 304956	−0. 31555
314	0. 163870	−0. 30865	0. 609751	−0. 0856	0. 151625

ID	CENPA	EGLN1	NM_004702	ESM1	C20orf46
315	−0. 65599	−0. 21911	−0. 62955	−0. 03204	−0. 34686
318	−0. 26545	−0. 237	−0. 33472	−0. 60313	−0. 11634
320	0. 106708	−0. 00178	0. 512332	0. 19114	−0. 2682
321	−0. 23642	0. 095771	−0. 21644	0. 452404	0. 151207
322	0. 474053	−0. 05585	0. 100918	0. 120888	−0. 28092
324	0. 260715	0. 033303	−0. 01814	−0. 0175	−0. 40162
325	−0. 46365	−0. 27094	−0. 17758	−0. 28232	−0. 4163
327	0. 122323	−0. 50108	0. 179913	0. 019418	−0. 25423
328	−0. 80464	−0. 11021	−0. 50214	−0. 09864	−0. 36932
330	0. 473011	0. 121115	−0. 01606	−0. 01578	−0. 10737
332	0. 091323	0. 168053	−0. 04513	0. 079349	−0. 23233
334	−0. 74265	0. 116545	−0. 66773	0. 040984	0. 171296
335	0. 391452	0. 279837	0. 165928	0. 285046	−0. 19362
337	0. 035497	0. 033132	0. 041091	−0. 02119	−0. 15791
340	0. 387139	−0. 05947	0. 18426	0. 156188	0. 050037
341	0. 042311	0. 144714	−0. 16769	−0. 30771	−0. 13502
343	−0. 31103	0. 166494	−0. 33133	−0. 38847	−0. 13968
345	−0. 42933	0. 118994	−0. 32564	0. 494792	−0. 19991
346	−0. 37890	0. 258255	−0. 28658	−0. 16651	−0. 22883
347	−0. 39113	0. 108557	−0. 23523	0. 026523	−0. 20489
350	−0. 18728	0. 139384	−0. 25232	0. 847352	−0. 23412
351	0. 260505	0. 233847	0. 208772	0. 146017	−0. 29526
353	0. 074101	0. 098182	−0. 05741	−0. 23145	0. 417832
357	−0. 50651	0. 01996	−0. 27595	−0. 18157	−0. 13854

ID	CENPA	EGLN1	NM_004702	ESM1	C20orf46
359	-0.09681	-0.01533	0.241248	0.067621	-0.17301
360	-0.51243	-0.19467	-0.50126	-0.57663	-0.3267
361	-0.59868	0.143936	-0.29242	0.054005	-0.34646
362	0.21094	-0.21088	0.291885	-0.02629	0.782444
363	-0.49687	-0.07562	0.036492	0.084302	-0.01548
370	-0.56407	-0.25362	-0.22867	-0.20419	-0.13139
373	-0.67566	-0.06828	-0.33732	-0.09498	0.007338
374	0.129099	-0.08081	0.227186	-0.05372	0.282031
375	-0.23203	0.030134	-0.20506	-0.17591	-0.10549
377	0.164752	-0.21999	0.223294	0.366286	0.288714
378	0.087766	-0.12006	0.071799	0.08035	0.103888
381	0.109536	-0.22729	-0.20342	-0.15878	-0.31744
383	-0.04732	-0.11869	-0.13749	0.044027	0.010446
385	-0.11496	-0.0726	0.266982	0.23042	-0.03255
387	-0.27954	-0.00112	0.045206	0.017018	-0.15388
389	0.192749	-0.06057	0.4568	-0.17054	-0.14168
390	-0.39482	-0.15091	-0.04329	-0.07748	-0.26751
392	0.309014	-0.50359	0.710067	-0.11762	-0.20433
393	-0.10477	0.008822	0.267204	-0.15267	0.544961
395	-0.22077	-0.00988	-0.25435	-0.12632	-0.16201
396	0.042699	-0.08665	0.160602	0.159641	0.957217
403	-0.27336	-0.21918	-0.45104	-0.58582	-0.19024
404	-0.61266	-0.07632	-0.35681	-0.61723	0.122158
117	-0.15971	0.058987	-0.28223	0.101528	-0.05874

第四章用到的 PBC 数据集

id	time	status	trt	age	sex	ascites	hepato
1	400	2	1	58. 76523	f	1	1
2	4500	0	1	56. 44627	f	0	1
3	1012	2	1	70. 07255	m	0	0
4	1925	2	1	54. 74059	f	0	1
5	1504	1	2	38. 10541	f	0	1
6	2503	2	2	66. 25873	f	0	1
7	1832	0	2	55. 53457	f	0	1
8	2466	2	2	53. 05681	f	0	0
9	2400	2	1	42. 50787	f	0	0
10	51	2	2	70. 55989	f	1	0
11	3762	2	2	53. 71389	f	0	1
12	304	2	2	59. 13758	f	0	0
13	3577	0	2	45. 68925	f	0	0
14	1217	2	2	56. 22177	m	1	1
15	3584	2	1	64. 64613	f	0	0
16	3672	0	2	40. 44353	f	0	0
17	769	2	2	52. 18344	f	0	1
18	131	2	1	53. 93018	f	0	1
19	4232	0	1	49. 56057	f	0	1
20	1356	2	2	59. 95346	f	0	1
21	3445	0	2	64. 18891	m	0	1
22	673	2	1	56. 27652	f	0	0

id	time	status	trt	age	sex	ascites	hepato
23	264	2	2	55. 96715	f	1	1
24	4079	2	1	44. 52019	m	0	1
25	4127	0	2	45. 07324	f	0	0
26	1444	2	2	52. 02464	f	0	1
27	77	2	2	54. 43943	f	1	1
28	549	2	2	44. 9473	f	1	1
29	4509	0	2	63. 8768	f	0	0
30	321	2	2	41. 38535	f	0	1
31	3839	2	2	41. 55236	f	0	1
32	4523	0	2	53. 99589	f	0	1
33	3170	2	2	51. 28268	f	0	0
34	3933	0	1	52. 06023	f	0	0
35	2847	2	2	48. 61875	f	0	0
36	3611	0	2	56. 41068	f	0	0
37	223	2	1	61. 72758	f	1	1
38	3244	2	2	36. 62697	f	0	1
39	2297	2	1	55. 3922	f	0	1
40	4467	0	1	46. 6694	f	0	0
41	1350	2	1	33. 6345	f	0	1
42	4453	0	2	33. 69473	f	0	1
43	4556	0	1	48. 87064	f	0	0
44	3428	2	2	37. 58248	f	0	1
45	4025	0	2	41. 79329	f	0	0
46	2256	2	1	45. 79877	f	0	1

id	time	status	trt	age	sex	ascites	hepato
47	2576	0	2	47. 42779	f	0	0
48	4427	0	2	49. 13621	m	0	0
49	708	2	2	61. 15264	f	0	1
50	2598	2	1	53. 50856	f	0	1
51	3853	2	2	52. 08761	f	0	0
52	2386	2	1	50. 54073	m	0	0
53	1000	2	1	67. 40862	f	0	1
54	1434	2	1	39. 19781	f	1	1
55	1360	2	1	65. 76318	m	0	0
56	1847	2	2	33. 61807	f	0	1
57	3282	2	1	53. 57153	f	0	1
58	4459	0	1	44. 56947	m	0	0
59	2224	2	1	40. 39425	f	0	1
60	4365	0	1	58. 38193	f	0	0
61	4256	0	2	43. 8987	m	0	0
62	3090	2	2	60. 70637	f	1	0
63	859	2	2	46. 62834	f	0	0
64	1487	2	2	62. 9076	f	0	1
65	3992	0	1	40. 2026	f	0	0
66	4191	2	1	46. 45311	m	0	1
67	2769	2	2	51. 28816	f	0	0
68	4039	0	1	32. 61328	f	0	0
69	1170	2	1	49. 33881	f	0	1
70	3458	0	1	56. 39973	f	0	0

id	time	status	trt	age	sex	ascites	hepato
71	4196	0	2	48. 846	f	0	1
72	4184	0	2	32. 49281	f	0	0
73	4190	0	2	38. 49418	f	0	0
74	1827	2	1	51. 9206	f	0	1
75	1191	2	1	43. 51814	f	1	1
76	71	2	1	51. 94251	f	0	1
77	326	2	2	49. 82615	f	0	1
78	1690	2	1	47. 94524	f	0	1
79	3707	0	1	46. 51608	f	0	1
80	890	2	2	67. 41136	m	0	1
81	2540	2	1	63. 26352	f	0	1
82	3574	2	1	67. 31006	f	0	0
83	4050	0	1	56. 01369	f	0	1
84	4032	0	2	55. 83025	f	0	0
85	3358	2	2	47. 21697	f	0	1
86	1657	2	1	52. 75838	f	0	1
87	198	2	1	37. 27858	f	0	0
88	2452	0	2	41. 39357	f	0	0
89	1741	2	1	52. 44353	f	0	1
90	2689	2	1	33. 4757	m	0	0
91	460	2	2	45. 60712	f	0	1
92	388	2	1	76. 7091	f	1	0
93	3913	0	1	36. 53388	f	0	0
94	750	2	1	53. 9165	f	0	1

id	time	status	trt	age	sex	ascites	hepato
95	130	2	2	46. 39014	f	1	1
96	3850	0	1	48. 846	f	0	0
97	611	2	2	71. 89322	m	0	1
98	3823	0	1	28. 88433	f	0	0
99	3820	0	2	48. 46817	m	0	0
100	552	2	2	51. 46886	m	0	1
101	3581	0	2	44. 95003	f	0	0
102	3099	0	1	56. 56947	f	0	0
103	110	2	2	48. 96372	f	1	1
104	3086	2	1	43. 01711	f	0	0
105	3092	1	2	34. 0397	f	0	1
106	3222	2	1	68. 50924	f	1	1
107	3388	0	2	62. 52156	f	0	0
108	2583	2	1	50. 35729	f	0	0
109	2504	0	2	44. 06297	f	0	0
110	2105	2	1	38. 91034	f	0	1
111	2350	1	1	41. 15264	f	0	0
112	3445	2	2	55. 45791	f	0	1
113	980	2	1	51. 2334	f	0	1
114	3395	2	2	52. 82683	m	0	0
115	3422	0	2	42. 63929	f	0	0
116	3336	0	1	61. 0705	f	0	0
117	1083	2	1	49. 6564	f	0	1
118	2288	2	1	48. 85421	f	0	1

id	time	status	trt	age	sex	ascites	hepato
119	515	2	1	54. 25599	f	0	0
120	2033	1	1	35. 15127	m	0	0
121	191	2	2	67. 90691	m	1	1
122	3297	0	1	55. 436	f	0	0
123	971	2	1	45. 82067	f	0	1
124	3069	0	1	52. 8898	m	0	1
125	2468	1	2	47. 18138	f	0	1
126	824	2	1	53. 5989	f	1	1
127	3255	0	2	44. 10404	f	0	0
128	1037	2	1	41. 94935	f	0	1
129	3239	0	1	63. 61396	f	0	1
130	1413	2	2	44. 22724	f	0	1
131	850	2	2	62. 00137	f	0	1
132	2944	0	1	40. 55305	f	0	0
133	2796	2	2	62. 64476	m	0	0
134	3149	0	2	42. 33539	f	0	0
135	3150	0	1	42. 96783	f	0	0
136	3098	0	1	55. 96167	f	0	0
137	2990	0	1	62. 86105	f	0	0
138	1297	2	1	51. 24983	m	0	1
139	2106	0	2	46. 76249	f	0	1
140	3059	0	1	54. 07529	f	0	1
141	3050	0	1	47. 03628	f	0	0
142	2419	2	2	55. 72621	f	0	1

id	time	status	trt	age	sex	ascites	hepato
143	786	2	2	46.10267	f	0	1
144	943	2	2	52.28747	f	0	1
145	2976	0	2	51.20055	f	0	0
146	2615	0	2	33.86448	f	0	0
147	2995	0	1	75.01164	f	0	0
148	1427	2	2	30.86379	f	0	1
149	762	2	1	61.80424	m	0	1
150	2891	0	2	34.987	f	0	0
151	2870	0	1	55.04175	f	0	0
152	1152	2	1	69.94114	m	0	1
153	2863	0	1	49.60438	f	0	0
154	140	2	1	69.37714	m	0	0
155	2666	0	2	43.55647	f	0	1
156	853	2	2	59.40862	f	0	1
157	2835	0	2	48.75838	f	0	0
158	2475	1	1	36.49281	f	0	0
159	1536	2	2	45.76044	m	0	0
160	2772	0	2	57.37166	f	0	0
161	2797	0	2	42.74333	f	0	0
162	186	2	2	58.81725	f	0	1
163	2055	2	1	53.4976	f	0	0
164	264	2	2	43.4141	f	0	1
165	1077	2	1	53.30595	m	0	1
166	2721	0	2	41.35524	f	0	1

id	time	status	trt	age	sex	ascites	hepato
167	1682	2	1	60. 95825	m	0	1
168	2713	0	2	47. 75359	f	0	1
169	1212	2	2	35. 49076	f	0	0
170	2692	0	1	48. 66256	f	0	0
171	2574	0	1	52. 66804	f	0	0
172	2301	0	2	49. 86995	f	0	0
173	2657	0	1	30. 27515	f	0	1
174	2644	0	1	55. 56742	f	0	0
175	2624	0	2	52. 15332	f	0	0
176	1492	2	1	41. 60986	f	0	1
177	2609	0	2	55. 45243	f	0	0
178	2580	0	1	70. 00411	f	0	0
179	2573	0	2	43. 94251	f	0	1
180	2563	0	2	42. 5681	f	0	0
181	2556	0	1	44. 56947	f	0	1
182	2555	0	1	56. 94456	f	0	1
183	2241	1	2	40. 2601	f	0	0
184	974	2	2	37. 60712	f	0	1
185	2527	0	1	48. 3614	f	0	0
186	1576	2	1	70. 83641	f	0	0
187	733	2	2	35. 79192	f	0	1
188	2332	0	1	62. 62286	f	0	1
189	2456	0	2	50. 6475	f	0	1
190	2504	0	1	54. 52704	f	0	0

id	time	status	trt	age	sex	ascites	hepato
191	216	2	2	52. 69268	f	1	1
192	2443	0	1	52. 72005	f	0	1
193	797	2	2	56. 77207	f	0	0
194	2449	0	1	44. 39699	f	0	0
195	2330	0	1	29. 5551	f	0	1
196	2363	0	1	57. 04038	f	0	1
197	2365	0	1	44. 62697	f	0	0
198	2357	0	2	35. 7974	f	0	0
199	1592	0	1	40. 71732	f	0	0
200	2318	0	2	32. 23272	f	0	0
201	2294	0	2	41. 0924	f	0	1
202	2272	0	1	61. 63997	f	0	0
203	2221	0	2	37. 05681	f	0	1
204	2090	2	2	62. 57906	f	0	0
205	2081	2	1	48. 97741	f	1	0
206	2255	0	1	61. 99042	f	0	0
207	2171	0	1	72. 77207	f	0	0
208	904	2	1	61. 295	f	0	1
209	2216	0	2	52. 62423	f	0	1
210	2224	0	2	49. 76318	m	0	1
211	2195	0	2	52. 91444	f	0	0
212	2176	0	2	47. 26352	f	0	0
213	2178	0	1	50. 20397	f	0	0
214	1786	2	2	69. 34702	f	0	1

id	time	status	trt	age	sex	ascites	hepato
215	1080	2	2	41.16906	f	0	0
216	2168	0	1	59.16496	f	0	0
217	790	2	2	36.0794	f	0	1
218	2170	0	1	34.59548	f	0	0
219	2157	0	2	42.71321	f	0	0
220	1235	2	1	63.63039	f	0	0
221	2050	0	2	56.62971	f	0	1
222	597	2	2	46.2642	f	0	1
223	334	2	1	61.24298	f	1	1
224	1945	0	1	38.62012	f	0	0
225	2022	0	1	38.7707	f	0	0
226	1978	0	2	56.69541	f	0	1
227	999	2	1	58.9514	m	0	0
228	1967	0	2	36.92266	f	0	0
229	348	2	1	62.41478	f	1	1
230	1979	0	2	34.60917	f	0	1
231	1165	2	2	58.33539	f	0	1
232	1951	0	1	50.18207	f	0	1
233	1932	0	1	42.68583	f	0	1
234	1776	0	2	34.37919	f	0	0
235	1882	0	2	33.18275	f	0	1
236	1908	0	1	38.38193	f	0	1
237	1882	0	1	59.76181	f	0	1
238	1874	0	2	66.41205	f	0	0

id	time	status	trt	age	sex	ascites	hepato
239	694	2	1	46. 78987	f	0	1
240	1831	0	1	56. 0794	f	0	0
241	837	1	2	41. 3744	f	0	1
242	1810	0	1	64. 57221	f	0	1
243	930	2	2	67. 48802	f	0	1
244	1690	2	1	44. 82957	f	0	0
245	1790	0	2	45. 77139	f	0	1
246	1435	1	1	32. 95003	f	0	1
247	732	1	1	41. 22108	f	0	1
248	1785	0	2	55. 41684	f	0	1
249	1783	0	1	47. 98084	f	0	0
250	1769	0	2	40. 79124	f	0	1
251	1457	0	1	56. 97467	f	0	0
252	1770	0	1	68. 4627	f	0	1
253	1765	0	1	78. 43943	m	1	1
254	737	1	1	39. 85763	f	0	1
255	1735	0	2	35. 31006	f	0	1
256	1701	0	1	31. 44422	f	0	0
257	1614	0	1	58. 2642	f	0	0
258	1702	0	1	51. 48802	f	0	0
259	1615	0	2	59. 96988	f	0	1
260	1656	0	2	74. 5243	m	0	1
261	1677	0	2	52. 36413	f	0	1
262	1666	0	2	42. 78713	f	0	1

id	time	status	trt	age	sex	ascites	hepato
263	1301	1	2	34. 87474	f	0	1
264	1542	1	2	44. 13963	f	0	1
265	1084	1	2	46. 38193	f	0	1
266	1614	0	1	56. 30938	f	0	0
267	179	2	1	70. 9076	f	1	1
268	1191	2	1	55. 39493	f	1	1
269	1363	0	2	45. 08419	f	0	0
270	1568	0	1	26. 27789	f	0	1
271	1569	0	2	50. 47228	f	0	1
272	1525	0	1	38. 39836	f	0	0
273	1558	0	2	47. 41958	f	0	0
274	1447	1	1	47. 98084	f	0	0
275	1349	0	1	38. 31622	f	0	0
276	1481	0	1	50. 10815	f	0	0
277	1434	0	2	35. 0883	f	0	0
278	1420	0	2	32. 50376	f	0	0
279	1433	0	2	56. 15332	f	0	0
280	1412	0	1	46. 15469	f	0	0
281	41	2	1	65. 88364	f	1	0
282	1455	0	2	33. 94387	f	0	1
283	1030	0	2	62. 86105	f	0	0
284	1418	0	2	48. 564	f	0	0
285	1401	0	1	46. 34908	f	0	0
286	1408	0	1	38. 85284	f	0	1

id	time	status	trt	age	sex	ascites	hepato
287	1234	0	1	58.6475	f	0	0
288	1067	1	2	48.93634	f	0	1
289	799	2	1	67.5729	m	0	1
290	1363	0	1	65.98494	f	0	0
291	901	1	1	40.90075	f	0	0
292	1329	0	2	50.24504	m	0	1
293	1320	0	2	57.19644	f	0	1
294	1302	0	1	60.53662	m	0	1
295	877	1	1	35.35113	m	0	0
296	1321	0	2	31.38125	f	0	0
297	533	1	1	55.98631	m	0	1
298	1300	0	2	52.72553	f	0	1
299	1293	0	1	38.09172	f	0	0
300	207	2	2	58.17112	f	0	1
301	1295	0	2	45.21013	f	0	0
302	1271	0	1	37.79877	f	0	0
303	1250	0	2	60.65982	f	0	1
304	1230	0	1	35.53457	f	0	0
305	1216	0	2	43.06639	f	0	1
306	1216	0	2	56.39151	f	0	1
307	1149	0	2	30.57358	f	0	0
308	1153	0	1	61.18275	f	0	1
309	994	0	2	58.29979	f	0	0
310	939	0	1	62.33265	f	0	0

id	time	status	trt	age	sex	ascites	hepato
311	839	0	1	37. 99863	f	0	0
312	788	0	2	33. 15264	f	0	0
313	4062	0	NA	60	f	NA	NA
314	3561	2	NA	64. 99932	f	NA	NA
315	2844	0	NA	54. 00137	f	NA	NA
316	2071	2	NA	75. 00068	f	NA	NA
317	3030	0	NA	62. 00137	f	NA	NA
318	1680	0	NA	43. 00068	f	NA	NA
319	41	2	NA	46. 00137	f	NA	NA
320	2403	0	NA	44	f	NA	NA
321	1170	0	NA	60. 99932	m	NA	NA
322	2011	2	NA	64	f	NA	NA
323	3523	0	NA	40	f	NA	NA
324	3468	0	NA	63. 00068	f	NA	NA
325	4795	0	NA	34. 00137	f	NA	NA
326	1236	0	NA	52	f	NA	NA
327	4214	0	NA	48. 99932	f	NA	NA
328	2111	2	NA	54. 00137	f	NA	NA
329	1462	2	NA	63. 00068	f	NA	NA
330	1746	2	NA	54. 00137	m	NA	NA
331	94	2	NA	46. 00137	f	NA	NA
332	785	2	NA	52. 99932	f	NA	NA
333	1518	2	NA	56	f	NA	NA
334	466	2	NA	56	f	NA	NA

id	time	status	trt	age	sex	ascites	hepato
335	3527	0	NA	55. 00068	f	NA	NA
336	2635	0	NA	64. 99932	f	NA	NA
337	2286	2	NA	56	f	NA	NA
338	791	2	NA	47. 00068	f	NA	NA
339	3492	0	NA	60	f	NA	NA
340	3495	0	NA	52. 99932	f	NA	NA
341	111	2	NA	54. 00137	f	NA	NA
342	3231	0	NA	50. 00137	f	NA	NA
343	625	2	NA	48	f	NA	NA
344	3157	0	NA	36	f	NA	NA
345	3021	1	NA	48	f	NA	NA
346	559	2	NA	70. 00137	f	NA	NA
347	2812	2	NA	51. 00068	f	NA	NA
348	2834	0	NA	52	m	NA	NA
349	2855	0	NA	54. 00137	f	NA	NA
350	662	2	NA	48	f	NA	NA
351	727	2	NA	66. 00137	f	NA	NA
352	2716	0	NA	52. 99932	f	NA	NA
353	2698	0	NA	62. 00137	f	NA	NA
354	990	2	NA	59. 00068	f	NA	NA
355	2338	0	NA	39. 00068	f	NA	NA
356	1616	2	NA	67. 00068	f	NA	NA
357	2563	0	NA	58. 00137	f	NA	NA
358	2537	0	NA	64	f	NA	NA

id	time	status	trt	age	sex	ascites	hepato
359	2534	0	NA	46.00137	f	NA	NA
360	778	2	NA	64	f	NA	NA
361	617	1	NA	40.99932	f	NA	NA
362	2267	1	NA	48.99932	f	NA	NA
363	2249	0	NA	44	f	NA	NA
364	359	2	NA	59.00068	f	NA	NA
365	1925	0	NA	63.00068	f	NA	NA
366	249	2	NA	60.99932	f	NA	NA
367	2202	0	NA	64	f	NA	NA
368	43	2	NA	48.99932	f	NA	NA
369	1197	2	NA	42.00137	f	NA	NA
370	1095	2	NA	50.00137	f	NA	NA
371	489	2	NA	51.00068	f	NA	NA
372	2149	0	NA	36.99932	f	NA	NA
373	2103	0	NA	62.00137	f	NA	NA
374	1980	0	NA	51.00068	f	NA	NA
375	1347	1	NA	52	f	NA	NA
376	1478	2	NA	44	m	NA	NA
377	1987	0	NA	32.99932	f	NA	NA
378	1168	2	NA	60	f	NA	NA
379	597	2	NA	63.00068	f	NA	NA
380	1725	1	NA	32.99932	f	NA	NA
381	1899	0	NA	40.99932	m	NA	NA
382	221	2	NA	51.00068	f	NA	NA

id	time	status	trt	age	sex	ascites	hepato
383	1022	1	NA	36.99932	f	NA	NA
384	1639	0	NA	59.00068	f	NA	NA
385	1635	0	NA	55.00068	f	NA	NA
386	1654	0	NA	54.00137	m	NA	NA
387	1653	0	NA	48.99932	f	NA	NA
388	1560	0	NA	40	f	NA	NA
389	1581	0	NA	67.00068	f	NA	NA
390	1419	0	NA	68	m	NA	NA
391	1443	0	NA	40.99932	f	NA	NA
392	1368	0	NA	68.99932	f	NA	NA
393	193	2	NA	52	f	NA	NA
394	1367	0	NA	56.99932	f	NA	NA
395	1329	0	NA	36	f	NA	NA
396	1343	0	NA	50.00137	f	NA	NA
397	1328	0	NA	64	f	NA	NA
398	1375	0	NA	62.00137	f	NA	NA
399	1260	0	NA	42.00137	f	NA	NA
400	1223	0	NA	44	f	NA	NA
401	935	2	NA	68.99932	f	NA	NA
402	943	0	NA	52	f	NA	NA
403	1141	0	NA	66.00137	f	NA	NA
404	1092	0	NA	40	f	NA	NA
405	1150	0	NA	52	f	NA	NA
406	703	2	NA	46.00137	f	NA	NA

id	time	status	trt	age	sex	ascites	hepato
407	1129	0	NA	54. 00137	m	NA	NA
408	1086	0	NA	51. 00068	f	NA	NA
409	1067	0	NA	43. 00068	f	NA	NA
410	1072	0	NA	39. 00068	f	NA	NA
411	1119	0	NA	51. 00068	f	NA	NA
412	1097	0	NA	67. 00068	f	NA	NA
413	989	0	NA	35. 00068	f	NA	NA
414	681	2	NA	67. 00068	f	NA	NA
415	1103	0	NA	39. 00068	f	NA	NA
416	1055	0	NA	56. 99932	f	NA	NA
417	691	0	NA	58. 00137	f	NA	NA
418	976	0	NA	52. 99932	f	NA	NA

id	spiders	edema	bili	chol	albumin	copper	alk. phos
1	1	1	14. 5	261	2. 6	156	1718
2	1	0	1. 1	302	4. 14	54	7394. 8
3	0	0. 5	1. 4	176	3. 48	210	516
4	1	0. 5	1. 8	244	2. 54	64	6121. 8
5	1	0	3. 4	279	3. 53	143	671
6	0	0	0. 8	248	3. 98	50	944
7	0	0	1	322	4. 09	52	824
8	0	0	0. 3	280	4	52	4651. 2
9	1	0	3. 2	562	3. 08	79	2276
10	1	1	12. 6	200	2. 74	140	918

id	spiders	edema	bili	chol	albumin	copper	alk. phos
11	1	0	1. 4	259	4. 16	46	1104
12	1	0	3. 6	236	3. 52	94	591
13	0	0	0. 7	281	3. 85	40	1181
14	0	1	0. 8	NA	2. 27	43	728
15	0	0	0. 8	231	3. 87	173	9009. 8
16	0	0	0. 7	204	3. 66	28	685
17	0	0	2. 7	274	3. 15	159	1533
18	1	1	11. 4	178	2. 8	588	961
19	0	0. 5	0. 7	235	3. 56	39	1881
20	0	0	5. 1	374	3. 51	140	1919
21	1	0	0. 6	252	3. 83	41	843
22	1	0	3. 4	271	3. 63	464	1376
23	1	1	17. 4	395	2. 94	558	6064. 8
24	0	0	2. 1	456	4	124	5719
25	0	0	0. 7	298	4. 1	40	661
26	1	0	5. 2	1128	3. 68	53	3228
27	1	0. 5	21. 6	175	3. 31	221	3697. 4
28	1	1	17. 2	222	3. 23	209	1975
29	0	0	0. 7	370	3. 78	24	5833
30	1	0	3. 6	260	2. 54	172	7277
31	0	0	4. 7	296	3. 44	114	9933. 2
32	0	0	1. 8	262	3. 34	101	7277
33	0	0	0. 8	210	3. 19	82	1592
34	0	0	0. 8	364	3. 7	37	1840

id	spiders	edema	bili	chol	albumin	copper	alk. phos
35	0	0	1. 2	314	3. 2	201	12258. 8
36	0	0	0. 3	172	3. 39	18	558
37	0	1	7. 1	334	3. 01	150	6931. 2
38	1	0	3. 3	383	3. 53	102	1234
39	0	0	0. 7	282	3	52	9066. 8
40	0	0	1. 3	NA	3. 34	105	11046. 6
41	0	0	6. 8	NA	3. 26	96	1215
42	1	0	2. 1	NA	3. 54	122	8778
43	0	0	1. 1	361	3. 64	36	5430. 2
44	1	1	3. 3	299	3. 55	131	1029
45	0	0	0. 6	NA	3. 93	19	1826
46	0	0	5. 7	482	2. 84	161	11552
47	0	0	0. 5	316	3. 65	68	1716
48	0	0	1. 9	259	3. 7	281	10396. 8
49	0	0	0. 8	NA	3. 82	58	678
50	0	0	1. 1	257	3. 36	43	1080
51	0	0	0. 8	276	3. 6	54	4332
52	0	0	6	614	3. 7	158	5084. 4
53	0	0	2. 6	NA	3. 1	94	6456. 2
54	1	1	1. 3	288	3. 4	262	5487. 2
55	0	0	1. 8	416	3. 94	121	10165
56	1	0	1. 1	498	3. 8	88	13862. 4
57	0	0. 5	2. 3	260	3. 18	231	11320. 2
58	0	0	0. 7	242	4. 08	73	5890

id	spiders	edema	bili	chol	albumin	copper	alk. phos
59	1	0	0.8	329	3.5	49	7622.8
60	0	0	0.9	604	3.4	82	876
61	0	0	0.6	216	3.94	28	601
62	0	0	1.3	302	2.75	58	1523
63	1	1	22.5	932	3.12	95	5396
64	0	0	2.1	373	3.5	52	1009
65	0	0	1.2	256	3.6	74	724
66	0	0	1.4	427	3.7	105	1909
67	0	0	1.1	466	3.91	84	1787
68	0	0	0.7	174	4.09	58	642
69	1	0.5	20	652	3.46	159	3292
70	0	0	0.6	NA	4.64	20	666
71	0	0	1.2	258	3.57	79	2201
72	0	0	0.5	320	3.54	51	1243
73	0	0	0.7	132	3.6	17	423
74	1	0	8.4	558	3.99	280	967
75	1	0.5	17.1	674	2.53	207	2078
76	1	0.5	12.2	394	3.08	111	2132
77	1	0.5	6.6	244	3.41	199	1819
78	0	0	6.3	436	3.02	75	2176
79	0	0	0.8	315	4.24	13	1637
80	0	0	7.2	247	3.72	269	1303
81	1	0	14.4	448	3.65	34	1218
82	0	0	4.5	472	4.09	154	1580

id	spiders	edema	bili	chol	albumin	copper	alk. phos
83	0	0. 5	1. 3	250	3. 5	48	1138
84	0	0	0. 4	263	3. 76	29	1345
85	0	0	2. 1	262	3. 48	58	2045
86	1	0	5	1600	3. 21	75	2656
87	0	0	1. 1	345	4. 4	75	1860
88	0	0. 5	0. 6	296	4. 06	37	1032
89	0	0	2	408	3. 65	50	1083
90	0	0	1. 6	660	4. 22	94	1857
91	1	0. 5	5	325	3. 47	110	2460
92	0	1	1. 4	206	3. 13	36	1626
93	0	0	1. 3	353	3. 67	73	2039
94	1	0	3. 2	201	3. 11	178	1212
95	1	1	17. 4	NA	2. 64	182	559
96	0	0	1	NA	3. 7	33	1258
97	0	0. 5	2	420	3. 26	62	3196
98	0	0	1	239	3. 77	77	1877
99	0	0	1. 8	460	3. 35	148	1472
100	0	0	2. 3	178	3	145	746
101	0	0	0. 9	400	3. 6	31	1689
102	0	0	0. 9	248	3. 97	172	646
103	1	1	2. 5	188	3. 67	57	1273
104	0	0	1. 1	303	3. 64	20	2108
105	0	0	1. 1	464	4. 2	38	1644
106	0	0	2. 1	NA	3. 9	50	1087

id	spiders	edema	bili	chol	albumin	copper	alk. phos
107	0	0	0.6	212	4.03	10	648
108	0	0	0.4	127	3.5	14	1062
109	0	0	0.5	120	3.61	53	804
110	1	0	1.9	486	3.54	74	1052
111	0	0	5.5	528	4.18	77	2404
112	1	0	2	267	3.67	89	754
113	1	0	6.7	374	3.74	103	979
114	0	0	3.2	259	4.3	208	1040
115	1	0	0.7	303	4.19	81	1584
116	1	0.5	3	458	3.63	74	1588
117	1	0	6.5	950	3.11	111	2374
118	0	0	3.5	390	3.3	67	878
119	1	0	0.6	636	3.83	129	944
120	0	0	3.5	325	3.98	444	766
121	0	1	1.3	151	3.08	73	1112
122	0	0	0.6	298	4.13	29	758
123	1	1	5.1	NA	3.23	18	790
124	0	0	0.6	251	3.9	25	681
125	0	0	1.3	316	3.51	75	1162
126	1	0	1.2	269	3.12	NA	1441
127	0	0	0.5	268	4.08	9	1174
128	1	0	16.2	NA	2.89	42	1828
129	0	0	0.9	420	3.87	30	1009
130	1	0	17.4	1775	3.43	205	2065

id	spiders	edema	bili	chol	albumin	copper	alk. phos
131	1	0	2. 8	242	3. 8	74	614
132	0	0	1. 9	448	3. 83	60	1052
133	0	0	1. 5	331	3. 95	13	577
134	0	0	0. 7	578	3. 67	35	1353
135	0	0	0. 4	263	3. 57	123	836
136	0	0	0. 8	263	3. 35	27	1636
137	0	0	1. 1	399	3. 6	79	3472
138	0	0	7. 3	426	3. 93	262	2424
139	0	0	1. 1	328	3. 31	159	1260
140	0	0	1. 1	290	4. 09	38	2120
141	0	0	0. 9	346	3. 77	59	794
142	0	0	1	364	3. 48	20	720
143	0	0	2. 9	332	3. 6	86	1492
144	0	0. 5	28	556	3. 26	152	3896
145	1	0	0. 7	309	3. 84	96	858
146	0	0. 5	1. 2	NA	3. 89	58	1284
147	0	0. 5	1. 2	288	3. 37	32	791
148	0	0	7. 2	1015	3. 26	247	3836
149	1	0. 5	3	257	3. 79	290	1664
150	1	0	1	NA	3. 63	57	1536
151	0	0	0. 9	460	3. 03	57	721
152	0	0	2. 3	586	3. 01	243	2276
153	0	0	0. 5	217	3. 85	68	453
154	1	1	2. 4	168	2. 56	225	1056

id	spiders	edema	bili	chol	albumin	copper	alk. phos
155	1	0. 5	0. 6	220	3. 35	57	1620
156	0	0	25. 5	358	3. 52	219	2468
157	0	0	0. 6	286	3. 42	34	1868
158	0	0	3. 4	450	3. 37	32	1408
159	0	0	2. 5	317	3. 46	217	714
160	0	0	0. 6	217	3. 62	13	414
161	0	0	2. 3	502	3. 56	4	964
162	1	0	3. 2	260	3. 19	91	815
163	0	0	0. 3	233	4. 08	20	622
164	1	0. 5	8. 5	NA	3. 34	161	1428
165	0	0	4	196	3. 45	80	2496
166	0	0	5. 7	1480	3. 26	84	1960
167	0	0	0. 9	376	3. 86	200	1015
168	0	0	0. 4	257	3. 8	44	842
169	0	0	1. 3	408	4. 22	67	1387
170	0	0	1. 2	390	3. 61	32	1509
171	0	0	0. 5	NA	4. 52	31	784
172	1	0	1. 3	205	3. 34	65	1031
173	1	0	3	236	3. 42	76	1403
174	0	0	0. 5	NA	3. 85	63	663
175	0	0	0. 8	283	3. 8	152	718
176	1	0	3. 2	NA	3. 56	77	1790
177	0	0	0. 9	258	4. 01	49	559
178	0	0	0. 6	NA	4. 08	51	665

id	spiders	edema	bili	chol	albumin	copper	alk. phos
179	0	0	1. 8	396	3. 83	39	2148
180	0	0	4. 7	478	4. 38	44	1629
181	1	0	1. 4	248	3. 58	63	554
182	0	0	0. 6	NA	3. 69	161	674
183	0	0	0. 5	201	3. 73	44	1345
184	0	0	11	674	3. 55	358	2412
185	0	0	0. 8	256	3. 54	42	1132
186	1	0. 5	2	225	3. 53	51	933
187	0	0	14	808	3. 43	251	2870
188	0	0	0. 7	187	3. 48	41	654
189	0	0	1. 3	360	3. 63	52	1812
190	1	0	2. 3	NA	3. 93	24	1828
191	1	0	24. 5	1092	3. 35	233	3740
192	0	0	0. 9	308	3. 69	67	696
193	0	0	10. 8	932	3. 19	267	2184
194	0	0	1. 5	293	4. 3	50	975
195	0	0	3. 7	347	3. 9	76	2544
196	1	0	1. 4	226	3. 36	13	810
197	0	0	0. 6	266	3. 97	25	1164
198	1	0	0. 7	286	2. 9	38	1692
199	0	0	2. 1	392	3. 43	52	1395
200	1	0	4. 7	236	3. 55	112	1391
201	0	0	0. 6	235	3. 2	26	1758
202	0	0	0. 5	223	3. 8	15	1044

id	spiders	edema	bili	chol	albumin	copper	alk. phos
203	0	0	0. 5	149	4. 04	227	598
204	0	0	0. 7	255	3. 74	23	1024
205	0	0	2. 5	382	3. 55	108	1516
206	0	0	0. 6	213	4. 07	12	5300
207	0	0. 5	0. 6	NA	3. 33	14	733
208	0	0	3. 9	396	3. 2	58	1440
209	1	0	0. 7	252	4. 01	11	1210
210	0	0	0. 9	346	3. 37	81	1098
211	0	0	1. 3	NA	3. 76	27	1282
212	0	0	1. 2	232	3. 98	11	1074
213	1	0	0. 5	400	3. 4	9	1134
214	0	0	0. 9	404	3. 43	34	1866
215	0	0	5. 9	1276	3. 85	141	1204
216	0	0	0. 5	NA	3. 68	20	856
217	0	0	11. 4	608	3. 31	65	1790
218	0	0	0. 5	NA	3. 89	29	897
219	0	0	1. 6	215	4. 17	67	936
220	1	0	3. 8	426	3. 22	96	2716
221	0	0	0. 9	360	3. 65	72	3186
222	0	0	4. 5	372	3. 38	227	2310
223	0	1	14. 1	448	2. 43	123	1833
224	0	0	1	309	3. 66	67	1214
225	0	0	0. 7	274	3. 66	108	1065
226	0	0	0. 5	223	3. 7	39	884

id	spiders	edema	bili	chol	albumin	copper	alk. phos
227	0	0	2. 3	316	3. 35	172	1601
228	0	0	0. 7	215	3. 35	41	645
229	0	0. 5	4. 5	191	3. 05	200	1020
230	1	0	3. 3	302	3. 41	51	310
231	1	0	3. 4	518	1. 96	115	2250
232	0	0	0. 4	267	3. 02	47	1001
233	1	0	0. 9	514	3. 06	412	2622
234	0	0	0. 9	578	3. 35	78	976
235	0	0	13	1336	4. 16	71	3510
236	1	0	1. 5	253	3. 79	67	1006
237	0	0	1. 6	442	2. 95	105	820
238	0	0. 5	0. 6	280	3. 35	NA	1093
239	1	0	0. 8	300	2. 94	231	1794
240	0	0	0. 4	232	3. 72	24	369
241	1	0	4. 4	316	3. 62	308	1119
242	0	0	1. 9	354	2. 97	86	1553
243	0	0	8	468	2. 81	139	2009
244	1	0	3. 9	350	3. 22	121	1268
245	0	0	0. 6	273	3. 65	48	794
246	0	0	2. 1	387	3. 77	63	1613
247	0	0	6. 1	1712	2. 83	89	3681
248	0	0	0. 8	324	3. 51	39	1237
249	1	0	1. 3	242	3. 2	35	1556
250	0	0	0. 6	299	3. 36	23	2769

id	spiders	edema	bili	chol	albumin	copper	alk. phos
251	0	0	0. 5	227	3. 61	40	676
252	1	0	1. 1	246	3. 35	116	924
253	1	0	7. 1	243	3. 03	380	983
254	1	0	3. 1	227	3. 75	121	1136
255	1	0	0. 7	193	3. 85	35	466
256	0	0	1. 1	336	3. 74	48	823
257	0	0	0. 5	280	4. 23	36	377
258	0	0	1. 1	414	3. 44	80	1003
259	0	0	3. 1	277	2. 97	42	1110
260	0	0	5. 6	232	3. 59	188	1120
261	1	0	3. 2	375	3. 14	129	857
262	0	0	2. 8	322	3. 06	65	2562
263	1	0. 5	1. 1	432	3. 57	45	1406
264	1	0	3. 4	356	3. 12	188	1911
265	0	0	3. 5	348	3. 2	121	938
266	0	0	0. 5	318	3. 32	52	613
267	1	1	6. 6	222	2. 33	138	620
268	0	0. 5	6. 4	344	2. 75	16	834
269	0	0	3. 6	374	3. 5	143	1428
270	1	0	1	448	3. 74	102	1128
271	0	0	1	321	3. 5	94	955
272	0	0	0. 5	226	2. 93	22	674
273	1	0	2. 2	328	3. 46	75	1677
274	0	0	1. 6	NA	3. 07	136	1995

id	spiders	edema	bili	chol	albumin	copper	alk. phos
275	0	0	2. 2	572	3. 77	77	2520
276	0	0	1	219	3. 85	67	640
277	0	0. 5	1	317	3. 56	44	1636
278	0	0	5. 6	338	3. 7	130	2139
279	0	0	0. 5	198	3. 77	38	911
280	0	0	1. 6	325	3. 69	69	2583
281	0	1	17. 9	175	2. 1	220	705
282	0	0	1. 3	304	3. 52	97	1622
283	0	0	1. 1	412	3. 99	103	1293
284	0	0	1. 3	291	3. 44	75	1082
285	0	0	0. 8	253	3. 48	65	688
286	1	0	2	310	3. 36	70	1257
287	1	0	6. 4	373	3. 46	155	1768
288	0	0. 5	8. 7	310	3. 89	107	637
289	0	0. 5	4	416	3. 99	177	960
290	0	0	1. 4	294	3. 57	33	722
291	0	0	3. 2	339	3. 18	123	3336
292	0	0	8. 6	546	3. 73	84	1070
293	1	1	8. 5	194	2. 98	196	815
294	0	0	6. 6	1000	3. 07	88	3150
295	0	0	2. 4	646	3. 83	102	855
296	0	0	0. 8	328	3. 31	62	1105
297	0	0	1. 2	275	3. 43	100	1142
298	0	0	1. 1	340	3. 37	73	289

id	spiders	edema	bili	chol	albumin	copper	alk. phos
299	0	0	2.4	342	3.76	90	1653
300	0	0	5.2	NA	2.23	234	601
301	0	0	1	393	3.57	50	1307
302	0	0	0.7	335	3.95	43	657
303	1	0	1	372	3.25	108	1190
304	0	0	0.5	219	3.93	22	663
305	1	0	2.9	426	3.61	73	5184
306	0	0	0.6	239	3.45	31	1072
307	0	0	0.8	273	3.56	52	1282
308	0	0	0.4	246	3.58	24	797
309	0	0	0.4	260	2.75	41	1166
310	0	0	1.7	434	3.35	39	1713
311	0	0	2	247	3.16	69	1050
312	1	0	6.4	576	3.79	186	2115
313	NA	0	0.7	NA	3.65	NA	NA
314	NA	0.5	1.4	NA	3.04	NA	NA
315	NA	0	0.7	NA	4.03	NA	NA
316	NA	0.5	0.7	NA	3.96	NA	NA
317	NA	0	0.8	NA	2.48	NA	NA
318	NA	0	0.7	NA	3.68	NA	NA
319	NA	0	5	NA	2.93	NA	NA
320	NA	0.5	0.4	NA	3.81	NA	NA
321	NA	0.5	1.3	NA	3.41	NA	NA
322	NA	0	1.1	NA	3.69	NA	NA

id	spiders	edema	bili	chol	albumin	copper	alk. phos
323	NA	0	0.6	NA	4.04	NA	NA
324	NA	0	0.6	NA	3.94	NA	NA
325	NA	0	1.8	NA	3.24	NA	NA
326	NA	0	1.5	NA	3.42	NA	NA
327	NA	0	1.2	NA	3.99	NA	NA
328	NA	0	1	NA	3.6	NA	NA
329	NA	0	0.7	NA	3.4	NA	NA
330	NA	0	3.5	NA	3.63	NA	NA
331	NA	0.5	3.1	NA	3.56	NA	NA
332	NA	0	12.6	NA	2.87	NA	NA
333	NA	0	2.8	NA	3.92	NA	NA
334	NA	0	7.1	NA	3.51	NA	NA
335	NA	0	0.6	NA	4.15	NA	NA
336	NA	0	2.1	NA	3.34	NA	NA
337	NA	0	1.8	NA	3.64	NA	NA
338	NA	0	16	NA	3.42	NA	NA
339	NA	0	0.6	NA	4.38	NA	NA
340	NA	0	5.4	NA	4.19	NA	NA
341	NA	0	9	NA	3.29	NA	NA
342	NA	0	0.9	NA	4.01	NA	NA
343	NA	0	11.1	NA	2.84	NA	NA
344	NA	0	8.9	NA	3.76	NA	NA
345	NA	0	0.5	NA	3.76	NA	NA
346	NA	0.5	0.6	NA	3.81	NA	NA

id	spiders	edema	bili	chol	albumin	copper	alk. phos
347	NA	0	3.4	NA	3.92	NA	NA
348	NA	0	0.9	NA	3.14	NA	NA
349	NA	0	1.4	NA	3.82	NA	NA
350	NA	0	2.1	NA	4.1	NA	NA
351	NA	0	15	NA	3.4	NA	NA
352	NA	0	0.6	NA	4.19	NA	NA
353	NA	0	1.3	NA	3.4	NA	NA
354	NA	0	1.3	NA	3.12	NA	NA
355	NA	0	1.6	NA	3.75	NA	NA
356	NA	0.5	2.2	NA	3.26	NA	NA
357	NA	0	3	NA	3.46	NA	NA
358	NA	0	0.8	NA	3.49	NA	NA
359	NA	0	0.8	NA	2.89	NA	NA
360	NA	0	1.8	NA	3.15	NA	NA
361	NA	0	5.5	NA	2.31	NA	NA
362	NA	0	18	NA	3.04	NA	NA
363	NA	0	0.6	NA	3.5	NA	NA
364	NA	0	2.7	NA	3.35	NA	NA
365	NA	0	0.9	NA	3.58	NA	NA
366	NA	0	1.3	NA	3.01	NA	NA
367	NA	0	1.1	NA	3.49	NA	NA
368	NA	0	13.8	NA	2.77	NA	NA
369	NA	0	4.4	NA	4.52	NA	NA
370	NA	0	16	NA	3.36	NA	NA

id	spiders	edema	bili	chol	albumin	copper	alk. phos
371	NA	0. 5	7. 3	NA	3. 52	NA	NA
372	NA	0	0. 6	NA	3. 55	NA	NA
373	NA	0	0. 7	NA	3. 29	NA	NA
374	NA	0	0. 7	NA	3. 1	NA	NA
375	NA	0	1. 7	NA	3. 24	NA	NA
376	NA	0	9. 5	NA	3. 63	NA	NA
377	NA	0	2. 2	NA	3. 76	NA	NA
378	NA	0. 5	1. 8	NA	3. 62	NA	NA
379	NA	0. 5	3. 3	NA	2. 73	NA	NA
380	NA	0	2. 9	NA	4. 08	NA	NA
381	NA	0	1. 7	NA	3. 66	NA	NA
382	NA	0	14	NA	2. 58	NA	NA
383	NA	0. 5	0. 8	NA	3	NA	NA
384	NA	0	1. 3	NA	3. 4	NA	NA
385	NA	0	0. 7	NA	2. 93	NA	NA
386	NA	0	1. 7	NA	2. 38	NA	NA
387	NA	0. 5	13. 6	NA	3	NA	NA
388	NA	0	0. 9	NA	3. 5	NA	NA
389	NA	0	0. 7	NA	3. 06	NA	NA
390	NA	0	3	NA	3. 15	NA	NA
391	NA	0	1. 2	NA	2. 8	NA	NA
392	NA	0	0. 4	NA	3. 03	NA	NA
393	NA	0. 5	0. 7	NA	2. 96	NA	NA
394	NA	0. 5	2	NA	3. 07	NA	NA

id	spiders	edema	bili	chol	albumin	copper	alk. phos
395	NA	0	1. 4	NA	3. 98	NA	NA
396	NA	0	1. 6	NA	3. 48	NA	NA
397	NA	0	0. 5	NA	3. 65	NA	NA
398	NA	0	7. 3	NA	3. 49	NA	NA
399	NA	0	8. 1	NA	2. 82	NA	NA
400	NA	0	0. 5	NA	3. 34	NA	NA
401	NA	0	4. 2	NA	3. 19	NA	NA
402	NA	0	0. 8	NA	3. 01	NA	NA
403	NA	0	2. 5	NA	3. 33	NA	NA
404	NA	0	4. 6	NA	3. 6	NA	NA
405	NA	0	1	NA	3. 64	NA	NA
406	NA	0	4. 5	NA	2. 68	NA	NA
407	NA	0	1. 1	NA	3. 69	NA	NA
408	NA	0. 5	1. 9	NA	3. 17	NA	NA
409	NA	0	0. 7	NA	3. 73	NA	NA
410	NA	0	1. 5	NA	3. 81	NA	NA
411	NA	0	0. 6	NA	3. 57	NA	NA
412	NA	0	1	NA	3. 58	NA	NA
413	NA	0	0. 7	NA	3. 23	NA	NA
414	NA	0	1. 2	NA	2. 96	NA	NA
415	NA	0	0. 9	NA	3. 83	NA	NA
416	NA	0	1. 6	NA	3. 42	NA	NA
417	NA	0	0. 8	NA	3. 75	NA	NA
418	NA	0	0. 7	NA	3. 29	NA	NA

id	ast	trig	platelet	protime	stage
1	137. 95	172	190	12. 2	4
2	113. 52	88	221	10. 6	3
3	96. 1	55	151	12	4
4	60. 63	92	183	10. 3	4
5	113. 15	72	136	10. 9	3
6	93	63	NA	11	3
7	60. 45	213	204	9. 7	3
8	28. 38	189	373	11	3
9	144. 15	88	251	11	2
10	147. 25	143	302	11. 5	4
11	79. 05	79	258	12	4
12	82. 15	95	71	13. 6	4
13	88. 35	130	244	10. 6	3
14	71	NA	156	11	4
15	127. 71	96	295	11	3
16	72. 85	58	198	10. 8	3
17	117. 8	128	224	10. 5	4
18	280. 55	200	283	12. 4	4
19	93	123	209	11	3
20	122. 45	135	322	13	4
21	65. 1	83	336	11. 4	4
22	120. 9	55	173	11. 6	4
23	227. 04	191	214	11. 7	4
24	221. 88	230	70	9. 9	2

id	ast	trig	platelet	protime	stage
25	106.95	66	324	11.3	2
26	165.85	166	421	9.9	3
27	101.91	168	80	12	4
28	189.1	195	144	13	4
29	73.53	86	390	10.6	2
30	121.26	158	124	11	4
31	206.4	101	195	10.3	2
32	82.56	158	286	10.6	4
33	218.55	113	180	12	3
34	170.5	64	273	10.5	2
35	72.24	151	431	10.6	3
36	71.3	96	311	10.6	2
37	180.6	118	102	12	4
38	137.95	87	234	11	4
39	72.24	111	563	10.6	4
40	104.49	NA	358	11	4
41	151.9	NA	226	11.7	4
42	56.76	NA	344	11	4
43	67.08	89	203	10.6	2
44	119.35	50	199	11.7	3
45	71.3	NA	474	10.9	2
46	136.74	165	518	12.7	3
47	187.55	71	356	9.8	3
48	188.34	178	214	11	3

id	ast	trig	platelet	protime	stage
49	97. 65	NA	233	11	4
50	106. 95	73	128	10. 6	4
51	99. 33	143	273	10. 6	2
52	206. 4	93	362	10. 6	1
53	56. 76	NA	214	11	4
54	73. 53	125	254	11	4
55	79. 98	219	213	11	3
56	95. 46	319	365	10. 6	2
57	105. 78	94	216	12. 4	3
58	56. 76	118	NA	10. 6	1
59	126. 42	124	321	10. 6	3
60	71. 3	58	228	10. 3	3
61	60. 45	188	211	13	1
62	43. 4	112	329	13. 2	4
63	244. 9	133	165	11. 6	3
64	150. 35	188	178	11	3
65	141. 05	108	430	10	1
66	182. 9	171	123	11	3
67	328. 6	185	261	10	3
68	71. 3	46	203	10. 6	3
69	215. 45	184	227	12. 4	3
70	54. 25	NA	265	10. 6	2
71	120. 9	76	410	11. 5	4
72	122. 45	80	225	10	3

id	ast	trig	platelet	protime	stage
73	49. 6	56	265	11	1
74	89. 9	309	278	11	4
75	182. 9	598	268	11. 5	4
76	155	243	165	11. 6	4
77	170. 5	91	132	12. 1	3
78	170. 5	104	236	10. 6	4
79	170. 5	70	426	10. 9	3
80	176. 7	91	360	11. 2	4
81	60. 45	318	385	11. 7	4
82	117. 8	272	412	11. 1	3
83	71. 3	100	81	12. 9	4
84	137. 95	74	181	11. 2	3
85	89. 9	84	225	11. 5	4
86	82. 15	174	181	10. 9	3
87	218. 55	72	447	10. 7	3
88	80. 6	83	442	12	3
89	110. 05	98	200	11. 4	2
90	151. 9	155	337	11	2
91	246. 45	56	430	11. 9	4
92	86. 8	70	145	12. 2	4
93	232. 5	68	380	11. 1	2
94	159. 65	69	188	11. 8	4
95	119. 35	NA	401	11. 7	2
96	99. 2	NA	338	10. 4	3

id	ast	trig	platelet	protime	stage
97	77. 5	91	344	11. 4	3
98	97. 65	101	312	10. 2	1
99	108. 5	118	172	10. 2	2
100	178. 25	122	119	12	4
101	164. 3	166	327	10. 4	3
102	62	84	128	10. 1	1
103	119. 35	102	110	11. 1	4
104	128. 65	53	349	11. 1	2
105	151. 9	102	348	10. 3	3
106	103. 85	NA	137	10. 6	2
107	71. 3	77	316	17. 1	1
108	49. 6	84	334	10. 3	2
109	110. 05	52	271	10. 6	3
110	108. 5	109	141	10. 9	3
111	172. 05	78	467	10. 7	3
112	196. 85	90	136	11. 8	4
113	128. 65	100	266	11. 1	4
114	110. 05	78	268	11. 7	3
115	111. 6	156	307	10. 3	3
116	106. 95	382	438	9. 9	3
117	170. 5	149	354	11	4
118	137. 95	93	207	10. 2	3
119	97. 65	114	306	9. 5	3
120	130. 2	210	344	10. 6	3

id	ast	trig	platelet	protime	stage
121	46. 5	49	213	13. 2	4
122	65. 1	85	256	10. 7	3
123	179. 8	NA	104	13	4
124	57. 35	107	182	10. 8	4
125	147. 25	137	238	10	4
126	165. 85	68	166	11. 1	4
127	86. 8	95	453	10	2
128	299. 15	NA	123	12. 6	4
129	57. 35	232	NA	9. 7	3
130	165. 85	97	418	11. 5	3
131	136. 4	104	121	13. 2	4
132	127. 1	175	181	9. 8	3
133	128. 65	99	165	10. 1	4
134	127. 1	105	427	10. 7	2
135	74. 4	121	445	11	2
136	116. 25	69	206	9. 8	2
137	155	152	344	10. 1	2
138	145. 7	218	252	10. 5	3
139	94. 55	134	142	11. 6	4
140	186	146	318	10	3
141	125. 55	56	336	10. 6	2
142	134. 85	88	283	9. 9	2
143	134. 85	103	277	11	4
144	198. 4	171	335	10	3

id	ast	trig	platelet	protime	stage
145	41.85	106	253	11.4	3
146	173.6	NA	239	9.4	3
147	57.35	114	213	10.7	2
148	198.4	280	330	9.8	3
149	102.3	112	140	9.9	4
150	134.85	NA	233	10	1
151	85.25	174	301	9.4	2
152	114.7	126	339	10.9	3
153	54.25	68	270	11.1	1
154	120.9	75	108	14.1	3
155	153.45	80	311	11.2	4
156	201.5	205	151	11.5	2
157	77.5	206	487	10	2
158	116.25	118	313	11.2	2
159	130.2	140	207	10.1	3
160	75.95	119	224	10.5	3
161	120.9	180	269	9.6	2
162	127.1	101	160	12	4
163	66.65	68	358	9.9	3
164	181.35	NA	88	13.3	4
165	133.3	142	212	11.3	4
166	457.25	108	213	9.5	2
167	83.7	154	238	10.3	4
168	97.65	110	NA	9.2	2

id	ast	trig	platelet	protime	stage
169	142. 6	137	295	10. 1	3
170	88. 35	52	263	9	3
171	74. 4	NA	361	10. 1	3
172	91. 45	126	217	9. 8	3
173	89. 9	86	493	9. 8	2
174	79. 05	NA	311	9. 7	1
175	108. 5	168	340	10. 1	3
176	139. 5	NA	149	10. 1	4
177	43. 4	133	277	10. 4	2
178	74. 4	NA	325	10. 2	4
179	102. 3	133	278	9. 9	4
180	237. 15	76	175	10. 4	3
181	75. 95	106	79	10. 3	4
182	26. 35	NA	539	9. 9	2
183	54. 25	145	445	10. 1	2
184	167. 4	140	471	9. 8	3
185	74. 4	94	192	10. 5	3
186	69. 75	62	200	12. 7	3
187	153. 45	137	268	11. 5	3
188	120. 9	98	164	11	4
189	97. 65	164	256	9. 9	3
190	133. 3	NA	327	10. 2	2
191	147. 25	432	399	15. 2	4
192	51. 15	101	344	9. 8	4

id	ast	trig	platelet	protime	stage
193	161. 2	157	382	10. 4	4
194	125. 55	56	336	9. 1	2
195	221. 65	90	129	11. 5	4
196	72. 85	62	117	11. 6	4
197	102. 3	102	201	10. 1	2
198	141. 05	90	381	9. 6	2
199	184. 45	194	328	10. 2	3
200	137. 95	114	332	9. 9	3
201	106. 95	67	228	10. 8	4
202	80. 6	89	514	10	2
203	52. 7	57	166	9. 9	2
204	77. 5	58	281	10. 2	3
205	238. 7	NA	126	10. 3	3
206	57. 35	68	240	11	1
207	85. 25	NA	259	10. 1	4
208	153. 45	131	156	10	4
209	72. 85	58	309	9. 5	2
210	122. 45	90	298	10	2
211	100. 75	NA	114	10. 3	3
212	100. 75	99	223	9. 9	3
213	96. 1	55	356	10. 2	3
214	79. 05	224	236	9. 9	3
215	203. 05	157	216	10. 7	3
216	55. 8	NA	146	10. 4	3

id	ast	trig	platelet	protime	stage
217	151.9	210	298	10.8	4
218	66.65	NA	423	10.1	1
219	134.85	85	176	9.6	3
220	210.8	113	228	10.6	2
221	94.55	154	269	9.7	4
222	167.4	135	240	12.4	3
223	134	155	210	11	4
224	158.1	101	309	9.7	3
225	88.35	135	251	10.1	2
226	75.95	104	231	9.6	3
227	179.8	63	394	9.7	2
228	93	74	165	9.6	3
229	175.15	118	139	11.4	4
230	83.7	44	95	11.5	4
231	203.05	90	190	10.7	4
232	133.3	87	265	10.6	3
233	105.4	87	284	9.8	4
234	116.25	177	322	11.2	2
235	209.25	111	338	11.9	3
236	139.5	106	341	9.7	3
237	85.25	108	181	10.1	3
238	128.65	81	295	9.8	2
239	130.2	99	319	11.2	4
240	51.15	139	326	10.1	3

id	ast	trig	platelet	protime	stage
241	114.7	322	282	9.8	4
242	196.85	152	277	9.9	3
243	198.4	139	233	10	4
244	272.8	231	270	9.6	3
245	52.7	214	305	9.6	3
246	150.35	33	185	10.1	4
247	158.1	139	297	10	3
248	66.65	146	371	10	3
249	175.15	71	195	10.6	4
250	220.1	85	303	10.9	4
251	83	120	249	9.9	2
252	113.15	90	317	10	4
253	158.1	154	97	11.2	4
254	110	91	264	10	3
255	53	118	156	10.3	3
256	84	108	242	9.7	3
257	56	146	227	10.6	2
258	99	55	271	9.6	1
259	125	126	221	9.8	3
260	98	128	248	10.9	4
261	89	NA	375	9.5	3
262	91	209	231	9.5	3
263	190	77	248	11.4	4
264	92	130	318	11.2	3

id	ast	trig	platelet	protime	stage
265	120	146	296	10	4
266	70	260	279	10. 2	3
267	106	91	195	12. 1	4
268	82	179	149	11	4
269	188	44	151	10. 1	2
270	71	117	228	10. 2	3
271	111	177	289	9. 7	3
272	58	85	153	9. 8	1
273	87	116	202	9. 6	3
274	128	NA	372	9. 6	4
275	92	114	309	9. 5	4
276	145	108	95	10. 7	2
277	84	111	394	9. 8	3
278	185	193	215	9. 9	4
279	57	56	280	9. 8	2
280	142	140	284	9. 6	3
281	338	229	62	12. 9	4
282	71	169	255	9. 5	4
283	91	113	422	9. 6	4
284	85	195	251	9. 5	3
285	57	80	252	10	1
286	122	118	143	9. 8	3
287	120	151	258	10. 1	4
288	117	242	298	9. 6	2

id	ast	trig	platelet	protime	stage
289	86	242	269	9.8	2
290	93	69	283	9.8	3
291	205	84	304	9.9	4
292	127	153	291	11.2	3
293	163	78	122	12.3	4
294	193	133	299	10.9	4
295	127	194	306	10.3	3
296	137	95	293	10.9	4
297	75	91	217	11.3	4
298	97	93	243	10.2	3
299	150	127	213	10.8	3
300	135	NA	206	12.3	4
301	74	103	295	10.5	4
302	52	104	268	10.6	2
303	140	55	248	10.6	4
304	45	75	246	10.8	3
305	288	144	275	10.6	3
306	55	64	227	10.7	2
307	130	59	344	10.5	2
308	91	113	288	10.4	2
309	70	82	231	10.8	2
310	171	100	234	10.2	2
311	117	88	335	10.5	2
312	136	149	200	10.8	2

id	ast	trig	platelet	protime	stage
313	NA	NA	378	11	NA
314	NA	NA	331	12. 1	4
315	NA	NA	226	9. 8	4
316	NA	NA	NA	11. 3	4
317	NA	NA	273	10	NA
318	NA	NA	306	9. 5	2
319	NA	NA	260	10. 4	NA
320	NA	NA	226	10. 5	3
321	NA	NA	259	10. 9	4
322	NA	NA	139	10. 5	NA
323	NA	NA	130	11. 2	2
324	NA	NA	234	11. 5	2
325	NA	NA	NA	18	2
326	NA	NA	246	10. 3	3
327	NA	NA	NA	11. 2	2
328	NA	NA	NA	12. 1	2
329	NA	NA	371	10. 1	4
330	NA	NA	325	10. 3	2
331	NA	NA	142	13. 6	4
332	NA	NA	114	11. 8	4
333	NA	NA	NA	10. 6	4
334	NA	NA	721	11. 8	NA
335	NA	NA	280	10. 1	2
336	NA	NA	155	10. 1	4

id	ast	trig	platelet	protime	stage
337	NA	NA	141	10	NA
338	NA	NA	475	13. 8	2
339	NA	NA	269	10. 6	2
340	NA	NA	141	11. 2	2
341	NA	NA	286	13. 1	4
342	NA	NA	244	10. 5	3
343	NA	NA	NA	12. 2	2
344	NA	NA	209	10. 6	3
345	NA	NA	388	10. 1	2
346	NA	NA	160	11	4
347	NA	NA	NA	9. 3	2
348	NA	NA	191	12. 3	2
349	NA	NA	249	10. 3	2
350	NA	NA	200	9	3
351	NA	NA	150	11. 1	4
352	NA	NA	330	9. 9	1
353	NA	NA	167	10. 6	4
354	NA	NA	125	9. 6	2
355	NA	NA	145	10. 4	3
356	NA	NA	171	11. 1	4
357	NA	NA	109	10. 4	4
358	NA	NA	314	10. 3	3
359	NA	NA	419	NA	1
360	NA	NA	183	10. 4	4

id	ast	trig	platelet	protime	stage
361	NA	NA	517	10. 4	4
362	NA	NA	432	9. 7	2
363	NA	NA	150	9. 9	3
364	NA	NA	142	11. 5	4
365	NA	NA	224	10	3
366	NA	NA	223	10. 7	3
367	NA	NA	166	9. 8	3
368	NA	NA	388	NA	4
369	NA	NA	102	10. 8	4
370	NA	NA	384	10	3
371	NA	NA	265	11. 1	1
372	NA	NA	248	10. 3	2
373	NA	NA	190	9. 8	2
374	NA	NA	274	10. 6	3
375	NA	NA	231	10. 5	3
376	NA	NA	292	10. 2	3
377	NA	NA	253	9. 9	3
378	NA	NA	225	9. 9	2
379	NA	NA	224	11. 1	4
380	NA	NA	418	10. 5	3
381	NA	NA	92	11	4
382	NA	NA	190	11. 6	4
383	NA	NA	76	10. 8	4
384	NA	NA	243	9. 7	1

id	ast	trig	platelet	protime	stage
385	NA	NA	209	10.6	3
386	NA	NA	166	9.8	3
387	NA	NA	233	9.9	3
388	NA	NA	117	10.9	4
389	NA	NA	165	10	4
390	NA	NA	139	10	3
391	NA	NA	120	11	2
392	NA	NA	173	10.9	3
393	NA	NA	319	9.9	4
394	NA	NA	80	12.1	4
395	NA	NA	402	11	1
396	NA	NA	277	10.2	2
397	NA	NA	425	10.2	4
398	NA	NA	189	10.9	4
399	NA	NA	193	10.4	2
400	NA	NA	258	10.6	2
401	NA	NA	120	11.1	4
402	NA	NA	256	10.6	3
403	NA	NA	256	10.8	4
404	NA	NA	337	10.4	3
405	NA	NA	340	10.6	3
406	NA	NA	219	11.5	4
407	NA	NA	220	10.8	3
408	NA	NA	162	10.7	3

id	ast	trig	platelet	protime	stage
409	NA	NA	214	10. 8	3
410	NA	NA	255	10. 8	3
411	NA	NA	286	10. 6	3
412	NA	NA	244	10. 8	3
413	NA	NA	312	10. 8	3
414	NA	NA	174	10. 9	3
415	NA	NA	180	11. 2	4
416	NA	NA	143	9. 9	3
417	NA	NA	269	10. 4	3
418	NA	NA	350	10. 6	4